气陷血瘀论

史载祥 著
邵明晶 李鸿涛 朱婷婷 刘莹莹 张 杰 协助整理

人民卫生出版社
·北 京·

图书在版编目（CIP）数据

气陷血瘀论 / 史载祥著. -- 北京 : 人民卫生出版社, 2026. 1. -- ISBN 978-7-117-39198-6

Ⅰ. R241. 3

中国国家版本馆 CIP 数据核字第 2026TZ7497 号

人卫智网	**www.ipmph.com**	**医学教育、学术、考试、健康，购书智慧智能综合服务平台**
人卫官网	**www.pmph.com**	**人卫官方资讯发布平台**

气陷血瘀论

Qixian Xueyu Lun

著　　者：史载祥
出版发行：人民卫生出版社（中继线 010-59780011）
地　　址：北京市朝阳区潘家园南里 19 号
邮　　编：100021
E - mail：pmph @ pmph.com
购书热线：010-59787592　010-59787584　010-65264830
印　　刷：北京瑞禾彩色印刷有限公司
经　　销：新华书店
开　　本：710 × 1000　1/16　**印张：**13　**插页：**2
字　　数：220 千字
版　　次：2026 年 1 月第 1 版
印　　次：2026 年 2 月第 1 次印刷
标准书号：ISBN 978-7-117-39198-6
定　　价：69.00 元
打击盗版举报电话：010-59787491　E-mail：WQ @ pmph.com
质量问题联系电话：010-59787234　E-mail：zhiliang @ pmph.com
数字融合服务电话：4001118166　E-mail：zengzhi @ pmph.com

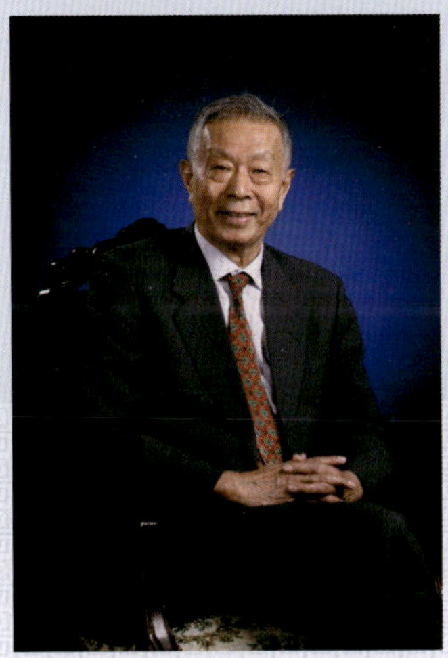

著者简介

史载祥，主任医师、教授，博士研究生导师，第三、四、五、六、七批全国老中医药专家学术经验继承工作指导老师，全国名中医，首都国医名师。曾任中国中西医结合学会活血化瘀专业委员会主任委员，北京中西医结合学会副会长，世界中医药学会联合会心血管病专业委员会副会长，系国家中医心血管病临床医学研究中心学术委员会委员、全国中西医结合心血管病中心首席专家、章朱学派传承研究室主任，曾获卫生部有突出贡献中青年专家、中央保健委员会保健工作先进个人等荣誉称号。

师从首届国医大师朱良春先生，寝馈岐黄六十余载，形成并倡导“宗中汇西”学术思想，强调中医经典原创思维的发掘与实证创新。首创“瘀血三论”，致力于推动气血理论基础与临床创新研究；提出“祛瘀必言气血，调气务察升降”治则；研制升陷祛瘀方及其类方，在心脑血管病等重大疾病中医治疗方面产生了一定影响。

主持国家自然科学基金课题等10余项，在核心期刊发表论文200余篇，主持制定《血瘀证中西医结合诊疗共识》(2011年)，主编《实用血瘀证学》《活血化瘀方药临床使用指南》《宗中汇西临证实录》《经方治验百案》等。

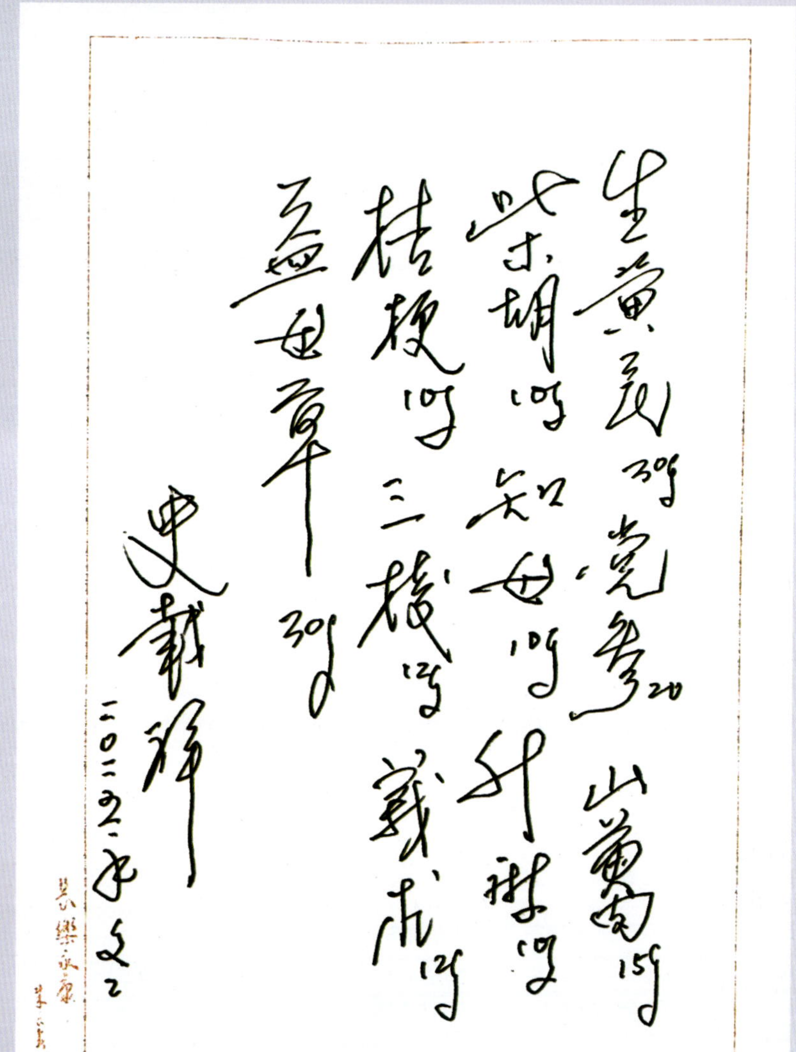

史载祥处方手迹

药体系，并且依据《素问·至真要大论》“下者举之”“结者散之”之旨，确立“升陷祛瘀法”，创制了以“升陷祛瘀汤”为基础方之系列方剂，充分体现了“补中有升，升中寓活，活中有利”的立方思想，形成了气、血、水同治的“金三角”治疗策略。先生弘扬明代薛己“十三科一理贯”之学说，将升陷祛瘀系列组方从治疗心血管疾病扩展至呼吸系统、消化系统、精神神经系统、恶性肿瘤、风湿免疫、妇科等多系统病种，均取得显著疗效。史载祥教授常言“辨证论治是中医的灵魂，但辨证必须建立在准确的病机认识基础上”。气陷血瘀理论正是史载祥教授从病机探讨的高度把握心血管疾病本质的杰出成果。

《气陷血瘀论》汇集了史载祥教授数十年的理论研究和临床经验，既有对传统理论的深刻阐述，又有对现代疾病的剖析与讨论；既有严谨的学术探讨，又有生动的临床案例；既有对中医药方剂的详细解析，又有中西医结合治疗策略的展示。本书的出版不仅是对史载祥教授学术思想的系统总结，也是对中医气血理论在一个历史时期里的丰富和发展。“画栋朝飞南浦云，珠帘暮卷西山雨。闲云潭影日悠悠，物换星移几度秋”，“老当益壮，宁移白首之心？穷且益坚，不坠青云之志。”史载祥教授乃全国名中医，从医执教五十余载，当年立雪国医大师朱良春教授门下，绛帷庭训，耳提面命，传道解惑，如沐春风，数十年为弘扬我国著名的章朱学派不遗余力，如今依然是传承之中流砥柱，诚以为敬。

当前，我国的中医药事业正迎来天时、地利、人和的盛世，我们要弘扬“传承精华，守正创新”的新时代精神，以史载祥教授为楷模，不忘初心，肩负历史的责任和时代的使命，不遗余力推动祖国医学不断在创新中发展，在创造中转化，共同铸就中医药事业二十一世纪新的辉煌。斯以为序！

施杞

乙巳年初夏识于上海中医药大学

施　序

昔《后汉书·方术列传》中郭玉有云，“医之为言意也”，
郭玉对答汉和帝之问，强调医术需依赖医生之专注与感悟，心手
患者细微变化，如斯医者方可了然“腠理至微，随气用巧”，“神
际，可得解而不可得言也”。“医者意也”，后世医家多有议论而
孙思邈《千金翼方》亦曰“医者意也，善于用意，即为良医”，
医生的学识和经验及道德修行等综合素质相并论，已成为千百
人文化涵养的基本要求。是以熟读《伤寒论》，究其文、通其
之，熟能生巧，以治外感内伤皆可也。今我国著名中西医结合内
祥教授深耕钻研中医药防治心血管疾病六十春秋矣！日前将其新
瘀论》于剞劂之际示余，捧读之不胜铭感，启人心智。斯乃“
写照，可解亦可言也。先生从气血立论，宗《内经》之旨“人
与气耳”，言气必守“升降出入”。因“出入废则神机化灭，升
危”。又据《灵枢》“宗气积于胸中，出于喉咙，以贯心脉，
说，旁搜清代张锡纯《医学衷中参西录》“大气下陷”理论，
动，亦为大气之所司，并有升陷汤治大气下陷诸证之例。先生
通古今，汇《内经》与锡纯之悟，结合对现代心血管疾病之研
下陷”与“瘀血阻络”相结合，从而独树一帜，创立了“气陷
病机理论及验方体系，将升阳益气及活血化瘀之研究推演而
祛瘀”的新境界，无疑是“发皇古义，融会新知”的范例，
行也。

《气陷血瘀论》条分缕析，纲目并举，汇集了史载祥教授
思考和实践探讨，以及获得的科研成果和临证经验，诚圆机活
显了不凡之学术创新。先生以“气陷血瘀”为论，进行了系
从生理、病理、治则、目标等四方面揭示了气陷血瘀论之内
理论与“宗气”“大气”之联系，以及脏腑学说与气陷血瘀
气陷血瘀论之渊薮。书中创造性提出“气陷血瘀”是多种
的病理基础，从而以此为依据，构建了一套有关心血管疾病

前　言

生命活动的基本形式是“升降出入”，《素问·六微旨大论》曰：“出入废则神机化灭，升降息则气立孤危，故非出入，则无以生长壮老已；非升降，则无以生长化收藏。是以升降出入，无器不有。故器者，生化之宇，器散则分之，生化息矣。故无不出入，无不升降。化有小大，期有近远，四者之有，而贵常守，反常则灾害至矣。”

改革开放以来，我国经济高速发展，物质生活极大丰富。然而，随着饮食结构改变、生活节奏加快及社会竞争压力加剧，代谢性疾病、心脑血管疾病、肥胖、肿瘤等慢性病发病率及死亡率急剧上升。依我数十年临床所见，这些慢性疾病的辨证多为虚实夹杂，而有气虚血瘀者占绝大多数。

针对上述病患的血瘀病机，活血化瘀、祛瘀是临床应用最广泛的治法。活血化瘀中成药占据了很大的市场份额，其中治疗心血管疾病的中成药多含有辛香走窜之品，如不细察辨证，长期服用，易耗气下陷，有悖“气为血帅，血为气母”的气血互根互用理论。

有鉴于此，宗“四者之有，而贵常守”之旨，对气血升降重新审视。针对当下病机特点，谨守“祛瘀必言气血，调气务察升降”之训，应用于临床，略有心得。今携诸贤契系统整理，以供同道参考，并就正于贤达。以求“不伤正而正自复，瘀血去而新血生”，冀为中医药原创理论的继承与创新发展贡献一份绵薄之力。

书稿完成后，又承蒙国医大师施杞赐序嘉勉，在此特表示衷心感谢。

史载祥

2024 年 10 月 31 日于中日友好医院

目　录

第三章　气陷血瘀应用与研究

第一章

气陷血瘀论

一、气陷血瘀论内涵

气陷血瘀论是我从事中西医结合临床实践60年逐步总结并提出的理论，在实践中不断深化认识并加以验证。该理论广泛应用于冠心病、心力衰竭、心肌病、慢性阻塞性肺疾病、肺间质纤维化、气胸等疾病的治疗，经过了大量病例的临床检验，证实其疗效确切。

气陷血瘀论从整体上考察脏腑气机的升降、气血的运行，深化了脏腑与气血运动的多维关系，并把现代医学的微观认识论和中医的宏观整体论进行了有机的融合，把脏器、组织、血管等"器"与中医的气血论、升降论进行了有利的融合，把调畅升降和活血化瘀进行了有序融合，把中医经典名方和中药药理药效进行了有效融合。这"四个融合"是解决现代疑难和重大疾病的关键，也是创新中医理论与方法的一个路径。例如，该理论为以动脉粥样硬化为共同病理特征的一系列血管疾病，包括心脏、脑、肾脏和外周等重要器官的"泛血管医学"这一新兴学科的理论创新和临床研究提供了参考和借鉴。有鉴于此，特将其内涵总结为四个方面，以供同道参考。

（一）气血周流冲和，升降出入相宜（生理）

气血作为维持生命的物质基础，一方面内而脏腑，外而肌腠，流行不止，环周不休，另一方面互生互长，互根互用。《素问·调经论》言："人之所有者，血与气耳。"元代名医朱丹溪《丹溪心法》指出："气血冲和，万病不生，一有怫郁，诸病生焉。"气血冲和很重要的一个表现就是升降出入相宜。升降出入是气的运动形式，气处于不停的运动之中，正如《素问·六微旨大论》言："成败倚伏生乎动……出入废则神机化灭，升降息则气立孤危，故非出入，则无以生长壮老已；非升降，则无以生长化收藏。"因此，人体也是升降出入无处不有，如升降出入停止则生命终结。升降相配合，完成升清降浊，有升必有降，有降必有升；出入相配合，完成吐故纳新，有出必有入，有入必有出。升降出入是体内阴阳协调平衡的重要途径，升降出入相宜才能保证机体内外环境协调，气血周流顺畅，从而维持人体的生命活动。

（二）气耗易陷，血伤易瘀（病理）

气血冲和，万病不生，怫郁耗泻，夭之由也。气血生理如此，病理上也有一定的规律可循。《素问·经脉别论》曰："故饮食饱甚，汗出于胃；惊而夺精，汗出于心；持重远行，汗出于肾；疾走恐惧，汗出于肝；摇体劳苦，汗出于脾。故春秋冬夏四时阴阳，生病起于过用，此为常也。”这种“生病起于过用”的认识，指出了因饮食、情志、劳作等方面的“过劳”而导致发病。随着时代进步和经济发展，学习和工作节奏加快，身体常因超负荷运转而过劳透支，“生病起于过用”信乎其言！

具体而言，一则饮食不节，耗伤脾胃。《素问·生气通天论》曰：“阴之所生，本在五味，阴之五宫，伤在五味。”《素问·痹论》明言：“饮食自倍，肠胃乃伤。”脾胃为后天之本，水谷精气生化之源。《脾胃论·饮食劳倦所伤始为热中论》言：“人以胃气为本……若饮食失节，寒温不适，则脾胃乃伤……脾胃气虚，则下流于肾……脾胃之气下流，使谷气不得升浮，是春生之令不行，则无阳以护其荣卫，则不任风寒，乃生寒热，此皆脾胃之气不足所致也。”更是指明饮食寒温伤损脾胃，升发不行，清气下陷。

二则情志不节，损伤脏腑气血，导致阴阳失衡。如《灵枢·百病始生》曰“喜怒不节则伤脏”，《素问·阴阳应象大论》云“暴怒伤阴，暴喜伤阳”，《素问·举痛论》将七情致病影响脏腑气机的规律归纳为“怒则气上，喜则气缓，悲则气消，恐则气下……惊则气乱……思则气结”，并总结为“百病生于气也”。情志不调日久，惊恐萦心，忿郁不解，日久消耗精气，每多致清阳陷下。

三则劳作不节，耗散元气。《灵枢·九针》指出，久视伤血，久卧伤气，久坐伤肉，久立伤骨，久行伤筋，过劳导致五脏精气亏耗。《素问·举痛论》言：“劳则气耗……劳则喘息汗出，外内皆越，故气耗矣。”指明疲劳过度、气喘、出汗过多，会使气耗散而倦怠无力。《素问·生气通天论》曰：“开阖不得，寒气从之，乃生大偻。陷脉为瘘，留连肉腠。俞气化薄，传为善畏，及为惊骇。”指阳气不能出于肌表充养肌腠、主持开阖、闭拒寒气，开阖不得而内陷，导致邪气乘虚而入里。因此，五脏精气耗损，不能维持脏腑功能，尤其是日久消剥克伐，穷必及肾，元气耗散，升举无力，升降出入之机被损，升而无力则下陷，出而无力则内陷。陷而不举，尫羸所由生也。

四则治疗不当，药剂过量，组方配伍不当，日久耗伤元气，此谓医源说。《素问·五常政大论》曰“病有久新，方有大小，有毒无毒，固宜常制矣，大毒治病十去其六……无使过之伤其正也”，指治疗中应掌握“度”，如果偏性太过或误治过剂，反而有害。目前，临床又有摒弃传统气血经典理论，滥用、泛化活血化瘀治法的趋势。这也是导致耗气伤血、气陷血瘀的重要因素之一。

以上四则，都为一言，气耗易陷耳。

“气为血帅”，气对血有推动、引导、疏通、生发的功能，正如方隅谓：“血者，依附气之所行也，气行则血行，气止则血止。周于身循环而无端者，气也……血离其气，则血瘀积而不流。”《素问·举痛论》曰：“经脉流行不止、环周不休，寒气入经而稽迟，泣而不行，客于脉外则血少，客于脉中则气不通。”指出外邪伤及经脉的病理改变，即导致气血不流通。清代名医叶天士的《临证指南医案》中提出“经主气，络主血”“初为气结在经，久则血伤入络”。也就是说，随着病程进展，病位会由浅入深，病情由轻到重。气主煦之，血主濡之。病久伤血，最常见、也最直接的病理改变就是瘀滞。再有，随着老龄化社会的到来，中老年人群多虚、多瘀者逐渐增多，而中青年因多坐少动、贪凉饮冷、紧张焦虑、工作繁忙等现代生活方式，更易耗气伤血，导致气陷血瘀。因此，“久病入络”与“伤血成瘀”为临床诊治“久病”等迁延性、难治性疾病提供了重要思路，即对“血伤易瘀”的基本病理变化产生的各种临床症状或体征，乃至实验室和仪器检查予以综合考察、精准判断，成为指导我们在临床上采取相应治疗措施的重要依据。

（三）祛瘀必言气血，调气务察升降（治则）

基于上论，我们进一步提出“气陷血瘀论”的诊疗要点：祛瘀必言气血，调气务察升降。

首先，调气注重把握气机的升降与出入。人身脏腑、四肢百骸、三焦经络，无不升降、无不出入。通行其间者，唯有气血，因此，气血流通之处亦必有升降出入。调气务察升降，实即言明既知气之通行，亦知气之升降出入，有入无出即为内陷，有降无升即为下陷，故调“出入”实则寓于广义的调“升降”之中。

其次，从目前的药品研发现状来看，市售的活血化瘀类中成药占比较大，且某些中成药为单一活血化瘀药物的复方制剂，并且用到了冰片等辛窜耗气的药物，这是导致耗气伤血、气陷血瘀的重要因素。因此，活血祛瘀勿令耗气伤气，也是临床应用祛瘀法时的重要考量。

最后，“祛瘀”，不是“活血”，不是“化瘀”，其力度、强度和方法都是另外一个境界。况且气与血不可须臾相离，祛瘀则必言气血，必察气血。如冠状动脉的狭窄、斑块，并非一般的活血化瘀药物所能胜任，需要的不是赤芍、川芎、红花、丹参等这些王清任常用的花果类、草木类的活血化瘀药物，而是三棱、莪术这类祛瘀、破瘀兼以行气类的药物，气血双调。经过我们多年的临床实践发现，相较于单纯使用活血化瘀药，使用祛瘀类药物收效较捷，且能屡建奇功。

同时，我们也应看到，升降出入，无器不有。中医取象比类的思辨方法指导我们将有形之“器”的经脉血络这一空腔组织比类为天地六合，以考察其成败倚伏、生化动静。大气虚而下陷，不能发挥助心行血的功能，就会导致血行瘀滞，进而出现血瘀证。因此，病理上必然存在传导出入上的流行涩滞与升降往复上的气陷成瘀，经脉之气不仅是血液运行的动力，更有维持脉道充盈的扩举之力。因此，气不行则留而为滞，气不升则陷脉成瘀，甚至血络塌陷而痹阻不通。

（四）以和为贵，以平为期（目标）

基于五脏一体、脏腑一体、天人相应的整体观，需要注意将气陷血瘀理论置于天地气化论与天人相应的宏观视角下，重新认识人体脏腑气血的生理与病理变化，并以此确立治疗的原则和目标。我们认为，以和为贵、以平为期是气陷血瘀论的立论目标。

首先，调理脏腑的升降，一定要立足于调整脏腑本身的阴阳平衡。只有脏腑阴阳平衡，气机升降始能协调。全面合参，整体考虑，才能达到阴平阳秘、升降和谐的效果。

其次，调理脏腑间的升降平衡需要重视脏腑间的重要关系。如调理肝气升肺气降、心火降肾水升，也要兼顾脾胃作为中焦枢纽的作用。同时，调理脾胃时也应密切关注肝、肺和心、肾的升降对气机转枢的影响，只有五脏整体协调，才能达到升降有序。

最后，调理升降一定要紧紧抓住气血的调和。虽然升降不离脏腑，但气血为脏腑三焦升降的物质基础和媒介。人体营血津液的升降运行，无不有赖于气。气行则血行，气升则血升，气滞、气陷则血瘀。因此，在调理脏腑升降时，务必以保证气血的通畅调和为要。

总之，气机升降关键在于“气”。《医原》说阴气非能自升，必借阳气乃升。《吴医汇讲》也说：“夫分言之，为出入，为升降；合言之，总不外乎一气而已矣。”东垣抓住了升脾气，张锡纯则明确提出举宗气之陷，皆表明升降的关键在于气。同时，尤须强调的是，升降是一对矛盾的统一体，但又以升为主要方面。因此，调理升降要做到辩证统一。升降是相对而言的，有升才能有降，有降才能有升，二者互为相反相成之用，任何一面都不能忽略，当以临床辨证结果衡量孰轻孰重，或者酌情予以参合并用，总不离《黄帝内经》“察阴阳所在而调之，以平为期”之旨，亦即“察阴阳之消长以乘其运，是以动必有成而吉无不利”。

二、气陷血瘀论渊薮

（一）升降理论与“宗气”“大气”学说

1. 升降理论的源流与发展

升降理论最早见述于《素问·阴阳应象大论》《灵枢·阴阳清浊》等篇中，《素问·阴阳应象大论》曰：“故清阳为天，浊阴为地；地气上为云，天气下为雨；雨出地气，云出天气。故清阳出上窍，浊阴出下窍。”《黄帝内经》极为重视升降理论，不仅论述了升降的病理生理，还应用升降理论来指导治疗，如《素问·至真要大论》说“高者抑之，下者举之”。此外，《黄帝内经》不仅论述了天地之气的升降、脏腑气机升降，还论述了经脉的升降，如《灵枢·邪气脏腑病形》云：“阴之与阳也，异名同类，上下相会，经络之相贯，如环无端。”为后世升降理论的发展奠定了基础。

自《黄帝内经》之后，汉代张仲景将升降理论应用于临床，如调和升降的半夏泻心汤、生姜泻心汤、甘草泻心汤等，都体现了对气机升降的重视及通过药物调整人体气机升降。升降理论作为一个重要的理论，其调畅升降的治则得到了后世的创新发挥。

金元时期，张元素所著《医学启源》中着重从药物的升降浮沉来阐发升降理论的应用，他根据《素问·阴阳应象大论》的“味厚者为阴，薄为阴之阳；气厚者为阳，薄为阳之阴”理论，以药物气味厚薄之异而分升降，同时强调气薄者非皆尽升、味厚者不独尽降，为后世药物升降立法奠定了基础。李杲在其《脾胃论》中力倡升脾阳、升清气的治法，并创制出补中益气汤、升阳益胃汤等经典名方，促进了升降理论的发展。但因其强调脾升的一面而忽略胃降的一面，故仍有一定的局限性。

明代张景岳重视升降理论的深入发挥，《景岳全书·传忠录》曰：“盖阳主动，阴主静，阳主升，阴主降，惟动惟升，所以阳得生气，惟静惟降，所以阴得死气。故乾元之气，始于下而盛于上，升则向生也；坤元之气，始于上而盛于下，降则向死也。故阳生子中而前升后降，阴生午中而前降后升……升降之机……水暖则化气，化气则升无不生也，水寒则成冰，成冰则降无不死也。故肾气独沉，则奉生者少，即此生气之理也。”

明代李时珍在药物的升降应用上作了归纳，使药性升降理论进一步得到完善。《本草纲目·序例》曰："酸咸无升，甘辛无降，寒无浮，热无沉，其性然也。而升者引之以咸寒，则沉而直达下焦，沉者引之以酒，则浮而上至颠顶。此非窥天地之奥而达造化之权者，不能至此。一物之中，有根升、梢降，生升、熟降，是升降在物亦在人也。"

清代吴门医家叶天士，创立凉润降胃一法，可羽翼东垣温燥升脾之说，他提出的"脾喜刚燥，胃喜柔润""脾宜升则健，胃宜降则和"等观点，与东垣学说，一升一降，相得益彰。

清代周学海《读医随笔》对升降的理论认识有精辟论述："升降者，里气与里气相回旋之道也；出入者，里气与外气相交接之道也……内伤之病，多病于升降，以升降主里也；外感之病，多病于出入，以出入主外也……升降之病极，则亦累及出入矣；出入之病极，则亦累及升降矣……气之开阖，必有其枢。无升降则无以为出入，无出入则无以为升降，升降出入，互为其枢者也。"此外，清代其他一些医家，将升降理论广泛运用于脏腑辨证当中，王孟英的《霍乱论》、黄元御的《四圣心源》、唐大烈的《吴医汇讲》、周慎斋的《慎斋遗书》及郑钦安《医理真传》等，均在强调脾胃枢轴的基础上阐发了心肾水火升降理论。如王孟英在肝、肺、胆、胃升降方面颇有卓见；黄元御在心肾升降的调理方面也有深入阐发；唐大烈《吴医汇讲》中以"水升火降"的论述阐明了心肾升降的意义，并在《吴医汇讲·升降出入说》中一语中的地道破气机内陷和下陷的机理，即"内陷者，有入而无出，下陷者，有陷而无升，此升降出入四字，为一生之橐籥、百病之纲领"；郑钦安《医理真传》强调"人身全赖一团真气，真气足则能充满，真气衰则下陷，此气机自然之理"，突出了肾阳在水升火降中的作用；清末唐容川《血证论》在气血升降的调理上又有更多别开生面之处；张锡纯更是将宗气与大气相关联，并以升降理论立法创制了升陷汤、镇肝熄风汤、寒降汤等系列名方。在以上诸位医家的理论研究和实践印证下，升降理论在临床上的应用得到创新和发展。

2."宗气"与"大气"学说的源流与发展

在《黄帝内经》中多次出现"大气"一词，在《素问》与《灵枢》的不同篇章均有提及，但在不同的语境中往往有不同含义。概括而言，主要包括自然界的空气、邪气病气、经气、宗气四方面的含义。《灵枢·五味》云："其大气之抟而不行者，积于胸中，命曰气海，出于肺，循喉咽，故呼则出，吸则入。"东汉张仲景在《黄帝内经》的基础上，提出了"阴阳相得，其气乃行，大气一转，其气乃散”（《金匮要略·水气病脉证并治》）的治疗原则，第一次完整系统地阐述了大气理论的生理病理基础、治疗原则与方法。此后，历代医家对大气理论少有涉及，即使明清之际喻嘉言有所论述，但其用意乃阐明自家学说，与《黄帝内经》和张仲景的大气理论并不相符。直至晚清民国之际，一代名医张锡纯重拾《黄帝内经》和医圣的衣钵，发展和完善了大气理论，并且创造性地提出了大气下陷的病机理论。

张锡纯认为：“《内经》之所谓宗气，亦即胸中之大气。”他认为，大气充满胸中，用来掌管呼吸和行血功能，而肾脏作为先天之本，从命门之中萌发了元气，这就是《黄帝内经》所说的“少火生气”。元气在身体里向上升，和后天之气也就是脾胃运化而成的水谷之气，以及肺吸入的自然界之清气相结合，由此生成大气，并储存于胸膺之中。因此，大气原以元气为根本，以水谷之气为养料，以胸中之地为宅窟者也。大气为诸气之纲领，能撑持全身，其组成分为两部分，一为肺所主的呼吸之气，即《灵枢·邪客》所云“宗气积于胸中，出于喉咙，以贯心脉，而行呼吸焉”；另一为脾胃运化而成的水谷之气，即《素问·平人气象论》所云“胃之大络，名曰虚里，贯膈络肺，出于左乳下，其动应衣，脉宗气也”。二者相辅相成，互相结合，储存于胸中（膻中）。大气为全身诸气之纲领，亦可为周身血脉之纲领。人体正常生理活动的动力根源就是大气的正常运转。无论是因为先天不足、禀赋不佳导致元气亏虚，还是因为心肺脏器受损，不能充分利用肺吸入的自然界清气，抑或是胃纳脾运消化吸收障碍，后天之本受损，生化无源，都会导致大气的生成障碍或供需失衡，最终逐步演化为大气下陷。

张锡纯创制的升陷汤，即为治疗大气下陷证的代表方剂。世人多知升陷汤化裁于李杲的补中益气汤，但我认为本方滥觞于张仲景的薯蓣丸。《金匮要略·血痹虚劳病脉证并治》谓：“虚劳诸不足，风气百疾，薯蓣丸主之。薯蓣丸方，薯蓣三十分，当归、桂枝、曲、干地黄、豆黄卷各十分，甘草二十八分，人参七分，芎䓖、芍药、白术、麦门冬、杏仁各六分，柴胡、桔梗、茯苓各五分，阿胶七分，干姜三分，白敛二分，防风六分，大枣百枚，为膏。上二十一味，末之，炼蜜和丸，如弹子大，空腹酒服一丸，一百丸为剂。”本方叙症虽甚简，但药物却达 21 味之多，在张仲景方剂中仅次于鳖甲煎丸。由于薯蓣丸证之复杂性，“虚劳诸不足，风气百疾”，故在治疗上需要气血双补，脾肾同治，滋阴助阳，扶正祛邪，所以方药配伍也多重交叉，包含了治疗“虚劳不足，汗出而闷，脉结心悸，行动如常，不出百日，危急者二十一日死”的炙甘草汤及治疗虚劳病的小建中汤、肾气丸等各方。方中甘草、桂枝、麦冬、干姜、人参、干地黄、阿胶、大枣是炙甘草汤去麻仁，生姜换干姜，生地黄易干地黄而得；桂枝、甘草、芍药、大枣体现了小建中汤的组方；地黄、薯蓣、桂枝、茯苓体现了肾气丸组方，此外，本方还蕴含四君子汤补气、四物汤养血、理中汤温补脾阳等的机理在内。总而言之，可以用气血阴阳双补、扶正祛邪兼顾而笼统言其功效。

金元时期的李杲，舍去薯蓣丸庞大芜杂治疗“虚劳诸不足”之法，单取脾胃一途，将大队养血益阴、祛风温里的药物去除，加上专攻中气的黄芪、升麻、陈皮等药，化裁为补中益气汤，从治疗全身脏器多发虚损的大而齐治法，改为专治脾胃气虚的专而精思路。李杲认为，脾胃是人体元气的根本，气机升降运动的枢纽。在脾胃气机升降方面，他又特别强调脾胃的生长和升发。他说：“《五常政大论》云：阴精所奉其人寿，阳精所降其人夭。阴精所奉，谓脾胃既和，谷气上升，春夏令行，故其人寿。阳精所降，谓脾胃不和，谷气下流，收藏令行，故其人夭。”（《脾胃论》）因此，脾胃虚衰，元气不足，清阳下陷即为病。本方补中益气，升阳举陷，故名为“补中益气汤”。本方是为饮食劳倦，损伤脾胃，致使脾胃气虚，清阳不升之证而设立。根据《素问·至真要大论》“下者举之”“劳者温之”的治疗原则，以调补脾胃、益气升阳而立法。李杲曰：“内伤脾胃，乃伤其气；外感风寒，乃伤其形。伤外为有余，有余者泻之；伤内为不足，不足者补之……内伤不足之病……惟当以甘温之剂，补其中，升其阳……盖温能除大热，大忌苦寒之药泻胃土耳。”（《内外伤辨惑论》）

张锡纯在此基础上，从补中益气汤方中选取黄芪、升麻、柴胡三味益气升陷的主药，加上知母和桔梗，创制了升陷汤。升陷汤在药味上少于补中益气汤，但其治疗范围却广于补中益气汤，实立意不同。升陷汤秉承了《素问·至真要大论》“下者举之”“结者散之”的治疗原则。《医学衷中参西录》曰：“升陷汤，以黄芪为主者，因黄芪既善补气，又善升气……惟其性稍热，故以知母之凉润者济之。柴胡为少阳之药，能引大气之陷者自左上升。升麻为阳明之药，能引大气之陷者自右上升。桔梗为药中之舟楫，能载诸药之力上达胸中，故用之为向导也。”补中益气汤专攻于脾胃气虚，但升陷汤升举的大气，除有来源于脾胃的水谷之气外，还有肺呼吸之清气。大气的内涵不仅比脾胃之气更广，且其作用范围和重要性也要大于水谷之气。

我在中西医结合临床工作中通过长期观察并体会到，大气下陷和血瘀证相互影响，相互为病。大气是人体各项生理功能的推动力，能辅助心脏推动血液在脉管中运行。若见胸痛、胸闷、心悸、舌质瘀斑等症，而瘀血、痰浊久羁心脉，必损及胸中大气，影响大气运行，终致大气下陷，此即实以致陷，因实致虚，形成恶性循环。张仲景在《金匮要略·水气病脉证并治》中云："阴阳相得，其气乃行，大气一转，其气乃散。"即提出以运转大气的方法来治疗水饮病。瘀血、寒饮等邪气占据心胸，将会导致胸中大气虚陷，治疗当以升补运转大气，胸中的邪气才能祛除。因此，在升陷汤的基础上，加味形成了升陷祛瘀汤。一方面兼顾"血不利则为水"，气、血、水三者的辩证关系，另一方面深化和发展了升降理论和气血理论，创新慢病辨治中的"八纲四目"辨证法，形成"气陷血瘀论"。

"薯蓣丸—补中益气汤—升陷汤—升陷祛瘀汤"的演变流程，充分体现了中医药理论与临床实践的发展是与时俱进的。进入21世纪以来，疾病谱发生了较大变化，老年慢性病患者增多。全国中医院辨证调查显示，气虚血瘀证患者占比大于80%，其中心脑血管病、糖尿病、肿瘤等患者尤为突出。鉴于"祛瘀必言气血，调气务察升降"之理，升陷祛瘀汤的临床应用日益广泛，并衍生出升陷愈消汤、升陷复脉汤、升陷宽胸汤、升陷救逆汤、升陷温利汤、升陷赞育汤、升陷降浊汤、升陷解毒汤、寓升于降汤等针对多科多系统病变的实效类方。

（二）脏腑学说与气陷血瘀论

中医学认为，人与天地相通应，与自然相协调，生命活动和自然变化皆根源于阴阳二气的相互运动和作用。《素问·生气通天论》言"夫自古通天者，生之本，本于阴阳"，升降运动是阴阳运动变化的重要表现形式，其在自然界中表现得尤为重要，如《素问·天元纪大论》言："天有阴阳，地亦有阴阳……动静相召，上下相临，阴阳相错，而变由生也。"由此可见，天地位居上下，由于各有阴阳，阴阳不断地相召、相临、相错而产生变化，这种上下运动即升降运动。王冰进一步阐释道："天有阴故能下降，地有阳故能上腾，是以各有阴阳也，阴阳交泰，故变化由之成也。"此外，《黄帝内经》还进一步揭示了升降运动的一般规律。《素问·五运行大论》曰："动静何如？……上者右行，下者左行，左右周天，余而复会也。"《素问·阴阳应象大论》云："左右者，阴阳之道路也。"阐明了天地运动是以升降为基本形式，以左右为基本道路，交会往复不止，因此，《素问·六微旨大论》中强调："升已而降，降者谓天；降已而升，升者谓地。天气下降，气流于地；地气上升，气腾于天。故高下相召，升降相因，而变作矣。”

正如自然界一样，人体脏腑经络、四肢百骸、营卫气血也存在着升降这一基本运动形式。升降运动虽然错综复杂，升降互见、出入并行，但仍然有一定规律。

1. 脏腑升降气化生理

首先，五脏自身存在着升降的气化形式，如肺金主宣发与肃降，心火有上炎与下交，肾水司藏纳与上济，肝木有疏发与藏血，脾土有升清与摄血，因此，五脏气化中升降是相反相成、对立统一的。

其次，五脏之间存在着升降配合的关系，如“肝升于左，肺藏于右”，肝升而肺降；心肾相交，水火既济，心降而肾升，但总体上来看，脾、肝、肾主升，心、肺主降。

最后，脏与腑之间相对而言，是脏主升、腑主降的关系。脾主升清、胃主降浊，肺主宣发、大肠主传导。可见，脏腑的升降运动是相对而言的，也是对立统一的。

2. 脏腑升降与气陷血瘀

前已述及，升降运动是脏腑的生理特性，也是脏腑气化功能的重要体现。具体而言，脏腑升降运动以经络和三焦为通道，以气血为交换转运的物质媒介，是维持脏腑自身、脏腑之间阴阳平衡，三焦气化功能协调，气血生成与循环的根本保障。所以，脏腑升降失常必会影响脏腑功能发挥、三焦气化、气血运行。其机制有三。

其一，脏腑为升降气化的根基，升之太过或降之不及则气逆，升之不及或降之太过则为气陷。脏腑的盛衰会影响升降气化，如脏腑之气偏亢则升降太过，偏衰则升降不及，升之不及或降之太过皆可导致气机下陷。

其二,三焦为升降气化的场所，脏腑不和、阴阳反作、升降失序则三焦失畅。脏腑包含于三焦之内，上焦心与肺，中焦脾与胃，下焦肝与肾。三焦中，上焦主升，下焦主降，中焦主升降。《难经·六十六难》曰:“三焦者，原气之别使也，主通行三气，经历于五脏六腑。”《中藏经·论三焦虚实寒热生死逆顺脉证之法》言:“三焦者，人之三元之气也，号曰中清之府，总领五脏六腑、荣卫经络、内外左右上下之气也。三焦通则内外左右上下皆通也，其于周身灌体，和内调外，荣左养右，导上宣下，莫大于此也。”三焦通行元气于全身，为主持升降气化的场所。三焦升之太过或降之不及则气化亢逆，升之不及或降之太过则气化虚陷。

其三，气血为升降气化的物质基础，升之太过或降之不及则血菀，升之不及或降之太过则血瘀。气属阳主动，主煦之；血属阴主静、主濡之。气与血不可须臾相离，乃阴阳互根，正如《难经正义》所言“气中有血，血中有气”，《医学真传》中把这种关系称为“气为血帅、血为气母”。脏腑升降气化运动以气血为物质交换的媒体和介质，若升降失常，首先影响到气，进而累及到血，“气血不和，百病乃变化而生”。具体而言，升之太过名曰气逆，气逆则血菀，《素问·生气通天论》曰：“阳气者，大怒则形气绝，而血菀于上，使人薄厥。”《素问·调经论》又言：“血之与气并走于上，则为大厥，厥则暴死。”降之太过名曰气陷，气陷则血瘀。

气陷血瘀理论的临床研究，启发我们在中医药继承与创新中，要有坚定的自信、独立的思想、思辨的精神。我想只有通过中西医两套医学理论和临床研究互补结合，发掘并深化“中医的原创思维”，并光大之，才能真正做到“继承好，发展好，利用好”。

第二章

气陷血瘀辨治

我们通过系统观察及实验室和临床的论证，发现气陷血瘀在心脑血管、呼吸、消化、泌尿生殖、内分泌等系统的众多疾患中具有一定的易发性和普遍致病性。气陷与血瘀可互为因果，导致疾病的迁延和复杂性变，识别气陷血瘀是确定治疗方案的基础与关键。

一、气陷血瘀诊察

气陷血瘀证的诊察判断是中医诊疗“谨察病机”“各司其属”的必然要求，也是关系到确立治则治法和选取方药的关键环节。如何判断气陷血瘀证，我们归纳为以下几个方面。

（一）病史与成因

大气又名宗气，发生于先天肾中之元气，培养于后天水谷之气，相通于自然界之清气。大气居于胸中，具有主呼吸、行血脉的生理作用。大气于人身至关重要，不但是诸气之纲领，也是全身血脉之纲领，清末医家张锡纯宗《黄帝内经》之旨，结合自己的临床体会，提出了“大气下陷”学说。过劳、久病、误治、外感等因素均可损伤胸中大气，导致大气虚极而陷，不能坚守其位（上焦）而下陷于中、下二焦。

大气具有贯心脉以行气血的生理功能，协助心脏推动血液在脉管中运行，以濡养周身。若大气不足，虚而下陷，不能发挥助心行血的功能，则血行迟缓、瘀滞，瘀血内生，正如《灵枢·刺节真邪》所言：“宗气不下，脉中之血，凝而留止。”《医林改错》云：“元气既虚，必不能达于血管，血管无气，必停留而瘀。”此外，瘀血、痰浊等实邪盘踞胸中、阻于心脉，日久必然损及胸中大气，影响大气运行，迫使大气下陷。此即实以致陷，因实致虚。

关于气陷血瘀的成因，《医学衷中参西录》云：“其证多得之力小任重，或枵腹力作，或病后气力未复，勤于动作，或因泄泻日久，或服破气药太过。”又提及“或气分虚极自下陷，种种病因不同”。结合现代临床，可概括为两个大类。

1. 禀赋与调养因素

（1）先天不足，禀赋虚弱：父母体虚、胎孕失养、生育过多、喂养不当，或先天发育不良（先天性心脏疾病、肺脏疾病、脾胃疾病等），导致先天禀赋不足、体质衰弱、素体阴阳偏盛偏衰，使禀赋薄弱，精气不充，易罹患各种疾病，且患病后易致久病不复，使脏腑、气血、阴阳亏虚日甚，日久发为气陷血瘀。

（2）劳逸失调，作息颠倒：劳力过度、勉力虚脱、房劳过繁，或长期熬夜、作息颠倒、缺乏调休，心体失养，气血生化乏源，而致心气内虚，气虚日久则气陷不举，气虚无以运血则血瘀，或阴伤津亏、炼液成瘀，血瘀气陷。劳倦内伤是气陷血瘀的关键诱因，《素问·举痛论》云："劳则喘息汗出，外内皆越，故气耗矣。"已虚之体，骤然气耗，则虚者愈虚愈陷，运血无力，血脉瘀滞。随着我国经济的高速发展，当下世人生活节奏改变，竞争压力加大，甚至超负荷工作，劳神耗力，加班熬夜，心力交瘁；同时娱乐生活更加丰富，起居无常，晨昏颠倒，长此以往，无不落入劳倦内伤之窠臼，即属此类。

（3）饮食不节，五味失衡：饮食不节，如过食肥甘厚味，或嗜烟酒而成癖，以致脾胃损伤，运化失健，气血来源不充，日久则气虚下陷，难以升举；脾失健运则聚湿生痰，痰阻血瘀，心脉闭阻，形成气陷血瘀之病。改革开放以来，人民群众的物质生活得到极大提升，美食琳琅，辛香麻辣，聚会之时酒香四溢，极易令人贪恋于口腹之欲，过食肥甘厚味，或贪杯忘形，即属此类。

（4）情志失畅，嗜欲无度：《素问·举痛论》曰："恐则精却，却则上焦闭，闭则气还，还则下焦胀，故气下行矣。"过度恐惧或嗜欲无度伤肾，致使肾气不固、气陷于下。长期处于惊恐、担忧状态，气机不畅、肾气不固、肺气不宣、心血虚少，导致气陷血瘀。现代社会风气稍浮躁，人们易于情绪急躁，动辄生怒；电影、小说等传播媒介流行，极限运动风靡，皆易致七情过极，即属此类。

2. 基础病变与医源性因素

（1）心肺脏器功能受损：大气居于胸中，主呼吸、行血脉，不但是诸气之纲领，也是全身血脉之纲领，是肺主气和心主血脉功能的高度统一。如心肺脏器功能受损，则导致大气不得输布升举，出现气短、呼吸困难；心脉瘀滞，或心脏搏动无力、受阻，则血脉瘀滞，最终导致气陷血瘀。

（2）慢病久病迁延消耗：疾病反复迁延必损及心之体用，或血脉瘀阻，心体失荣；或外邪留伏，中伤心体；或劳倦内伤，心气耗散，诸内外因均可致心之体用俱损，气阳亏虚，进而加重心血瘀阻。同时，慢病迁延还可导致系统性虚劳，如肺气不固、脾失健运、肝郁气滞、肾阳虚衰，脏腑失养，加重了大气下陷，难以滋养头目，瘀血阻络，无法输布全身，形成虚劳状态。

对于代谢性疾病而言，其本质乃由浊瘀毒所致，病程迁延则导致体虚。此外，亦有因外感病邪耗伤气阴，或因外感之后伏邪未能彻底清除，病情反复，迁延难愈，终致气虚、气陷血瘀。

（3）创伤、外科手术导致失血：严重的外伤、脏器损伤导致失血过多，或开胸、剖腹、脏器切除等外科手术中失血过多，导致短时间内血容量不足，血液亡脱，心脏、脉络失养，同时往往伴随气虚、气脱，形成气血两虚。此外，离经之血化为瘀血，机体处于气血两虚状态，无法尽快将离经之瘀血排出，最终导致气陷血瘀。

（4）药源性病症：临床上部分药物的应用可导致药源性病症，尤其是机体处于疾病状态时合并使用破气、耗气或伤阴耗血的药物，如使用抗生素、利尿药、化疗药，服用大量辛香走窜破气之剂，长期服用激素类药物或免疫抑制剂，均有可能导致患者出现急/慢性气虚甚至气陷症状，继而出现气陷血瘀。

（二）临床证候表现

1. 中医四诊

（1）望诊：面部、口唇、齿龈、眼周及指（趾）端青紫或暗黑，腹壁、下肢等静脉曲张或毛细血管异常扩张，皮肤瘀斑（离经之血），肌肤甲错。舌诊见舌胖大、虚浮、齿痕、淡红或紫暗，有瘀斑、瘀点，舌下络脉怒张紫黑，苔薄白。

（2）闻诊：气短懒言，语声低微，甚至动则气喘。

（3）问诊：神疲乏力，动则气短，发作性胸闷、胸痛，或表现为背痛、胃脘痛、牙痛，痛处固定，活动后发作或加重，休息可缓解，或疼痛入夜尤甚。可兼见心悸、怔忡、头晕，黑矇，晕厥，自汗，肢体酸懒，精神昏聩，健忘，肢体麻木或偏瘫，少腹坠胀，尿失禁、尿频，肛门下坠，胃、子宫等内脏下垂；女性可见痛经，闭经或月经暗黑有块。

（4）切诊

1）脉诊：脉沉迟微弱，关前尤甚；脉虚大，双寸脉尤其无力，或沉涩；或弦大而无力；或六脉不全；或促而无力，或结，或代，参伍不调。

2）腹诊：脐旁压痛、少腹急结或小腹硬满疼痛抵抗感；或腹色暗淡，腹缓松弛，绵软喜按。

2. 辅助检查

目前，中医界对“气虚血瘀”的认识已较为深入。1978年，笔者作为全国首届中医研究生（中西医结合临床方向），师从我国著名中西医结合专家廖家桢教授，在其创建的国内首个“中西医结合气血研究室”中学习与工作期间，即从中医原创的气血理论出发，认识到活血化瘀必须辨析其病机属气虚抑或气滞。而气虚又涉及广义的脏腑气机与三焦气化的整体失调。

21世纪以来，随着人口老龄化进程加速，多病共存、多系统受累的复杂病证日益常见，其病机已非单一脏腑或经脉所能概括。我在长期中西医结合临床工作中越来越体会到，以“泛血管病”为代表的一类复杂性共病的诊疗必须抓住核心病机（即“抓主证”）。其中，尤其值得重视的是《黄帝内经》所提出的“宗气”、《灵枢·邪客》所言“宗气积于胸中，出于喉咙，以贯心脉，而行呼吸焉”，以及《伤寒杂病论》所论的“大气”（如“阴阳相得，其气乃行，大气一转，其气乃散”）。至近代，张锡纯在《医学衷中参西录》中明确指出大气即为宗气，并强调大气不但为诸气之纲领，并可为周身血脉之纲领。

气陷血瘀证是气虚血瘀证的一个特殊类型，就其病位而言，主要在上焦心与肺。张锡纯言：“是大气者，原以元气为根本，以水谷之气为养料，以胸中之地为宅窟也。”即发于肾、生于脾及自然之气，包藏于胸中。因此，亦可涉及并影响到中焦脾与胃和下焦肝与肾，以及其连属的脏腑经络系统；就其病理主体而言，主要指宗气，或称大气；就其病理表现形式而言，不是泛指一般的气虚、气亏导致的血液运行瘀滞，而是特指气机的运动升之不及或降之太过所致的内而脏腑、外而经络的升降失调，进而导致瘀血内停。“气陷血瘀证”应在“气虚血瘀”的基础上，更突出气机下陷的病机特点，其核心在于宗气（位于胸中、上焦，主司心肺功能）的虚衰。而心肺功能是宗气“贯心脉，行呼吸”的重要体现，大气下陷与否，可通过心肺功能状态得以体现。因此，在当前关于“气虚血瘀证”的诊断及相关客观检测体系中，可重点参考以心、肺功能为核心的研究成果。早年我们已针对心肺虚作了系列研究，此处将当今临床可量化、可观测的一些辅助检查略作梳理，并根据我们多年来临床的观察和经验体会，提出对气陷血瘀证的参照值，供读者临证参考。几十年来，我本人及团队的临床科研与实践也证实，对于表现为心、肺功能衰竭或不全的“气陷血瘀证”患者，以“升陷祛瘀”理论为指导进行治疗，确实有助于促进其心、肺功能恢复（相关案例附后）。虽自感不甚成熟，但也不失为一种“宗中汇西”的创新性思考与实践。

（1）心功能评估

1）超声心动图：根据临床体会，收缩期主动脉瓣开放反映收缩功能，对于临床射血分数下降体现偏阳虚，是升的不及；舒张期主动脉瓣关闭反映舒张功能，对于射血分数保留的心力衰竭体现偏阴虚，是降的不及。根据既往研究及临床经验，射血分数降低的心衰（LVEF ≤ 40%）常为气陷血瘀证，部分射血分数轻度降低的心力衰竭亦属气陷血瘀证。大气下陷，无力行血，故心脏射血能力减低。

2）脑钠肽：血浆中 BNP 浓度与心力衰竭程度呈正相关，其中 BNP ＜ 100pg/ml 基本可排除心力衰竭，如果 BNP ＞ 400pg/ml，则心衰可能性达 95% 以上。中医学认为，气虚血瘀证是气陷血瘀证的病理基础，因此，临床中可以目前研究较为成熟的气虚血瘀证作为观察和评估气陷血瘀证的重要参考。诸多学者对气虚血瘀证心力衰竭患者进行了临床观察研究，发现临床常用于评估心力衰竭患者病情和预后的指标很多与气虚血瘀证存在明确的相关性。有研究针对不同中医证型、不同心功能分级的心力衰竭患者进行临床观察，发现患者 BNP 的水平与心力衰竭患者中医证型存在相关性，二者结合可用于鉴别气虚血瘀证冠心病人群。根据既往研究及临床经验，BNP ≥ 300pg/ml 的心衰患者常表现为气陷血瘀证，BNP 在 100 ~ 300pg/ml，患者部分表现已可归入气陷血瘀证范畴，具体量化标准有待进一步研究。

（2）心肺功能评估

1）心肺运动试验：该试验能在受试者运动逐渐加重的过程中连续监测其运动等级，客观评价受试者心脏和肺脏的储备功能及运动耐力，在获得的多项数据中，峰值耗氧量（peak VO_2，指人体在进行有大肌肉群参加的负荷运动过程中，当氧运输系统各个环节的储备都已被动员并达到最高水平时，单位时间内所能摄取的最大氧量）是反映心肺功能的主要指标。心肺运动试验虽为现代医学的评估手段，但其核心在于检测人体在运动状态下的心肺功能及气血运行状况，宗气在胸中形成，将心主血和肺主气的功能联系起来，而心肺运动试验将外呼吸与心脏功能相结合，与中医理论中的气血运行、脏腑功能等概念有着异曲同工之妙。通过心肺运动试验，我们可以观察到患者在运动过程中气血的动态变化，包括心脏泵血功能的强弱、肺部气体交换的效率及全身气血的调配能力等。气陷血瘀证患者在心肺运动试验中可能会表现出一些特定的病理特征。例如，由于气陷不能推动血液运行，患者可能在运动过程中较早出现疲劳、气喘、心悸等症状，反映出其心肺功能的相对不足；同时，血瘀的存在可能导致微循环障碍，使得氧气和营养物质的输送受阻，进一步影响运动耐力和心肺功能的发挥。因此，心肺运动试验的结果可以为中医辨证施治提供客观依据，帮助医生更准确地判断患者的气血运行状况和脏腑功能强弱。根据既往研究及临床经验，peak VO_2 < 30ml/（kg · min^{-1}），常表现为气陷血瘀证。

2）6分钟步行试验：6分钟步行试验（6mWT）是一种简单的心肺功能评估方法，该试验通过测量患者在6分钟内能行走的最大距离，间接反映其心肺功能及全身气血的调配能力，恰似对患者气血运行状态的一次“实战演练”。气陷血瘀证的患者，在进行6分钟步行试验时，可能会因大气下陷，无力行血，导致行走距离受限，甚至出现胸闷、气短、乏力等气血不足的症状；同时，血瘀的存在也会进一步阻碍气血的流通，影响患者的运动耐力和心肺功能表现。因此，6分钟步行试验的结果在中医视角下，能够为气陷血瘀证的诊断和治疗提供重要参考。医生可以根据患者的步行距离、症状表现及舌象、脉象等信息，综合判断其气血运行状况和脏腑功能强弱，进而制定针对性的中医治疗方案。根据既往研究和临床经验，我们认为6mWT < 450m常表现为气陷血瘀。

3）肺功能测定：肺功能检查是用于筛查和评估肺部、气道病变的重要手段。近年来，越来越多的研究表明，气陷血瘀与肺功能之间存在密切的关系。一方面，气虚血瘀作为多种疾病的共同病理基础，可以影响肺功能；另一方面，肺功能的减弱也会加重气虚血瘀证候，如肺功能下降会导致机体供氧不足，进一步加重气虚血瘀表现，最终发展为气陷血瘀证，形成恶性循环。许多呼吸系统疾病都伴随着肺功能障碍，如慢性阻塞性肺疾病（COPD）、肺心病、冠心病、慢性心功能不全、心肾综合征等。这些疾病在中医理论中多属于气陷血瘀证的范畴。在临床工作中，常见心肺系统疾病共患状态，许多慢性心力衰竭气陷血瘀证患者会同时合并COPD，常表现为用力肺活量（FVC）、第1秒用力呼气容积（FEV_1）及一秒率（FEV_1/FVC）下降。心肾疾病如心肾综合征患者气陷血瘀证亦较常见，但尚未有临床研究证实心肺、心肾共病且证型为气陷血瘀证患者的肺功能特征。根据既往研究和临床经验，重度通气功能障碍的患者通常符合气陷血瘀证表现，部分中度通气功能障碍患者亦符合，但气陷血瘀证和肺功能的关系尚需进一步研究。

4）指氧饱和度：在现代医学中，血氧饱和度的降低可能提示血液循环障碍，这与血瘀证中血液运行不畅的概念相吻合。例如，血氧饱和度降低可能提示肺部氧合功能下降或外周循环障碍，与中医的气陷血瘀证的部分病机相关。因此，指氧饱和度的监测可作为评估气陷血瘀证治疗效果的辅助参考指标。根据临床经验，未吸氧状态下，指氧饱和度降低（ $< 95\%$ ），结合其他检测异常，多考虑气陷血瘀证。

（3）冠状动脉造影：有关中医证候特点与冠状动脉病变相关性研究表明，气虚 / 气陷及血瘀是冠状动脉不同病变程度中最主要的证候要素及证候组合，无论在冠状动脉轻度狭窄、临界病变、重度狭窄的患者中，还是在需行冠脉搭桥的患者中，在单证、二证、三证组合的患者中，气虚 / 气陷与血瘀同样是出现频率最高的证候要素。对于气陷血瘀患者，最多见为单支血管病变患者；与非气陷血瘀证相比，第一对角支狭窄情况所占比例较低；气陷血瘀证重度狭窄所占比例高于非气陷血瘀证。总的来说，气陷血瘀证在不同程度的冠状动脉病变中占比较高，尤其在重度狭窄和多支血管病变中。

（4）血红蛋白（Hb）：贫血与气陷血瘀在病因上存在密切联系，皆可由先天禀赋不足、后天失养或疾病耗损所致。贫血患者多伴有气血不足的症状，如面色苍白、头晕目眩、心悸气短等。长期贫血导致的气血亏虚可能进一步影响气的升举和推动血行的功能，从而诱发或加重气陷血瘀的病理状态。一方面，贫血与气陷血瘀在病机上相互影响。贫血患者常见面色苍白、头晕目眩、心悸气短等气血不足症状。气虚进一步影响气的升举功能，可导致内脏下垂或功能减退；同时，血不能载气，气无力行血，则血瘀乃生。血瘀的存在又会进一步阻碍气血运行和营养输布，加重贫血症状。这种恶性循环使得贫血与气陷血瘀的病情相互交织、难以分割。另一方面，贫血与气陷血瘀在临床表现上具有共性。两者均可见面色苍白、头晕目眩、心悸气短等气血不足的症状；同时，气陷血瘀患者还常伴有疼痛、肿块、出血等血瘀特有的临床表现。这些共性症状为中医辨证施治提供了重要的参考依据。此外，贫血患者还可能出现失眠多梦、月经不调等气血失调的表现；而气陷血瘀患者则可能伴有内脏下垂（如胃下垂、子宫脱垂等）或功能减退（如胃肠动力减弱、性功能下降等）的症状。根据既往研究及临床经验，贫血患者（男性 Hb < 120g/L，女性 Hb < 110g/L）均常表现为气陷血瘀证；若 Hb < 90g/L，气陷血瘀表现更为明显。

二、气陷血瘀治则治法

大气下陷和血瘀证是相互影响，相互为病的。若见胸痛、胸闷、心悸、舌质瘀斑等症，瘀血、痰浊久羁心脉，必损及胸中大气，影响大气运行，终致大气下陷，血瘀络阻。此即实以致陷，因实致虚，成为恶性循环。张仲景在《金匮要略·水气病脉证并治》中云:“阴阳相得，其气乃行，大气一转，其气乃散。”即提出以运转大气的方法来治疗水饮病。瘀血、寒饮等邪气占据心胸，将会导致胸中大气虚陷，此时治疗应当升补运转大气，如此，胸中的邪气才能够去除。因此，我们基于临床实践和理论研究，遵循《黄帝内经》“陷者升之”“结者散之，留者攻之”的基本治则，并结合大气“积于胸中，出于喉咙，以贯心脉，而行呼吸”这一心肺同治、气血并调的理论，提出益气举陷、祛瘀生新的治法，以期达到气立、神机来复，瘀血去而新血生的治疗效果。

三、气陷血瘀核心方及类方

（一）气陷血瘀核心方：升陷祛瘀汤

【组成】生黄芪 30g，党参 20g，山茱萸 15g，桔梗 10g，柴胡 10g，升麻 10g，三棱 12g，莪术 12g，知母 10g，益母草 30g。

【功效】益气升陷，祛瘀通络。

【主治】循环系统多种疾患，如慢性心力衰竭、冠心病心绞痛、扩张型心肌病、心律失常、心房纤颤；呼吸系统疾病，如呼吸功能衰竭、慢性阻塞性肺疾病（COPD）、肺源性心脏病、肺纤维化、间质性肺炎、肺不张；糖尿病、中风后遗症、胃下垂、子宫脱垂、脱肛、崩漏、月经不调、慢性疲劳综合征；等等，辨证为气陷血瘀证。症见胸闷心悸，气短乏力，活动后加重，语声低微，或见头晕目眩，自汗，内脏下垂，肢体麻木、活动不利，食欲不振、腹胀，月经色暗有血块、疼痛固定不移，面色晦暗或唇甲青紫，肌肤甲错，舌淡胖、边有齿痕或舌质紫暗或有瘀斑，脉沉细无力或涩、结代等。

【方解】此方是在张锡纯升陷汤基础上加味而成，也是“升陷祛瘀类方”的核心方。升陷汤秉承了《素问·至真要大论》“下者举之”“结者散之”的治疗原则。《医学衷中参西录》曰:“升陷汤，以黄芪为主者，因黄芪既善补气，又善升气……惟其性稍热，故以知母之凉润者济之。柴胡为少阳之药，能引大气之陷者自左上升。升麻为阳明之药，能引大气之陷者自右上升。桔梗为药中之舟楫，能载诸药之力上达胸中，故用之为向导也。”其实，《神农本草经》载知母“味苦，寒……治消渴热中，除邪气，肢体浮肿，下水，补不足，益气”，明言知母有益气作用，因此，知母在方中不仅仅是滋阴以制约黄芪之热，其本身也有益气的作用。升陷祛瘀汤在升陷汤的基础上，增加三棱、莪术以活血祛瘀。二者气味都属淡，性都是微温，是祛瘀血之要药，均“性非猛烈而建功甚速”。三棱被称为血中气药，莪术被称为气中血药，二者合黄芪，能够健胃开食，并且调和气血。张锡纯就认为莪术、三棱性味平和，用来治疗女性患者的瘀血相关疾病，就算是坚如磐石也能够慢慢消除，那些破血逐瘀的猛药反而不能达到这个效果，此三棱、莪术独具之良能也。此外，生黄芪和三棱、莪术联合使用时可以互相促进、互相制衡，既能补益正气，又能加强祛瘀能力。不但气血不受伤损，瘀血之化亦较速。盖人之气血壮旺，愈能驾驭药力以胜病也。况临床疑难杂症，往往病机复杂，病势严重，亦非普通的花草类活血药所能胜任。此外，添加山萸肉，其性酸气温，能收敛元气，振作精神，又能通利九窍，流通血脉；配以党参补脾气，益后天气血生化之源，既能收敛气分之耗散，又补肾之先天元气。二药合用使虚陷之大气得升得充，并防气之涣散也。诸药合用，使大气得充，气陷得举，胸阳得展，气血通行。

（二）气陷血瘀类方

1. 升陷宽胸汤

【组成】生黄芪 30g，知母 10g，桔梗 10g，柴胡 10g，升麻 10g，党参 20g，山茱萸 15g，三棱 12g，莪术 12g，益母草 30g，瓜蒌 30g，薤白 30g，法半夏 15g，加黄酒 100ml 泡煎。

【功效】益气升陷，祛瘀通络，化痰宽胸。

【主治】冠心病心绞痛、心功能不全、慢性阻塞性肺疾病、肺源性心脏病、慢性支气管炎、慢性胃炎、胃食管憩室、胃下垂等，辨证为气陷血瘀，胸痹痰浊壅盛。症见胸背闷痛，或心痛彻背、背痛彻心，喘息咳唾，短气，乏力，痰多呕恶，舌质暗苔白腻，脉沉弦或紧、滑或弦滑等。

【方解】张仲景在《金匮要略》中总结出胸痹“阳微阴弦”的理论基础，从瓜蒌薤白剂到橘枳姜汤，再到乌头赤石脂丸用以治疗胸痹，疗效均很显著。但值得注意的是，“阳微阴弦”本质上强调的是两个方面，即“阳微”和“阴弦”。阳微乃正气不足，阴弦则是阴邪太盛。但在《金匮要略》给出的治疗方剂中，多以治疗阴弦为主，且尤重化痰。在“阴弦”中，痰浊并不是唯一主导的因素，但我们不能苛求古人，虽然血瘀滥觞于《黄帝内经》《伤寒杂病论》，但自成体系还是在清末王清任、唐容川以后。所以在近两千年前的汉末，对活血化瘀方面的认识必定不如后世深刻，在《金匮要略·胸痹心痛短气病脉证治》给出的 9 首方剂中，活血化瘀药相对匮乏，仅“白酒”一味有明显活血之功，因当时尚未发明蒸馏技术，“白酒”类似现在的家酿米酒，浓度仅在10%以下。本病以虚实夹杂、本虚标实为特征，故需合用时方以弥补经方之不足，相互取长补短。升陷祛瘀汤是从临床实践出发，在张锡纯《医学衷中参西录》升陷汤的基础上加祛瘀利水而成，优势正是益气温阳、升陷祛瘀，解决了“阳微”的问题，补充了经方之不足，扩大了治疗范围。合以仲景瓜蒌薤白剂宣痹通阳、宽胸散结，经方与时方有机结合而达到标本兼治之效。若兼见胸中痞满胀痛，胁下气逆上冲心胸，或伴脘腹胀闷，则合入枳实薤白桂枝汤，加桂枝15g、枳实15g、厚朴15g。

2. 升陷救逆汤

【组成】生黄芪30g，知母10g，桔梗10g，柴胡10g，升麻10g，党参20g，山茱萸15g，三棱12g，莪术12g，益母草30g，赤石脂30g，黑附片10g（先煎），制草乌5g（先煎），制川乌5g（先煎），干姜10g，花椒10g，蜂蜜1勺（入先煎），薏苡仁30g。

【功效】益气升陷，祛瘀通络，峻逐阴寒，祛湿止痛。

【主治】冠心病心绞痛、心肌缺血、雷诺综合征、慢性胃炎、十二指肠溃疡、腰椎间盘突出、坐骨神经痛、骨关节炎、偏头痛等辨证为气陷血瘀、阴寒凝滞者，症见胸背放射性疼痛，遇寒加重，胃脘冷痛、阴寒腹痛，关节冷痛、活动受限，头痛剧烈、遇寒诱发，四肢不温、面色苍白，乏力、气短，舌暗淡苔薄，脉弦、涩或紧等；或慢性心功能不全、心包炎、慢性支气管炎、类风湿关节炎、慢性肠炎、痛经等证属气陷血瘀、寒湿夹杂者，症见胸痛、胸闷、乏力、气短、水肿、心包积液，咳嗽痰黏、遇冷加重，关节疼痛、肿胀、晨僵，遇冷明显，腹痛喜温，腹泻反复，经期小腹冷痛，得热通缓，舌暗苔薄或腻，脉弦、涩或紧等。

【方解】升陷救逆汤即升陷祛瘀汤合乌头赤石脂丸，薏苡附子散。升陷祛瘀汤升提络脉虚陷，调畅气血升降出入，佐以乌头赤石脂丸峻逐阴寒，破瘀散结。乌头赤石脂丸和薏苡附子散出自《金匮要略·胸痹心痛短气病脉证治》，“心痛彻背，背痛彻心，乌头赤石脂丸主之”“胸痹缓急者，薏苡附子散主之”。此处“心痛彻背，背痛彻心”为“寒凌火位”所致，而“缓急者”当指胸痹重症和急症而言。《金匮要略心典》曰：“心背彻痛，阴寒之气，遍满阳位，故前后牵引作痛……邪感心包，气应外俞，则心痛彻背；邪袭背俞，气从内走，则背痛彻心；俞脏相通，内外之气相引，则心痛彻背、背痛彻心，即经所谓寒气客于背俞之脉，其俞注于心，故相引而痛是也。”乌头赤石脂丸以乌头逐肝寒，附子祛太阳之寒，则背痛彻心之证可除；用蜀椒散肺寒，干姜温胃寒，则心痛彻背之疾得愈。更遣赤石脂安定心气，填塞厥气冲逆之通路，使胸背之气各循其道，不相干犯，其症遂平。

3. 升陷复脉汤

【组成】生黄芪 30g，知母 10g，桔梗 10g，柴胡 10g，升麻 10g，党参 20g，山茱萸 15g，三棱 12g，莪术 12g，益母草 30g，炙甘草 15g，桂枝 15g，生地黄 30 ~ 60g，火麻仁 20g，大枣 15g，生姜 15g，麦冬 30g，阿胶 10g（烊化），黄酒 50 ~ 200ml（泡煎）。

【功效】益气升陷，祛瘀通络，滋阴养血，复脉定悸。

【主治】各类心律失常，如快速型心律失常（窦性心动过速、房性心动过速、心房颤动、房性期前收缩、室性心动过速、室性期前收缩），缓慢型心律失常（窦性心动过缓、病态窦房结综合征及各类传导阻滞等），快 - 慢综合征（如既有窦性心动过缓又有房性心动过速），慢 - 快综合征（如既有病态窦房结综合征又有心房颤动），射频消融术后心房颤动复发，以及缺血性心脏病、心肌病（心肌炎、扩张型心肌病、肥厚型心肌病）、心瓣膜疾患、心力衰竭等引起的心律失常，糖尿病、甲状腺功能亢进症、肿瘤、重度感染、长期发热、大量失血、外科大手术后引起的心律失常等，辨证为气陷血瘀、阴血不足、心脉失养者，症见心悸、胸闷痛，乏力、气短、喘促、活动后加重，舌暗红苔薄，脉涩或结代或参伍不调等。

【方解】升陷复脉汤，即升陷祛瘀汤合炙甘草汤。炙甘草汤，又名“复脉汤”，出自《伤寒论·辨太阳病脉证并治》，“伤寒，脉结代，心动悸，炙甘草汤主之”，其针对阴阳两虚、心失所养之心悸，是两益营卫、阴阳并调的方剂。方中重用炙甘草甘温益气，为本方君药，《本草经集注》言其“通经脉，利血气”，可消除心悸，抑制期前收缩；配人参、大枣补心气、滋化源，麦冬、麻仁、生地黄、阿胶养心阴，益血脉；佐以桂枝、生姜、清酒振奋心阳、行气血。全方滋阴养血，通阳复脉，宣阳化阴，令阴生阳长，阴阳、营卫并调，气血兼顾。炙甘草汤的应用，遵仲景原意重用“生地黄一斤”，在临床中使用生地黄用量需大于炙甘草量，起始 30 ~ 60g，据病情需要，还可加大用量至 80 ~ 150g，如有鲜地黄则疗效更佳。另外，在煎煮过程中，原方以“清酒七升，水八升”煎煮，所以应酌加 50 ~ 200ml 黄酒泡煎，以利于有效成分溶解。服用亦应遵古法“日三服”，这样方药的疗效才能更好发挥。本方配伍精当，组方严谨，剂量、煎法独特，后世医家多以其为“滋阴通阳”之祖方，并逐渐扩大其适应证。如《千金翼方》以炙甘草汤治“虚劳不足，汗出而闷，脉结心悸，行动如常，不出百日，危急者二十一日死”。《外台秘要》炙甘草汤以治“肺痿涎唾多，心中温温液液者”。《卫生宝鉴》治“伤寒误下”。至清代温病学派兴起，本方应用更加广泛，如滋阴养液的加减复脉汤，治阴损及阳、心气受损的救逆汤，以及治疗热邪深入下焦、耗损阴液所致的下焦真阴欲竭诸证的一甲复脉汤、二甲复脉汤、三甲复脉汤、大定风珠等。

该方经后世发挥，临床上应用于治疗各种心律失常。对于老年心房颤动患者，多伴有器质性心脏病，如心肌缺血、纤维化、传导系统退行性改变，单一的射频消融成功率低、复发率高，中医药治疗侧重于整体气血、阴阳、升降调节。炙甘草汤育阴逐痹，燮理阴阳，可从整体调节，但对辨证属气陷血瘀者则难以兼顾，故合入我创制的升陷祛瘀汤，拟定为新方升陷复脉汤。升陷复脉汤当下临床多应用于伴心动悸、脉结代的消耗性疾病，如结核、糖尿病、甲状腺功能亢进症、肿瘤、重度感染、长期发热、各种大量失血、外科大手术后整体衰弱，以及循环系统器质或功能障碍所致心律失常，包括缺血性心脏病、心肌病、心瓣膜疾患、心力衰竭等引起的心律失常。心律失常的核心病机，依整体辨证（包括心脏整体、循环系统整体及机体整体状态）多为阴虚阳损，营卫失调，络脉瘀阻。是阴阳平衡的自稳态调节失控，如泵血、收缩、血供等，而非单一的兴奋、起搏、传导的“电路”障碍，治疗当遵生克制化，亢害承制，“谨察阴阳所在而调之，以平为期”，调动内源性自我调控机制，以达复脉定悸。所以，升陷复脉汤既可以治疗快速型心律失常，也可以治疗缓慢型心律失常，还可以治疗西医棘手的“快 - 慢综合征”“慢 - 快综合征”。升陷复脉汤从整体调控、多靶点、多层面的治疗，充分展示“快慢皆治”的双向治疗心律失常的中医药特色。

附：升陷三甲复脉汤

【组成】生黄芪 30g，知母 10g，桔梗 10g，柴胡 10g，升麻 10g，党参 20g，山茱萸 15g，三棱 12g，莪术 12g，益母草 30g，炙甘草 15g，生地黄 30 ~ 60g，火麻仁 20g，麦冬 30g，阿胶 10g（烊化），生牡蛎 30g（先煎），龟甲 15g（先煎），鳖甲 15g（先煎），白芍 30g，黄酒 100 ~ 150ml（泡煎）。

【功效】益气升陷，祛瘀通络，滋阴潜阳，息风定悸。

【主治】外感后引起的各类心律失常、高血压、缺血性心脏病、帕金森病、多发性硬化等辨证为气陷血瘀、肝肾阴虚、阳亢化风者，症见心悸、胸闷痛，乏力、气短，肢体震颤、麻木，失眠、多梦、五心烦热，头晕、耳鸣，口干咽燥，腰膝酸软，舌暗红苔薄，脉涩或结代或参伍不调等。

【方解】升陷三甲复脉汤即升陷祛瘀汤合三甲复脉汤加减。三甲复脉汤出自清代吴鞠通的《温病条辨》，此方化裁于张仲景的炙甘草汤，为炙甘草汤去人参、桂枝、生姜、大枣，加白芍，改生地黄为干地黄，加生牡蛎、龟甲、鳖甲而成。近些年，我在临床中接诊了大量呼吸道病毒感染后导致心律失常的患者，此类患者整体存在外感后燥热伤阴、阴虚阳亢、风动而悸的特点，吴鞠通言“三甲，增液，原为温病善后而设”。本人体会，病毒感染后的心悸也属风动，为外感病中燥热伤阴，或误汗、误下伤阴，肝肾阴精不足，风木摇动，而作心悸，故拟升陷三甲复脉汤，在升陷复脉汤基础之上，增加养阴息风定悸功效，临床疗效甚佳。

4. 升陷愈消汤

【组成】生黄芪 30g，知母 15g，党参 20g，山茱萸 15g，三棱 12g，莪术 12g，僵蚕 30g，苍术 30g，鸡内金 15g，天花粉 30g，白蒺藜 15g。

【功效】益气养阴，升陷祛瘀，化痰散结。

【主治】糖尿病、冠心病、代谢综合征等辨证为气阴两虚、痰瘀交阻者，症见乏力、气短，口干、小便频数，大便不畅，舌淡暗，脉沉细等。

【方解】我们在汲取古今医家对“消渴病”的治疗经验和理论基础上，认为2型糖尿病与中医历代记载的“消渴”有较大的区别。古代“消渴”强调“阴虚燥热”，而在当今生活节奏加快、营养过剩、运动不足的条件下，“气阴两虚、痰瘀交阻”成为糖尿病患者的主导病机，并依据该病机创制益气养阴、祛痰化瘀之愈消方。对症见易倦乏力、气短口干、溲频便干，脉沉细，舌淡暗，辨证为气阴两虚、痰瘀交阻的早期糖尿病或伴并发症的2型糖尿病多可使用。

升陷愈消汤即升陷祛瘀汤去柴胡、桔梗、升麻，加消痰生津、软坚散结之僵蚕、苍术、鸡内金、天花粉、白蒺藜而成。方中生黄芪甘温，大补肺脾之气，其补气升阳之功，既能助脾气上升散精达肺，又能统摄三焦气化分清降浊，是为君药。苍术芳香燥烈，燥湿健脾，除痰蠲饮（现代药理研究证实其有明显降糖作用）；山茱萸味酸，性微温，既能大补肝肾之阴，又能收敛固涩，封固肾关，与生黄芪合用，可收气阴双补之效；白僵蚕清化之品，疏风泄热，散结化痰，升阳通络，三药共为臣药。三棱、莪术祛瘀行气；天花粉清热生津，化痰消瘀，共为佐药。鸡内金消积化瘀，白蒺藜疏肝解郁，

“破癥结积聚”（《神农本草经》），为使药。诸药相伍，共奏气阴双补、化痰祛瘀之效，如此则血脉得通，若泉复涌。古人云“久病及肾”，肾为人体先天之本，为阴阳之根，其他脏腑病变久延不愈，则导致肾脏病变，出现尿蛋白，其检验指标可视为中医四诊之外诊查手段的延伸，提示脾肾固摄功能的失常、体内精微物质的流失。若患者形体肥胖、平素嗜食肥甘厚味，脾虚、痰湿阻滞显见，则用苍术健脾燥湿化痰力卓，与天花粉同用则不必担心其性燥伤津。鸡内金健脾消食，又能活血通络，针对消渴病久，痰食、瘀血交阻之标证而设。消渴日久，气虚血瘀，脉络凝滞，故又用三棱、莪术祛瘀通络。僵蚕为祛风通络之常用药物，《本草纲目》记载蚕蛹“煎汁饮，止消渴”，现代研究则发现白僵蚕还有降血糖的作用。因此，方中用僵蚕，不仅化痰通络，更能配合诸药使血糖逐步稳定下降。

5. 升陷温利汤

【组成】生黄芪30g，党参20g，山茱萸15g，桔梗10g，柴胡10g，升麻10g，三棱12g，莪术12g，知母10g，黑附子10～30g（先煎），茯苓30g，炒白术10g，白芍15g，生姜15g。

【功效】益气升陷，祛瘀通络，化饮利水。

【主治】心力衰竭、肝硬化腹水、肾功能衰竭、甲状腺功能减退等辨证为气陷血瘀、阳虚水泛者，症见气短，乏力，水肿或积液，畏寒肢冷，舌淡胖苔白滑，脉沉细。

【方解】升陷温利汤即升陷祛瘀汤合真武汤。张锡纯认为，胸中大气“既由少火发生，以徐徐上达”（《医学衷中参西录》）。胸中大气，赖于肾中相火发生，若肾元亏虚，则大气生成不足，气虚而陷。《黄帝内经》中有“心为君主之官”“为阳中之太阳”“阳气者，若天与日，失其所则折寿而不彰，故天运当以日光明”的论述，在辨治“水气”“水饮”时应当注重温阳逐饮，并强调气、血、水三者的关系，即“阴阳相得，其气乃行，大气一转，其气乃散”，故大气下陷伴阳虚水泛者，予升陷祛瘀汤合真武汤治疗，以升阳举陷、化瘀通络、温阳逐水。

6. 升陷赞育汤

【组成】生黄芪30g，党参20g，知母10g，山茱萸15g，桔梗10g，柴胡10g，升麻10g，三棱12g，莪术12g，益母草30g，熟地黄15g，菟丝子15g，覆盆子15g，五味子10g，枸杞子15g，车前子15g（包煎）。

【功效】升陷祛瘀，滋补肝肾，填精益髓。

【主治】不孕不育、性功能障碍等辨证为气陷血瘀、肝肾亏虚者，症见气短乏力，胸闷神疲，腰膝酸软，耳鸣健忘，性欲减退，舌暗红苔薄，脉沉细涩等。

【方解】升陷赞育汤即升陷祛瘀汤合五子衍宗丸。肾“主藏精、纳气”“主骨生髓”，为生殖发育之源，肾又是胸中大气生发之处，如张锡纯所言，“天一生水，肾脏先成，而肾系命门之中（包肾之膜油连于脊椎自下上数七节处），有气息息萌动，此乃乾元资始之气，《内经》所谓‘少火生气’也。此气既由少火发生，以徐徐上达”，若肾元虚衰，“少火生气”之源渐亏，则胸中大气虚陷，而气虚、气陷的同时，必然伴随血瘀的形成。当今生活节奏增快、压力增加，宗气（大气）暗耗，气常不足易陷，久而成瘀，影响肾藏精、生髓，继而影响生殖发育。有鉴于此，立升陷赞育汤，以升阳举陷、化瘀通络、填精益髓、补肾固精。

7. 升陷降浊汤

【组成】生黄芪30g，党参20g，知母10g，山茱萸15g，桔梗10g，柴胡10g，升麻10g，三棱12g，莪术12g，附子15g，生大黄10g（后下），干姜15g，炙甘草10g。

【功效】益气升陷，化瘀通络，温下寒积。

【主治】慢性肾功能不全、功能性便秘、肠易激综合征等辨证为气陷血瘀、脾肾虚寒、瘀浊留滞者，症见气短乏力，神疲，腹胀，腹痛喜温，便秘或溏结交替，四肢不温，面色晦暗，舌淡紫苔白，脉沉迟等。

【方解】升陷降浊汤即升陷祛瘀汤合温脾汤。慢性肾功能不全多为虚实夹杂，寒热交错，升降失调。虚者常因疾病日久、脾肾阳虚，实者则为瘀浊滞留。“升降出入，无器不有”，若大气虚陷，阳失温煦，脾胃虚寒，中阳不运，湿浊内生，常见神疲乏力，面色晦暗，胃纳不馨，大便不通，身体困重，脉沉细弱。方以黄芪、桔梗升陷下之气，使温下而不伤阳，补益而不留邪；合温脾汤，以附子温脾暖肾，驱散凝滞浊邪；大黄通腑导滞，推陈出新，祛瘀解毒；干姜助附子温壮中阳，升降脾胃枢机；党参补气健脾，助精养神；甘草益气补中，调和诸药。全方配伍，温补以治本，泻浊以治标，宣清导浊，标本兼顾。

8. 升陷解毒汤

【组成】生黄芪30g，党参20g，知母10g，山茱萸15g，桔梗10g，柴胡10g，升麻10g，三棱12g，莪术12g，金银花30g，当归15g，玄参15g，炙甘草 10g。

【功效】 益气升陷，祛瘀通络，清热解毒，缓急止痛。

【主治】 冠心病、血栓闭塞性脉管炎、红斑狼疮血管炎等辨证为气陷血瘀、毒热损络者，症见胸闷胸痛，乏力气短，或见肢端红肿热痛，舌红绛苔黄燥，脉滑数等。

【方解】 升陷解毒汤即升陷祛瘀汤合四妙勇安汤。四妙勇安汤出自清代名医鲍相璈的《验方新编》，原为治疗脱疽的验方，由金银花、当归、玄参、甘草四味药物组成，现经大量临床验证及实验研究证实，该方辨证用于冠心病，亦可收到良好的疗效。《首批国家级名老中医效验秘方精选》中收录郑惠伯先生应用该方的经验。据他回忆，1965 年到高山区万县白土区巡回医疗，正值风雪交加的严冬，途中突然冠心病旧疾复发，心绞痛，冷汗淋漓，急以硝酸甘油片含化，半小时后逐渐好转。但到白土区后，胸闷、气短，心前区时而绞痛，终日惶惶然，不知所措。经用西药硝酸甘油片、双嘧达莫等，以及中药瓜蒌薤白枳实汤加活血化瘀药治疗，初期有效，久服仍无起色，时将一月，心情更加紧张。偶阅《中医杂志》报道四妙勇安汤治疗脱疽，因思脱疽系气滞血瘀，经络阻塞，不通则痛，而冠心病因寒冷诱发，使血管痉挛，致供血不足，发生疼痛，其病理亦属不通则痛，既然四妙勇安汤用于脱疽治疗有效，若用于冠心病治疗抑或有效。虑及此，当即大胆试用四妙勇安汤，药用当归、银花、玄参、甘草各 30g，服后约半小时，顿觉胸中豁然开朗，胸闷、气短、疼痛消失。高兴之余，立即背上出诊箱，缓行约 5km，不觉疲倦，从此症状缓解。其后每日服四妙勇安汤，在高山区工作约 4 个月，每日行路约 10km，未再发。自此以后数十年，郑老应用本方治疗冠心病心痛及肝肾区绞痛，疗效满意。因此，将此方合入升陷祛瘀汤中。从临床实践中体会到，该方具有清热化瘀、缓痉止痛之功效，可以用于血瘀日久化热、气陷血瘀致变生毒的病证，尤其对于冠心病气陷血瘀、毒热损络型的患者，施以本方能发挥扩张血管、缓解血管痉挛的疗效。

9. 寓升于降汤

【组成】 生黄芪 30g，党参 20g，知母 10g，山茱萸 15g，桔梗 10g，柴胡 10g，升麻 10g，三棱 12g，莪术 12g，当归 15g，牛膝 10g，肉苁蓉 20g，泽泻 15g，升麻 10g，炒枳壳 15g。

【功效】 升清降浊，祛瘀通络。

【主治】 习惯性便秘等辨证为肠燥津亏、腑气不通者，症见气短乏力，头晕胸闷，腰膝冷痛，便秘努责，小便频数，舌淡暗苔薄白，脉沉弱等。

【方解】寓升于降汤即升陷祛瘀汤合济川煎。《黄帝内经》云“年四十，而阴气自半也”，老年患者便秘多为阴虚肠燥所致，或因久病、大病、失血耗伤阴津，致水少舟停。此皆为阴虚便秘之证，腑气不通，浊阴不降，因“升降相因”，故清阳难升，常伴头晕。以升陷祛瘀汤合济川煎，一则浊气不降则清阳不升，增水行舟，下开肾关，使浊气得降；二则清阳升则浊阴自降，寓降于升之内，降中有升。方中牛膝、肉苁蓉、泽泻、枳壳下行降浊，柴胡、升麻欲降先升，共达升降之常。

第三章

气陷血瘀应用与研究

一、临床应用

（一）升陷祛瘀汤主治病证及验案举隅

1. 心脑血管疾病

（1）心肌梗死：心肌梗死可归属于中医“厥心痛”或“真心痛”等病范畴。张仲景明确了胸痹心痛“阳微阴弦”的基本病机，认为此类患者上焦阳气不足，心阳虚弱，阴寒痰瘀等邪上乘于胸，阴乘阳位。我们认为，医圣以阳微阴弦立论胸痹心痛的病机病理，然其创制方剂，仍然以偏治阴弦为主，且阴弦者，乃痰瘀等阴邪之泛称，瓜蒌薤白剂三方化痰之力有余、祛瘀之力欠缺，而活血化瘀法正是近世对胸痹心痛治疗的最大突破性进展。活血化瘀法中，在顽固性心绞痛、支架术后心绞痛一般药物已无能为力的情况下，治法上也必须升级，方可见效。

同时，对于“真心痛”一类心肌梗死重症，古人虽云“旦发夕死，夕发旦死”，但随着冠脉支架术、搭桥术、球囊扩张等现代医疗诊治技术的进步，重症抢救的成功率也明显提升，尤其中西医结合诊治在心肌梗死治疗中显示出较为突出的优势。若急性心肌梗死患者因年老体弱、心力衰竭等原因不能完成介入治疗，可先合以中药治疗，使患者生命体征平稳，为后期的进一步治疗赢得时间与机会。对于介入术后的顽固性心绞痛、心力衰竭等患者，也可缓解心绞痛症状，提高射血分数、降低 BNP 等，从而提高生活质量，改善预后。

心肌梗死为本虚标实之证，同样以“阳微阴弦”为基本病机。当代生活节奏紧张、压力大、睡眠不足、饮食不规律，导致气耗而易陷；加之物质生活丰富，过食肥甘、烟毒损害、七情郁结、寒邪侵袭等因素，更易形成气滞、血瘀、痰浊、寒凝等“标实”之候，终致血行迟滞而瘀阻。因此，临证中以升陷祛瘀汤为主方，补气升陷助阳，对于重症又常配用川乌、草乌、附子、川椒、干姜等大辛大热通阳之品“逐寒通痹”。诸药合用，“大气一转，其气乃散”。

案：急性心梗伴全心衰竭

孙某，男，68 岁。2014 年 1 月 8 日初诊。

主诉：夜间阵发性呼吸困难反复发作 1 个月余。

现病史：患者于 2013 年 12 月 5 日睡眠时突发前胸部持续性疼痛，就诊于我院急诊。查心电图示Ⅱ、Ⅲ、aVF、V_5、V_6 导联 ST-T 抬高。辅助检查示肌酸激酶同工酶 MB（CK-MB）7.3ng/ml，肌红蛋白（Myo）409ng/ml，心肌肌钙蛋白 I（cTnI）0.12ng/ml，肌酐（Cr）409.2μmol/L。诊断为急性 ST 段抬高型心肌梗死。因患者肾功能不全，如行冠脉造影有加重肾损害甚至肾衰竭风险，心内科遂建议药物保守治疗，给予那屈肝素钙注射剂（速碧林）抗凝、阿司匹林及氯吡格雷（波利维）双联抗血小板聚集、硝酸酯类药物扩张冠状动脉、盐酸乌拉地尔降压、利尿剂利尿等对症治疗。患者仍有夜间阵发性呼吸困难，强迫坐位，反复发作，双侧脚踝处轻度凹陷性水肿，双肺可闻及湿啰音。患者病情复杂而危重，遂于 2014 年 1 月 8 日请会诊。刻下症见：神疲乏力，喘息不能平卧，夜间阵发性呼吸困难，纳呆，口干。双下肢肿。大便 3 日一行。舌光红，苔少有裂纹，脉短滑数。

既往史：2 型糖尿病病史 10 余年；高血压病病史 4 年余；1 个月前诊断为慢性肾功能不全，肾性贫血，糖尿病肾病。

辨证：气陷血瘀，阴虚兼有水热互结。

治法：升阳举陷，化瘀通络，利水除痹。

处方：升陷祛瘀汤合猪苓汤加减。

黄芪 30g，知母 15g，山萸肉 15g，三棱 12g，莪术 15g，柴胡 6g，升麻 6g，益母草 30g，桔梗 6g，猪苓 15g，茯苓 15g，泽泻 15g，阿胶 10g（烊化），滑石 30g（先煎）。7 剂，水煎服，日 2 次。

2014 年 1 月 15 日二诊：患者服药后，夜间阵发性呼吸困难消除，卧位时床面角度较前减小，喘息、水肿均减轻，仍咳嗽咳痰，平卧时咳嗽明显。于升陷祛瘀基础上，予以养阴清热、止咳化痰之法善后。

按：此患者为全心衰竭，喘息不得平卧，下肢水肿，乏力气短，呼吸困难，普大型心。长期使用多种抗生素和利尿剂，效果并不明显，而利尿剂久用必定伤阴，治疗必须育阴利水（此患者舌象光红少苔，不仅提示其阴虚的病机，也是大量使用利尿剂的后果之一，需要明辨）。中医讲究从整体论治，对于此类虚实夹杂、本虚标实的患者，需要从阴阳气血等多方面考虑，调整机体内环境。内环境调整好，哪怕使用同样的药物，其治疗效果也会有显著提高。对于本案患者，其冠心病、糖尿病肾病病程日久，气陷则血停，血不利则为水，利水则必须调整气化功能，因此也需要升陷益气，化瘀利水，以气血水理论作为支撑。本案患者虽然有气化失司，但是在阴阳之中，阴是物质基础，基于阴阳互根的理论，所谓善治阳之，必阴中求阳。因此，治疗本案患者以升陷祛瘀法合滋阴清热利水之猪苓汤，当可取良效。

《伤寒论·辨少阴病脉证并治》言："少阴病，下利六七日，咳而呕渴，心烦不得眠，猪苓汤主之。"《金匮要略·脏腑经络先后病脉证》和《金匮要略·消渴小便不利淋病脉证并治》分别指出"夫诸病在脏，欲攻之，当随其得而攻之，如渴者，与猪苓汤，余皆仿此""脉浮发热，渴欲饮水，小便不利者，猪苓汤主之"。方中以猪苓为君，故冠以方名。猪苓、茯苓、泽泻皆淡渗利湿之品，而茯苓又能健脾崇土，交通心肾；猪苓导热下行而不伤阴；泽泻能行水而上，使阴津上滋，利水之中，又补阴不足；滑石利窍通淋，导热利水，于阴阳交通之中而具泻热之能；阿胶为血肉有情之品，味厚而甘，既滋真阴，又能济心火以下交于肾。五药配伍，利水而不伤阴，滋阴而不恋邪，共奏水利、阴复、热清之效。

"血不利则为水"，阴津伤则气化无源。生血之源障碍（此患者糖尿病肾病V期，肾性贫血），加之大量长期使用利尿剂（西药），脉道干涩，《医林改错》提及"血有亏瘀"多应指此。阴虚致瘀也不应忽视，"阴虚生内热"，瘀久也有化热趋势。气阴两虚，瘀热水停是本案的重要病机。

（2）心包积液：中医古籍中并无心包积液的明确记载，现代医家对其命名有"心水""痰饮""支饮""伏饮"等。该病常见的临床症状有呼吸困难、胸闷气短、胸痛、头晕、心慌、乏力、腹胀、干咳、声音嘶哑、吞咽困难、咳嗽、乏力等，经典的心包积液三联征有低血压、心音低弱、颈静脉怒张。根据上述典型表现，心包积液患者出现的胸闷气短、胸痛、乏力、头晕、低血压为明显气虚下陷症状，气陷推动无力而成瘀。结合西医检查，积液为有形之饮邪，水不利则为瘀，因此，治疗本病以升陷祛瘀汤为主方，随症选用《金匮要略·痰饮咳嗽病脉证并治》中的葶苈大枣泻肺汤、小陷胸汤、十枣汤、木防己汤、己椒苈黄丸、五苓散利水逐饮，均可收到较好疗效。

案：慢性特发性心包积液

屈某，男，63岁。2018年11月15日初诊。

主诉：胸闷憋气、不能平卧3年。

现病史：患者3年前因胸闷憋气、不能平卧于外院就诊，发现大量胸腔积液，于某人民医院行穿刺抽液，标本送检（诉送检时标本保存不当），并行PET-CT检查，未明确胸腔积液原因。病情缓解后出院，半年后再次出现胸闷憋气症状，于北京某医院查免疫相关检查未见异常。2015年9月15日超声心动图（UCG）示心尖肥厚型心肌病不除外，双侧心房扩大，大量心包积液。此后未系统诊治。刻下见：稍活动（平地走约10米）则胸闷喘憋，缓慢活动后不适感可减轻，矢气、小便后亦可稍缓解；夜间不可平卧，侧卧入睡；晨起胸闷喘憋减轻，饱餐后加重；下肢胫前皮肤瘙痒，大便干，夜尿不多，小便黄、浑浊。脉沉细弦滑，寸弱；舌体胖大有齿痕，舌质紫暗，舌体颤抖。

既往史：高血压病病史，服硝苯地平控释片时胸腔积液增加，下肢水肿，目前血压控制尚可，未服降压药，诊室血压158/95mmHg，心率65次/min；下肢湿疹2年，反复迁延。

辨证：气陷血瘀，痰热壅肺。

治法：升阳举陷，化瘀通络，清热化痰利肺。

处方：升陷祛瘀汤加减。

黄芪30g，党参10g，升麻6g，柴胡6g，桔梗10g，山萸肉15g，益母草30g，三棱15g，莪术15g，乌梢蛇30g，苍术30g，葶苈子30g（包煎），知母15g，黄柏15g，白鲜皮60g，地肤子30g，萆薢30g，桑白皮15g，川牛膝30g。14剂，水煎服，日2次。

2018年11月29日二诊：患者胸闷憋气较前稍改善，大便干、小便黄、眼干明显改善，口中黏，体力增加，睡眠有所改善，但仍不可平卧入睡。2018年11月21日超声心动图显示：心包大量积液（左室后壁积液30mm，右室25mm），LVEF 66%，左心房增大。脉弦滑，苔腻微黄有齿痕。上方去益母草、葶苈子、桑白皮、萆薢，改党参为红参10g，柴胡增至8g，升麻增至8g，加白蒺藜15g、仙鹤草30g。另用大戟2g、芫花1.8g、甘遂2g按比例打粉混合后装胶囊，每粒装0.5g，早上4粒，中午3粒，以枣汤送服。

2018年12月13日三诊：患者诸症均改善，饭后已无胸闷，夜间可短暂平卧，下肢瘙痒已明显缓解，大便偏黏臭、不成形，每日1次。前次就诊后服十枣汤，但未按要求装胶囊，直接药末和枣汤送服，服用后腹痛腹泻，每日3次，停药后腹泻停止，后未再服。脉沉细弦滑。上方去仙鹤草，加葶苈子30g、砂仁10g（后下）、大枣10g、炒薏苡仁30g，建议患者再次尝试服用十枣汤，并谨记使用胶囊装药末后服用。

2018年12月27日四诊：患者服十枣汤2次，日泻3次，自行停服，并表示不欲再服。服汤药后憋闷感十去其五，可仰卧，劳动时自感力气增加，几乎无口黏，脉细弦滑，苔薄腻，有裂纹。上方加水蛭10g、益母草30g。

2019年1月10日五诊：患者体力持续增加，大便每日1次，口干、口黏减轻。外院查超声心动图提示左心室侧壁积液深约23mm，心尖部积液深约 14mm。脉细短滑，苔白腻中有裂纹。上方去益母草，改升麻 10g、桔梗 15g、柴胡 10g，加马鞭草 30g、白茅根 60g。

2019 年 4 月 18 日六诊：患者胸闷、憋气症状较初诊时明显改善，夜间可平卧入睡，可快步走。大便偏稀，每日 2 次。脉弦滑，舌质紫暗，苔白腻。上方加麻黄 6g，炙甘草 10g，杏仁 10g，炙紫菀 15g。

此后患者未再来就诊，电话回访诉胸闷憋气症状未加重，对日常生活无明显影响。

按：该患者心包积液病史漫长，曾于北京某医院行心包积液抽取送检，结果均为阴性。但患者带病生存已 3 年余，未见恶病质、发热、转移等征象，考虑慢性特发性心包积液可能性最大。现代医学对该病暂无确切治疗手段，外科手术植入引流管进行心包积液引流虽可明显改善心包压塞的症状，但长期留置引流管不仅容易引起感染，且对患者的生活质量影响较大。我们的经验也提示，该方法对预后无明显改善。在此情况下，中药治疗具有很大的发挥空间。

根据该患者稍活动则胸闷喘憋、夜间不可平卧，以及矢气小便后稍缓解、饱餐后加重等症状，考虑患者属气虚血瘀气陷之证；又有现代医学手段证实其胸中水停，此水迁延不绝，既为标又为本，标者实性病理产物，是因心气不足以推动和固摄水液，致水留脉外，存积于心包。本者病程缠绵，心包病及心脏，导致心气始终虚而下陷，表现为稍活动则胸闷喘憋，且夜间不可平卧，而排气、小便后腹压下降则症状减轻。治疗应因病制宜，充分考虑患者正气留存的情况。

对该患者的治疗应制定循序渐进的方案。首先以升陷祛瘀汤为底方，祛其心脉陈腐之瘀阻，提升其亏虚下陷之心气；辅以葶苈子、桑白皮等祛水中药；同时患者有下肢湿疹，予白鲜皮、地肤子、萆薢等药物治疗。二诊时患者胸闷憋气已有缓解，体力增加，一来提示药证相符，二来固护了正气则可施药祛邪。在原方基础上予红参以增强补气、扶正之力，另予十枣汤攻逐水饮，嘱咐患者根据泻下的程度调整用药量。但患者并未按医嘱将药末装胶囊内，而是直接吞服，对胃部刺激较大，腹泻次数也较多，故拒绝继续服用。因此，后续治疗上唯能在汤药中加强利水祛瘀，加入水蛭、益母草、白茅根等药物。

经 2 个月余治疗后，患者复查胸部 X 线片和超声心动，提示心包积液较初诊时减少，但仍有大量心包积液。但令患者感到满意的是，其临床症状已明显减轻，原来稍活动则胸闷喘憋，治疗后可慢跑而不发作，夜间睡眠好，即使仍有心包积液亦可平卧入睡，身痒已愈。停药4个月后，多次电话随访，症状无复发，生活质量得到明显提升。

本病应从“悬饮”入手，但不可贸然攻逐水饮，患者年已花甲，病经三年，先当扶正观察，然后以小剂试投，且服用方法需“讲究”。另“诸痛痒疮，皆属于心”，此喘憋症状，缓解需时，经疗渐瘥，也当思考。

（3）心力衰竭：心力衰竭可归属于“心痹”“心咳”“心水”“心胀”等病证范畴。中西医结合治疗心力衰竭，较单一中医或西医疗法，无论是在改善症状与理化指标方面，还是缩短疗程方面，都具有优势。尤其是在治疗慢性心力衰竭时，需强调分期论治。心力衰竭早期或缓解期的患者，针对其胸闷气短、动辄加剧、乏力、心悸等大气下陷、气陷血瘀等主要症状，提倡以益气升陷、活血祛瘀为主，常以自拟的升陷祛瘀汤合生脉饮加味治疗。心力衰竭晚期或急性加重期气陷血瘀、水湿停滞的患者，主要表现为呼吸困难、喘不得卧、口唇青紫、水肿、腹胀、纳差等，治疗以温补肾阳、活血利水为主，常合以真武汤，即升陷温利汤治疗。伴胸腹水、腹胀、大便不通者，合用己椒苈黄丸以攻逐水饮。同时强调扶正与祛邪的关系，补气不忘活血，温阳不忘利水，标本兼顾。

案1：难治性心力衰竭

赵某，男，81岁。2022年2月9日初诊。

主诉：间断胸闷、气短2年余，加重9天。

现病史：2019年8月患者因急性心肌梗死于左冠状动脉前降支（LAD）行药物球囊扩张术，并于第一对角支（D1）近段行支架植入，术后患者每年因慢性心功能不全急性加重住院治疗1～2次。2020年10月住院期间因LAD近段完全闭塞，再次植入支架2枚。近2年心脏超声结果提示LVEF在25%～35%。此次患者因胸闷、气短再次加重入住我院急诊，病情相对平稳后转入我科。入院后检查结果显示“心包积液、双侧胸腔积液”，24小时动态心电图提示室性期前收缩、房性期前收缩，心脏超声结果提示“LVEF 34%，左室壁运动普遍性减低+节段性室壁运动异常，心包积液（少-中量）”。此次住院后经西医治疗，患者胸闷气短已明显减轻，为求进一步治疗延请中医专家会诊。刻下症见：患者运动耐量下降，行走200米即感疲惫需要休息，轻度胸闷气短，可平卧，无夜间阵发性呼吸困难，无咳嗽咳痰，口苦，无寒热偏嗜，心烦，腹胀，无反酸烧心，食欲、睡眠、二便均可。现神清，精神可，形体壮实，面色偏红，皮肤多有色素沉着，舌质暗红、苔黄腻，脉滑数，沉取关尺稍弱。

辨证：气陷血瘀，饮留肠间，化热成实。

治法：升陷祛瘀，泻水逐饮。

处方：升陷祛瘀汤合己椒苈黄汤加减。

黄芪30g，知母15g，酒萸肉15g，西洋参15g，防己15g，椒目10g，葶苈子30g（包煎），大黄10g，仙鹤草30g，水蛭10g，香加皮5g，红景天30g。6剂，水煎服，日2次。

2022年2月15日二诊：患者腹胀、口苦较前均见减轻，独立行走约300米后需要休息。在原处方基础上合桂枝甘草龙骨牡蛎汤加减治疗。防己15g，椒目10g，葶苈子30g（包煎），大黄10g，黄芪30g，知母15g，酒萸肉15g，仙鹤草30g，水蛭10g，香加皮5g，西洋参15g，红景天30g，桂枝10g，牡蛎30g，龙骨30g，白术30g，茯苓30g。2剂，水煎服，日2次。

2022年2月21日三诊：患者胸闷憋气好转，可独立行走较远距离，无明显喘息气促，无口干口苦，无腹胀。原治则不变，予原方加减治疗。防己15g，椒目10g，葶苈子30g（包煎），大黄10g，黄芪30g，知母15g，酒萸肉30g，仙鹤草60g，西洋参15g，柴胡6g，水蛭10g，香加皮5g，红景天30g，升麻6g，桂枝10g，炒白术10g。3剂，水煎服，日2次。

随诊：患者出院后无明显胸闷憋气等不适症状，行动如常人。

按：患者既往2次心肌梗死病史，其后慢性心功能不全，2余年间反复急性加重，需住院治疗。此次患者胸腔积液，抽吸后复涨迅速，表明患者心力衰竭反复加重。患者就诊时胸闷气短，腹胀，口苦，舌暗红、苔黄腻，脉滑数，结合患者症状，辨证为气陷血瘀、饮停化热，故主方予升陷祛瘀汤合己椒苈黄汤加减。《金匮要略·痰饮咳嗽病脉证并治》载“腹满，口舌干燥，此肠间有水气，己椒苈黄丸主之”。患者虽胸闷憋气症状不重，但检查发现双侧胸腔积液、心包积液，属于水液代谢异常，己椒苈黄汤为肃肺荡饮、通腑坠痰之峻剂，仲景用以治疗腹满、肠间有水气之症。临床凡痰饮、悬饮、溢饮、支饮等病机属痰热郁结者，皆可以本方加减施治，该方谨守仲景“病痰饮者，当以温药和之”理论。痰饮为病，多由中焦虚寒，脾不运化所致。痰饮郁久化热，饮盛邪实，邪无出路，此时必以苦寒之方前后分消、通利二便，后用温药和之，才易于取效。方中防己苦寒善下行，既能利水消肿，又能清热；椒目苦寒降泄，以行水气；葶苈子苦泄辛散，功专泻肺之壅闭，而开宣肺气，通调水道，善治肺气壅闭、水饮停聚之水肿胀满；大黄涤荡肠胃之积滞而泻下通便、推陈出新。四药合用，泻热逐水、通利二便，共主热结肠道、水饮内停、积聚肠间之证。二诊时患者症状稍有改善，仍有明显不适，另加桂枝甘草龙骨牡蛎汤治疗。桂枝甘草龙骨牡蛎汤由桂枝一两、甘草二两、牡蛎二两、龙骨二两组成，用以振奋心阳。此病例为久病迁延，其病寒热并存、虚实夹杂，故治病时应兼顾虚实寒热；另，心为阳脏，为阳中之太阳，临床中应顾护心阳，攻补兼施。

案2：高龄心力衰竭

田某，女，85岁。2013年10月23日初诊。

主诉：发作性心悸10余年。

现病史：患者于10余年前在外院诊断为“心力衰竭，心房颤动”，后长期服用氯吡格雷、单硝酸异山梨酯、曲美他嗪、托拉塞米、比索洛尔、阿托伐他汀等药物，病情尚平稳。患者于入院前1天因情绪激动再次出现心悸，并逐渐出现胸闷，气短，出汗，咳嗽、咳痰，痰呈白色，质黏，不易咳出，活动后加重，不能平卧，夜间阵发性呼吸困难，双下肢水肿，无明显胸痛，考虑慢性心力衰竭急性加重而收入院。超声心动提示主动脉硬化，主动脉瓣硬化，心脏扩大（左心房、右心房、右心室），二尖瓣关闭不全（中-重度），三尖瓣关闭不全（重度），肺动脉高压（重度），心包积液（极少量）。胸片提示双肺纹理增多，部分略呈间质改变，左侧胸膜病变；心影明显增大，主动脉迂曲，并可见弧形钙化。患者入院后于10月20日突发急性左心衰竭，端坐呼吸，呼吸急促，喘息憋闷，口唇青紫，全身冷汗出。立即予以利尿、扩张血管等应急对症治疗，后病情渐次平稳。10月23日会诊，刻下症见：胸闷，喘息，心悸，气短，夜间阵发性呼吸困难，双下肢水肿，腰痛影响活动和睡眠（腰椎压缩性骨折），口干，大便2～3日一行。脉虚大而促，两寸脉均无力。

既往史：高血压病；甲状腺功能亢进病史。

查体：肝脏触诊肋下4指，质中等。

辨证：气陷血瘀，升降失调。

治法：升陷祛瘀，通腑定痛。

处方：升陷祛瘀汤合复元活血汤加减。

生黄芪60g，知母20g，党参20g，山萸肉30g，升麻10g，柴胡15g，三棱15g，莪术20g，桔梗10g，天花粉30g，当归15g，穿山甲10g，桃仁10g，炙甘草10g，酒大黄10g，川续断15g，杜仲15g。7剂，水煎服，日2次。

患者服药后，病情显著好转，喘憋胸闷缓，腰痛亦减，大便通畅，睡眠改善，1周后出院。此外，患者一直应用利尿剂，故平素口干明显，服药后口干症状得到明显缓解。追访至2015年底，患者病情未见反复。

按： 患者85岁高龄，素体虚弱，疾病日久。其主要疾病为全心衰竭，以右心衰竭为主，但在特殊诱因之下（感染、入量过多等）会出现急性左心衰竭。此患者脉虚大，双寸脉尤其无力，其主症为胸闷、气短，实属大气下陷，大气与肺气不相接。由此可见，《金匮要略》将胸痹心痛短气放在一篇来讨论，自有深意。此外，患者陈旧压缩性腰椎骨折，每日疼痛难忍，影响睡眠休息，也是加重心力衰竭的重要因素之一，因此，在升陷祛瘀汤基础上，加用祛瘀定痛、疏肝通络的复元活血汤，则更是标本兼治之法。升陷祛瘀汤虽有三棱、莪术，但患者便秘日久，腑气不通，更合复元活血汤中当归、桃仁、天花粉、酒大黄，取其养血、润燥、祛瘀、通腑作用，以调升降，畅通气机，寓降于升，所谓"升从降中求，无降何以升"。患者口干症状不只因利尿剂的应用，实为血瘀气陷、气化失司而然，当瘀血去，气机调畅，口干不治亦可自消。

案3：围手术期冠心病三支病变合并心力衰竭

杨某，女，81岁。2023年6月2日初诊。

主诉： 间断胸闷半年余，加重伴胸痛半月。

现病史： 患者半年前胸闷间断发作，口服速效救心丸后可缓解，半年间症状反复发作，经休息及服用速效救心丸均可缓解。半月前患者于秦皇岛市旅行劳累后出现呼吸困难、前胸及后背痛，就诊于秦皇岛市某医院，行心电图和心肌酶谱检查，诊断为"急性非ST段抬高型心肌梗死、冠状动脉粥样硬化性心脏病、心力衰竭"，经治疗，患者病情相对稳定后于2023年5月24日转至北京某医院急诊就诊，查超声心动图提示LVEF 30%。患者于当天转入某三甲医院，2023年5月26日行冠状动脉造影检查示左主干（LM）管壁光滑，LAD近中段闭塞，可见自身侧支循环形成，前向血流TIMI 0级；左回旋支（LCX）中段闭塞，可见少许血栓影，前向血流TIMI 0级；右冠状动脉（RCA）近段狭窄99%，前向血流TIMI 2级。建议行冠状动脉旁路移植术治疗，因患者高龄，家属考虑药物保守治疗。刻下症见：形体消瘦，面色萎黄，动辄气喘，胸闷，心下痞满不适，饭后胃中不适，时有反酸烧心，偶有呃逆、叹息，饮热水后汗出明显，夜间汗多，畏风恶寒，纳少，口干，食欲不振，睡眠差，大便偏干，需通便药辅助通便，夜尿 3 ~ 4 次。舌光滑无苔，脉沉细无力。

西医诊断：冠状动脉粥样硬化性心脏病 非 ST 段抬高型心肌梗死 慢性心力衰竭 心功能Ⅲ级（NYHA 分级）。

辨证：胸阳不振，气阴两虚，气陷血瘀。

治法：益气养阴，升陷祛瘀，通阳散结。

处方：升陷祛瘀汤合炙甘草汤、枳实薤白桂枝汤加减。

生黄芪 30g，升麻 10g，柴胡 10g，桔梗 10g，知母 15g，党参 20g，西洋参 30g，益母草 30g，山萸肉 15g，三棱 12g，莪术 15g，五味子 10g，当归 20g，枳壳 12g，厚朴 15g，砂仁 15g（后下），肉苁蓉 30g，法半夏 15g，桂枝 15g，麦冬 15g，炙甘草 10g，泽泻 15g，薤白 30g，红景天 30g，黄柏 15g，川牛膝 8g，全瓜蒌 30g，桂枝 15g。7 剂，水煎服（浓煎），日 2 次。

西医治疗方案：收入院行冠状动脉介入治疗，入院后患者氨基末端 -B 型利钠肽前体（NT-proBNP）2 511pg/ml，于 2023 年 6 月 5 日行冠状动脉造影及介入治疗，于回旋支植入支架 1 枚。介入术后，患者血压下降至（90 ~ 100）/（50 ~ 60）mmHg，NT-proBNP 5 144pg/ml。

2023 年 6 月 10 日二诊：患者自觉精神差，疲乏无力，食欲差，口干，大便干，舌干红无苔，脉沉细无力。患者心功能较前下降，考虑与介入过程中心肌损伤及入液量过多有关，停止介入治疗，予以适当利尿。红参 30g，麦冬 20g，炙甘草 10g，生黄芪 60g，生地 30g，山萸肉 30g，五味子 10g，升麻 10g，香加皮 3g，水蛭 10g，柴胡 15g，黄柏 15g，红景天 30g，砂仁 15g（后下），三棱 15g，莪术 12g，牛蒡子 15g，知母 20g，桔梗 15g，火麻仁 30g。5 剂，水煎服（浓煎），日 2 次。

服前方 5 剂后，患者血压上升至（100 ~ 110）/（60 ~ 70）mmHg，NT-proBNP 2 759pg/ml，患者自诉精神可，无胸闷憋气，饮食量稍改善。于 2023 年 6 月 12 日行右冠状动脉介入术，开通右冠状动脉，植入支架 3 枚。后继续服用中药汤剂治疗至出院后。

2 个月后随访，患者无明显不适，日常生活恢复自理。

按：患者老年女性，冠状动脉三支病变，三支血管均为闭塞性病变，心肌慢性缺血导致慢性心力衰竭，射血分数明显下降，症见动辄气喘、胸闷明显，冠状动脉旁路移植术或介入治疗风险均较大，是目前西医临床治疗的难点。其人形体消瘦、面色萎黄、动辄气喘、汗多、畏风恶寒，伴胸闷、口干，结合其舌脉，辨证为胸阳不振、气阴两虚、气陷血瘀，涉及气、血、水三要素，气不足则无力推动血行，血行不利又可导致水饮痰湿内停，水瘀内结又进一步导致气化不利，此时以单一益气或温阳、化瘀、豁痰治疗均难取效，治疗时需把握气、血、水三要素，益气养阴、升陷祛瘀、通阳散结，冀以气、血、水运行正常，令血压回升，心功能改善，介入手术得以顺利进行。

案4：急性心力衰竭合并慢性肺动脉栓塞

李某，男，91岁。2019年7月11日初诊。

主诉：胸闷气短5天。

现病史：患者5天前无明显诱因出现胸闷气短，伴心悸，无胸痛、放射痛，偶有干咳，无发热寒战，就诊于中日友好医院急诊内科，测血压169/112mmHg，血常规结果显示，白细胞总数（WBC）10.05×10^9/L、中性粒细胞（N）7.34×10^9/L，心肌损伤标志物检测结果显示NT-proBNP 3 668pg/ml，予利尿、扩张冠状动脉、抗感染等对症治疗，症状稍有缓解。胸部CT示“间质性肺水肿可能，心脏增大；心包少量积液；纵隔淋巴结轻度增大”。于7月11日转入中日友好医院中西医结合心内科后，血常规示WBC 15.35×10^9/L、N 11.44×10^9/L、快速C-反应蛋白（CRP）35mg/L，心肌损伤标志物检测示NT-proBNP 14 213pg/ml。床旁超声心动图示LVEF 47%，肺动脉压71mmHg，左室壁运动普遍减低；左心房增大；右心扩大；左心室收缩功能减低；主动脉瓣反流（轻-中度）；二尖瓣反流（少量）；三尖瓣反流（中-重度）；升主动脉增宽；肺动脉压升高。入院中医诊断为心衰病，气阴两伤证。西医诊断为急性心力衰竭 心功能Ⅲ级（NHYA分级）；肺部感染；慢性肺动脉栓塞？Ⅰ型呼吸衰竭；肺动脉高压；高血压3级；右侧股静脉血栓形成；脾切除术后；陈旧性脑梗死。住院期间给予利尿、抗感染、抗凝等对症治疗后胸闷气短进一步减轻。刻下症见：活动后胸闷气短，口渴喜饮。苔少而干，舌质红，脉沉滑。

既往史：15年前行脾切除术，具体不详；脑梗死病史5年；发现右侧股静脉血栓形成病史2年；肺动脉高压病史2年；发现血压升高3个月，未服药。

辨证：气阴两伤，气陷血瘀。

治法：温阳通脉，升陷祛瘀。

处方：升陷祛瘀汤合参苓白术散加减。

红景天 30g，桔梗 10g，太子参 30g，炒枳壳 15g，生白术 15g，丹参 30g，天花粉 30g，桑叶 15g，炒扁豆 10g，玉竹 15g，沙参 15g，麦冬 15g。4 剂，水煎服（浓煎），日 2 次。

2019 年 7 月 16 日二诊：超声心动图示肺动脉高压，右心扩大，肺动脉增宽，三尖瓣反流（中 - 重度），右心功能略减低，主动脉瓣反流（轻度），心包积液（少量），LVEF 64%。动脉血气分析示 pH 7.462，$PaCO_2$ 40.3mmHg，PaO_2 54.4mmHg，K^+ 3.6mmol/L，乳酸（Lac）2.1mmol/L。血常规示 WBC 7.76×10^9/L，NT-proBNP 1 665pg/ml。检查结果提示患者存在Ⅰ型呼吸衰竭，仍有活动后胸闷、气短，自觉乏力，手脚发凉。前方尚未服尽，继服前方。

2019 年 7 月 17 日三诊会诊：患者胸闷气短，手足不温。舌红少苔，脉沉细弦。考虑阴损及阳、气虚血瘀，以温阳通脉、升陷祛瘀，选升陷祛瘀汤合人参四逆汤。生黄芪 30g，知母 15g，桔梗 10g，升麻 6g，柴胡 6g，炙甘草 10g，山茱萸 30g，益母草 30g，红参片 15g，干姜 12g，麸炒白术 15g，醋三棱 15g，醋莪术 15g，砂仁 10g（后下），黑附子 15g（先煎），黄柏 15g。5 剂，水煎服（浓煎），日 2 次。

2019 年 7 月 22 日四诊：患者服用上方 5 剂后，胸闷略有好转，触之四肢皮温较前略有升高，无明显口干、咽痛。舌红少苔，脉沉细弦。上方黄芪加至 60g，桔梗加至 15g，另加仙鹤草 30g，取其益气活血之功。

2019 年 7 月 24 日查肺通气灌注扫描示：①双肺多发局部血流灌注受损，通气大致正常，考虑肺栓塞改变。②左肺上叶尖后段局部血流灌注及通气均受损，结合 CT 考虑陈旧性病变。患者慢性肺栓塞诊断依据明确。

2019 年 7 月 30 日随诊：患者服用上方后胸闷乏力症状明显改善，手足温暖，饮食睡眠可，二便正常。舌质暗，可见薄白苔。完善相关检查，病情平稳后出院。

按：根据患者的不同临床表现，本病可归属于“胸痹”“咯血”“心悸”等病证范畴。同时，该患者的显著特点是有明确栓塞，人之气血本周行于脉内，气血升降协调则气血以流、经脉通畅，若升降失常则气血停滞成瘀，瘀阻脉道，迫血妄行，血溢脉道而出血、咯血；陷脉留瘀痹阻脉道则发绀、昏厥，甚则猝死。因此，治疗的要点在于调畅升降，恢复心主血脉、肺朝百脉的功能，且要兼顾其标，祛瘀活血，使气血周行畅通，故以升陷祛瘀汤为主方，升举大气、扶正祛瘀。

此案患者为老年男性，既往有阵发性房颤病史，加之此次慢性心力衰竭加重，影响了血液的运行，因此考虑其肺栓塞的栓子来源为心脏血栓的可能性大。患者高龄，此次主因肺部感染诱发心力衰竭加重，加之慢性肺栓塞，故胸闷、气短症状明显。入院时考虑长时间应用利尿剂阴伤明显，且抗生素多苦寒，更易伤阴，综合患者舌红无苔而干，脉沉滑，阴损及阳，予中药益气养阴治疗。但患者活动后仍觉胸闷、气短、乏力，手脚发凉。综合分析认为，患者胸闷气短，舌红少苔，虽有阴伤表现，但其手足不温，脉沉细弦，考虑阴损及阳，阳主阴从，故可大胆应用温阳通脉、升陷祛瘀之法，故在升陷祛瘀汤的基础上加用人参四逆汤合方，增强温中祛寒、回阳救逆之力。方中黄柏、砂仁取封髓丹温肾潜阳之功。

本案例值得注意的是，辨证时一定要四诊合参，不要被患者舌象迷惑，舌红少苔，虽有阴伤表现，但其手足不温，脉沉细弦，故判断出并非单纯阴伤，而是阴损及阳，故应用温阳通脉、升陷祛瘀之法，临床疗效显著。

（4）心源性咳嗽：关于咳嗽，《黄帝内经》早已提出“五脏六腑皆令人咳，非独肺也”的观点，《素问·痹论》曰：“心痹者，脉不通，烦则心下鼓，暴上气而喘。”明确指出了心脏病时也可出现咳嗽症状，这与心源性咳嗽颇为相似。现代医学认为，心源性咳嗽是左心衰竭的早期表现，其特征为活动后加重的频繁咳嗽，常伴有胸闷、气短等症状。其发病机制主要是心功能不全导致肺循环障碍，引起毛细血管压力增高，继而发生肺淤血和肺水肿。这些病理改变可导致支气管黏膜水肿、分泌物增多，造成呼吸道受阻，从而引发心源性咳嗽。国外有学者在阐述心力衰竭时认为，咳嗽可能是一些肺充血患者的主要症状，国内也有学者认为左心衰竭的早期表现为“严重时可持续发作，阵阵咳嗽”。由于早期的心源性咳嗽多在夜间发作，其症状体征不甚明显，并不引起患者关注，故常因缺少心力衰竭的阳性体征而被忽视，或发作时伴咳痰或哮喘而被误诊为支气管炎或哮喘。因此，心力衰竭早期仅咳嗽反复发作，缠绵难愈，而其他体征并不显著时，往往识别不易。

本病可归属于中医“心咳”范畴。心肺共居胸中，全赖大气推动。心主血，肺主气，两者相互配合，保证气血的正常运行，维持机体各脏腑组织的功能活动，若大气受损，常可见心肺同病。大气下陷，不能助肺司呼吸，则可出现咳嗽、气短、喘等表现，严重者甚至呼吸衰竭。大气下陷，不能助心行血，血液运行不畅，瘀血内阻，除可见“气短不足以息，或努力呼吸，有似乎喘”等胸闷、喘憋症状，心肺之气亏虚反过来也会影响到大气的功能。

基于以上分析，本病的辨证要点在于患者既往的心脏病病史，咳嗽迁延难愈，多于夜间发作，高枕卧位或坐起减轻，劳累后加重，或伴活动后喘促，或伴胸闷、心慌、气短，以及寸脉明显的不足。临床上以升陷祛瘀汤加减，不仅可缓解咳嗽症状，还可改善心功能，或延缓患者心力衰竭的发展过程。

案：心源性咳嗽

刘某，女，72岁。2021年12月27日初诊。

主诉：夜间阵发性咳嗽1个月余。

现病史：患者夜间阵发性咳嗽1个月余，曾服清燥救肺汤、小青龙加石膏汤、辛润理肺汤等中药汤剂，未见效验。刻下症见：咳嗽，夜间平卧则甚，影响睡眠，痰少，无恶寒，伴胸闷，气短，心悸。舌淡暗胖大，苔白腻，脉弦滑，参伍不调。

既往史：风湿性心脏病，行开胸主动脉瓣、二尖瓣置换术。

诊断：心源性咳嗽。

辨证：气陷血瘀，肺失宣降。

治法：升阳举陷，化瘀通络。

处方：升陷祛瘀汤加减。

生黄芪30g，知母15g，柴胡10g，升麻10g，桔梗10g，党参20g，三棱12g，莪术15g，益母草30g，山萸肉15g。14剂，水煎服，日2次。

2022年1月10日二诊：患者服上方后，咳嗽明显缓解，胸闷、气短、心悸亦好转。舌胖大质润，脉弦滑。上方去益母草，三棱加量至15g，加浙贝母15g、海螵蛸30g、夏枯草30g。14剂，水煎服，日2次。

2022年1月24日三诊：患者咳嗽显著缓解，十去其八，夜间平卧时咳嗽减轻，黄痰，胸闷、气短明显好转，仍有心悸。舌淡暗胖大、苔白腻，脉弦滑，参伍不调。予升陷祛瘀汤合炙甘草汤加减调服。生黄芪30g，知母15g，柴胡10g，升麻10g，桔梗10g，党参20g，三棱12g，莪术15g，益母草30g，山萸肉15g，炙甘草15g，生地60g，生姜15g，麦冬15g，火麻仁15g，阿胶10g，黄酒100ml同煎服。14剂，水煎服，日2次。

按：患者以咳嗽为主症，然前以清燥、化饮、辛润诸法施治，并不效验。细察病情，有心脏瓣膜置换病史，亦有胸闷、气短、心悸等不适症状，综合判断乃为“心源性咳嗽”，且咳嗽以夜间平卧时为甚，结合舌脉，辨证为气陷血瘀证。该患者为典型气阴两虚导致气陷血瘀，故以升陷祛瘀之法治之，不仅心脏诸症得以缓解，咳嗽一症亦不止咳而咳渐止。

详察其症，夜卧则咳甚，痰少不恶寒，已非外感或肺燥之象。更兼胸闷、气短、心悸，结合舌淡暗胖大、苔白腻、脉弦滑而参伍不调，以及风湿性心脏病并瓣膜置换之宿疾，可知病机核心在于胸中大气下陷所致的肺失其职。患者久病术后，胸中大气耗伤，无力司呼吸则气短，不能运血行则心悸、舌暗。大气既陷，水津失布，凝而为痰，故苔见白腻；血行迂涩，与痰水互结，阻滞气机，遂令咳嗽夜剧、胸闷不舒。此前治法，或润或散，皆在治肺，而未及胸中大气之本，故罔效。处方以生黄芪、党参为君，大力培补中气，升阳举陷；柴胡、升麻、桔梗为使，引清阳上达胸中，复肺“朝百脉、司呼吸”之职。更佐三棱、莪术、益母草祛瘀通络、利水消肿，以开血水之结；山萸肉收敛元气、固摄真气，防升散太过；知母性凉，制黄芪之温，兼清水液停留所化之伏热。全方升补与通散并用，固本与祛瘀兼施，旨在运转大气，通利水道，调畅血行，俾大气一转，其气乃行，则咳、痰、悸、闷诸症，方有转机。

（5）脑血管疾病：脑卒中包括缺血性脑梗死或脑栓塞，属于中医“中风”范畴。典型中风以突然昏仆、半身不遂、肢体麻木、舌謇不语、口舌歪斜、偏身麻木等为主要表现，根据病情轻重缓急及受累程度，可分为中经络和中脏腑。临床中风多可见明显的病程发展，包括超急性期、急性期、恢复期和后遗症期。如能得到及时、有效的救治，患者可无后遗症；若病变范围广、治疗不及时、基础情况差，恢复期和后遗症期会相对延长，甚至留下肢体活动不利、言语障碍、吞咽困难等终身后遗症。

张锡纯认为，大气下陷也可出现脑血管疾病，“其脉弱者，胸中大气虚损，不能助血上升以养其脑髓神经，遂致脑髓神经失其所司，《内经》所谓‘上气不足，脑为之不满’也。”同时，大气下陷，也可产生瘀血，《灵枢·刺节真邪》云“宗气不下（不足），脉中之血，凝而留止”。大气为“后天诸气……全身血脉之纲领”，大气下陷，无力挈血，导致血络瘀阻，心脉不畅，则心脏搏动异常；心脑共主神明，且二者之间有血脉相连，“一处神明伤，则两处俱伤”，络脉瘀阻日久成毒，“毒损脑络”，则脑病骤然发生。因此，根据《素问·至真要大论》“结者散之”“下者举之”的治则，在张锡纯“大气”理论的基础上，结合临证经验，我们提出运用升陷祛瘀法治疗脑血管疾病的治法，升举大气可助血行，气升则血行；血能载气，加入活血之药能加强祛瘀，血行则气运，从而使气血平衡，阴阳调和。

升陷祛瘀法还可积极干预脑卒中的独立危险因素——心房颤动，对防治脑卒中起到至关重要的作用，与现代医学提倡的心房颤动行复律、抗凝、抗栓治疗也有异曲同工之妙。研究表明，与无心房颤动的卒中患者相比，合并心房颤动的卒中患者起病时病情重，伴发疾病多，心房颤动可作为急性脑梗死患者出院结局及3个月预后不良的危险因素。心房颤动随年龄增长发病率陡增，故心房颤动合并脑卒中的患者在老年群体中并不少见。现代医学认为，心房颤动发作时，心房搏动极不规律，导致心脏收缩功能异常，血液缓流而瘀滞，易形成附壁血栓；同时，心脏的不规则跳动又易导致血栓脱落，从而发生脑栓塞，导致神经功能缺损。因此，相较于单纯的心房颤动或脑卒中患者，心房颤动合并脑卒中患者病情更为复杂。升陷祛瘀法对心房颤动相关脑卒中的预防及其恢复期和后遗症期的病情改善均具有重要意义。

针对临床常见的气陷血瘀型患者，升陷祛瘀法能够降低脑卒中危险因素带来的风险，干预脑卒中的发生与发展，起到"心脑同治"之效。现代医学目前针对心、脑疾病的认识也已从单独"治心""治脑"发展到同时改善心、脑的供血和血管危险因素。心脏的正常泵血供养大脑充足的血氧，大脑正常的神经功能支配调控着心脏的正常功能。心、脑血管疾病存在共同病理特点，如代谢综合征、血流动力学改变、动脉粥样硬化等。"脑心综合征""心脑综合征"等也均提示着心、脑之间的密切联系，引起了临床的广泛关注。中医学基于"异病同治"理论，抓住心、脑疾病的共同病机进行辨证施治，以升陷祛瘀法治疗心房颤动及其相关缺血性脑卒中为代表，将其运用于气陷血瘀型患者的临床治疗，能益气升陷，助心行血，稳心安神；同时又能推动气血运行，使气血津液濡养脑髓，促进缺血性脑卒中患者神经功能恢复正常。此外，以往研究多从活血化瘀通络探讨"心脑同治"，从"大气"理论角度进行探讨的研究较少，因此，在心、脑血管疾病高发的现代社会中，中医药在"心脑同治"方面具有的独特诊疗思维与应用值得进一步探索，升陷祛瘀法作为"心脑同治"的方法之一，对临床相关疾病的诊治具有一定的启发与参考价值。

案1：脑梗死

王某，女，67岁。2018年2月5日初诊。

主诉： 头晕2年。

现病史： 患者2015年11月10日因脑梗死住院治疗，头颅磁共振成像（MRI）示多发性脑梗死，颈部超声示右侧颈内动脉闭塞。经对症治疗后患者出院，此后间断发作头晕、头部沉重感，闭眼时缓解，睁眼时加重，多在活动后发作，不伴视物旋转，伴困倦、乏力、气短，站立不稳，不可行走，焦虑、抑郁，畏寒，有自汗，饮水呛咳，口中热辣感。睡眠差，入睡困难，凌晨2时方可入睡，夜尿3～4次，睡眠时间约4小时。纳可，不欲饮，左腿浮肿。大便偏干，每日1次。血压135/73mmHg，心率78次/min。舌质淡暗，脉沉细弦。

既往史：冠状动脉粥样硬化性心脏病；心律失常 室性期前收缩；2型糖尿病；慢性支气管炎病史。

辨证：痰瘀交阻，升降失调。

治法：升阳举陷，化瘀通络，镇肝潜阳，化痰降浊。

处方：升陷祛瘀汤合半夏白术天麻汤、牵正散、清震汤。

生黄芪30g，莪术15g，山萸肉15g，法半夏30g，生白术30g，天麻20g，陈皮15g，茯神15g，炙甘草8g，白附子10g（先煎），僵蚕30g，全蝎末3g（冲服），补骨脂15g，荷叶30g，苍术15g，升麻8g，代赭石40g（先煎）。30剂，水煎服，日2次。

2018年3月5日二诊：患者诉头晕好转，呛咳症状有所好转，睡眠时间延长，仍喜闭目，步行仍喘气，每日排便1次。脉沉细弦滑。上方改生黄芪40g、苍术30g、荷叶40g，加三棱15g、石菖蒲30g、远志8g、水蛭10g、生鸡内金15g。30剂，水煎服，日2次。

2018年4月12日三诊：患者精神状态、体力改善，喜闭目程度减轻（表现为睁眼持续时间延长），仍有头晕，无头痛，活动后气短、怕冷，行走易摔倒，饮水呛咳、口中辛辣感，夜尿3～4次。大便偏干，2日1次。舌苔薄白腻，脉沉细短滑。上方去僵蚕、白附子、全蝎，加瓜蒌30g、附子15g、黄柏10g、砂仁10g（后下）、炙龟甲30g（先煎）。30剂，水煎服，日2次。

2018年5月10日四诊：患者头晕减轻，体力改善，睁眼及站立时间较前延长，白天嗜睡。大便干，每日1次。舌淡暗、苔薄腻，脉沉细短滑。上方去苍术，改生白术60g、远志10g，加浮小麦30g、大枣15g。30剂，水煎服，日2次。

2018年11月8日末次就诊：上次就诊至今每月就诊1次，随证调方。现头晕明显改善，具体表现为睁眼持续时间延长，情绪、饮食、睡眠、体力等逐渐改善，末次就诊时无须助行器协助已能行走约500米，较诊前明显改善。

按：该患者病程日久，兼夹冠心病、糖尿病等慢性病，其中气、痰

（水）、瘀（血）交织贯穿于冠心病的病程，疾病的初期以气滞、痰浊等为主，至后期则气虚下陷、痰瘀互阻多见；而现代糖尿病初期多为胃肠热盛，继而痰浊内生，病程日久则阴虚燥热而灼伤阴液，痰瘀闭阻脉络，兼有气阴两虚。总的来说，皆有气虚痰浊瘀滞的病机存在，遣方当先分主次，标本兼顾。因此，临证时应当遵循“祛瘀必言气血，言气务察升降”的基本指导思想。故选方以升陷祛瘀汤与半夏白术天麻汤、牵正散合用，另辅以山萸肉、补骨脂等补肾益气填精之品，以祛邪为主，补虚为辅，先改善症状，给患者以信心。患者因病久缠身，久不得愈，焦虑抑郁表现明显，初诊即明显改善症状，有助于提高患者依从性，配合后续治疗。复诊根据患者主诉改变，调整方药，以上方为基础，逐渐加用石菖蒲、远志、水蛭等化痰、祛瘀通络，附子、龟甲、黄柏、砂仁补肾温阳、填精封髓，逐渐调整祛邪与补虚之比例，方随证调，标本兼顾，疗效渐显。需要指出的是，该患者病程迁延，且体虚邪恋，猛攻则易伤其本，蛮补则邪敛难祛，必须先祛痰升清，使邪有去路；温肾健脾，则先天之精得生，后天之本得运，徐徐图之，则本固邪祛，眩晕不再发作，欣然而还。

案2：脑梗死

齐某，男，52岁。2014年2月27日初诊。

主诉：言语不利、右侧肢体活动不利2个月。

现病史：患者2个月前诊断脑梗死，经住院药物及康复治疗，仍有言语不利，右侧肢体活动不利。刻下症见：言语不利，右侧肢体麻木、无力，右上肢不能持物，右下肢活动欠灵活，可扶杖行走，自觉膝软无力。大便干结。舌暗、苔腻，脉细涩。近期（具体不详）头颅CT示双基底节、放射冠、半卵圆中心多发脑梗死；左侧顶叶大片低密度病变，考虑梗死后软化；脑白质病，脑萎缩。

既往史：糖尿病病史，血糖控制差；左下肢动脉硬化闭塞支架术后史。

辨证：气陷血瘀。

治法：益气养阴，祛瘀通络。

处方：升陷祛瘀汤合补阳还五汤加减。

生黄芪60g，赤芍30g，川芎15g，天花粉60g，苍术30g，三棱15g，莪术20g，鸡内金15g，炙乌蛇30g，忍冬藤60g，威灵仙15g，鸡血藤30g，地龙30g，红景天30g，白蒺藜15g。7剂，水煎服，日2次。

2014年3月6日二诊：患者诉始服药觉胸口闷热，3剂后闷热除。症状改善不显。上方生黄芪加量至 120g，并加伸筋草 30g、白芍 30g、炙甘草 10g、马钱子粉 0.6g（冲服）。14 剂，水煎服，日 2 次。

2014 年 4 月 3 日三诊：患者服上药后未再有胸闷、热感。言语较前流畅，可说整句，发音较前清楚。上肢较前有力，可持举轻物。效不更方，继服前方巩固善后。

按：患者脑梗死后出现肢体活动不利，主要表现为无力，脉细涩，舌暗苔腻，考虑为气陷血瘀，以升陷祛瘀汤升阳举陷、化瘀通络，合王清任之补阳还五汤。方中黄芪剂量要大，以达到补气通络之效，另合鸡血藤、忍冬藤及虫类药地龙等加强养血坚阴通络之力。

案 3：基底动脉尖综合征

刘某，女，76 岁。2013 年 11 月 7 日初诊。

主诉：突发意识障碍伴右侧肢体无力 12 天。

现病史：患者 12 天前下午突发意识丧失伴右侧肢体无力、小便失禁。在某县医院行头颅 MRI 显示，脑干及左侧小脑新鲜脑梗死、颅内多发陈旧腔隙性脑梗死、脑白质慢性缺血性脱髓鞘改变、老年性脑改变。予甘露醇注射液、舒血宁注射液、醒脑静注射液等静脉用药，对症治疗，病情未见明显好转，遂转入我院急诊后收入院。患者入院时见深度嗜睡，呼之有反应，不能言语，饮水呛咳。右侧上下肢肌力均为 0 级，左眼睑下垂，左眼裂减小，左眼向外下凝视，口角左偏，伸舌右偏，双侧巴宾斯基征阳性。结合其头颅 MRI 显示左侧大脑脚、左侧小脑新发脑梗死，相当于基底动脉尖综合征，以及患者既往陈旧脑梗死病史（左侧枕叶）、心房颤动病史，考虑心房颤动附壁血栓脱落导致的脑栓塞可能性大。入院后予以改善循环、抗血小板聚集及对症治疗后，患者病情有所缓解，但仍属疑难。

2013 年 11 月 13 日会诊：患者处于嗜睡状态，不完全性构音障碍。饮水呛咳，遂留置鼻饲管鼻饲饮食，平素大便 2 日一行，便溏。近日因鼻饲肠内营养剂（瑞代）出现腹泻，停止鼻饲后缓解。右上肢肌力 2 级，右下肢肌力 3 级。双侧巴宾斯基征阳性。口角左偏，伸舌右偏，左眼睑下垂。脉结代，双侧尺脉弱，左侧寸关较右侧弱，舌色红偏暗，苔白腻少津根厚，舌下络脉青紫迂曲。

辨证：气陷血瘀，肝肾不足。

治法：升陷祛瘀，滋补肝肾，化痰开窍。

处方：升陷祛瘀汤合地黄饮子加减。

生黄芪30g，三棱15g，莪术20g，升麻10g，桔梗10g，柴胡10g，生地黄30g，巴戟天10g，山萸肉30g，石斛30g，麦冬15g，五味子10g，黑附子10g（先煎），肉桂4g，肉苁蓉10g，茯苓15g，石菖蒲15g，远志10g。7剂，水煎服，日2次。

患者服药后，病情好转，意识清楚，已无嗜睡。虽构音不清，但已可以少量词语交流。仍需鼻饲饮食。右侧上下肢肌力逐渐恢复至正常。

按： 基底动脉尖综合征（TOBS）是一种特殊类型的缺血性脑血管病，约占脑梗死的7.6%。其病因多为脑栓塞，约占61.5%，栓子主要为心源性，其次可能由动脉粥样硬化斑块脱落所致。由于基底动脉尖区局部解剖的特点，此区血循环障碍常出现2个或2个以上梗死灶，且临床表现多样。该患者就是典型的脑干首端梗死类型，其症状表现为眼球运动障碍、假性帕里诺综合征（Parinaud syndromc）和意识障碍等等。

结合现代认识，TOBS之脑干首端梗死型表现与中医“喑厥风痱”相近。患者高龄，有陈旧脑梗死、心房颤动病史，病因与原发病及栓塞脱落可能性大。本案患者，病为中风，喑厥风痱，“喑”指舌强不能言；“痱”指足废不能用。此患者舌红苔腻根厚偏糙，大便不通。脉率参伍不调，双尺不足，阴阳两虚、血瘀气陷病机合并存在无疑，故以升陷祛瘀汤合地黄饮子加强补肾举陷、祛瘀化痰，以助促醒开窍，收效颇捷。地黄饮子出自刘完素的《黄帝素问宣明论方》，方中以干地黄为主，用清水微煎为饮服，取其轻清之气，易为升降，迅达经络，流走四肢百骸，以交阴阳，故名“地黄饮子”。综观全方，标本兼顾，上下并治，而以治本治下为主。诸药合用，使下元得以补养，浮阳得以摄纳，水火相济，痰化窍开，则喑痱可愈。

案4：基底动脉闭塞头晕

李某，女，61岁。2019年12月3日初诊。

主诉： 头晕、头胀7个月余。

现病史： 患者7个月前无明显诱因出现头晕，服敏使朗（甲磺酸倍他司汀片）可暂缓，体位改变时头晕明显，于当地医院行头颅磁共振血管成像（MRA）显示，颅内动脉粥样硬化改变，部分管腔狭窄，基底动脉闭塞。曾于北京诸多医院就诊，诊断为基底动脉闭塞，考虑患者年龄，认为手术治疗无法保证疗效，且风险较大，建议寻求中医治疗。刻下症见：头晕，头重脚轻，乏力，偶有胸闷，心悸；睡眠差，梦多，一晚只睡3～4小时；食量可，但口中淡，偶有口干，口气重；畏寒，四肢冰凉；大便1～2日一次，成形，夜尿2～3次。舌质嫩暗齿痕、苔薄腻裂纹；脉细弦短，左散。血压125/78mmHg。

既往史：脑梗死病史2年；梅尼埃病10年；高血压病10年；阵发性晕厥、意识丧失病史10余年。

辨证：大气下陷，痰瘀交阻，兼真髓虚衰肾阳不足。

治法：益气升陷，通阳祛瘀，化痰息风，益火填髓。

处方：升陷祛瘀汤、半夏天麻白术汤合右归丸。

生黄芪30g，知母20g，升麻6g，柴胡6g，桔梗10g，三棱10g，莪术15g，党参15g，山茱萸15g，益母草30g，法半夏30g，天麻20g，苍术30g，茯苓15g，化橘红15g，熟地30g，巴戟天10g，石斛15g，黑附子10g（先煎），鹿角胶6g（烊化），生薏苡仁60g，荷叶30g，水蛭10g。14剂，水煎服，日2次。

2020年1月7日二诊：头晕头胀均改善，十去其五，心悸、畏冷、纳食均改善，手脚觉热；起床时站不稳，眠尚可；口不干，大便干，矢气多，睡眠改善，夜尿2～3次。舌暗苔薄腻，脉细弦。效不更方，上方略作加减，巩固治疗。

2020年7月8日电话追访：头晕虽偶有反复，但较前明显改善。

按：基底动脉为脑内主要血管，主要为脑干供血。椎基底动脉狭窄或闭塞，临床会出现头晕，严重时会引起脑干缺血甚至梗死。现代医学一般会采用溶栓剂，甚至手术治疗。本案患者高龄，手术疗效难以保证，且风险较大，故没有更优治疗方案。患者因风痰上扰清空，蒙蔽清阳，故头晕头胀；痰阻气滞，升降失司，水饮留胃，故胸膈痞闷，心悸，舌苔腻；阳气不足，气滞血瘀，故畏寒，四肢冰凉，脉细短弦。因而治以益气升陷、通阳祛瘀、化痰息风，拟升陷祛瘀汤、半夏天麻白术汤加减治疗。半夏天麻白术汤，出自《医学心悟》，方中半夏燥湿化痰，降逆止呕；天麻平肝息风而止头眩，两者合用，为治风痰眩晕头痛之要药。李东垣在《脾胃论》中说："足太阴痰厥头痛，非半夏不能疗；眼黑头眩，风虚内作，非天麻不能除。"白术（此案用苍术）、茯苓，健脾祛湿，能治生痰之源。佐以橘红理气化痰，使气顺则痰消；以甘草和中调药。因患者属于虚实夹杂的眩晕，所以方中加熟地黄、黑附子、鹿角胶，取右归丸之意，温补肾阳，填精益髓；加生薏苡仁，取半夏秫米汤之意，祛痰安眠；加荷叶，取清震汤之意，治疗头痛头胀；加水蛭，加强破血通经之效。

（6）血压异常疾病：血压异常包括高血压、低血压及其他血压异常类型（不对称性双侧肢体血压异常、上下肢血压比值异常、上肢脉压异常）。血压控制不佳，可导致人体各个器官灌注不良或加重各个器官负荷，最终可导致急性或慢性的心脑血管事件，对肾脏等重要器官造成损害。因此，维持合适的血压水平，是我们健康的基石。

在控制血压方面，要坚持中西医结合，发挥中西医各自的优势以帮助患者更好地调整血压、减轻病痛。同时，中医药可以在血压异常治疗的以下几方面发挥作用：①某些高血压前期或初发高血压患者，通过限盐、减轻体重、调整睡眠、改善睡眠呼吸暂停等，配合中药治疗，可以使血压下降；②部分血压异常患者在西医治疗后血压控制可，但仍然有明显的临床症状，可以中药改善症状，提高生活质量；③对于难治性高血压病或者不能耐受降压药副作用的患者，应用中药后可以起到协同降压或替代降压的效果；④部分研究表明，某些中药能在一定程度上预防及逆转血压异常对靶器官的损害；⑤对于西医治疗某些疾病如心力衰竭、心律失常、前列腺增生等的过程中，出现血压下降，可以通过中药调整血压，或通过改善基础病以减少影响血压的药物使用而调整血压。

血压异常的常见症状有头痛，头胀，头晕，或见蹲起时眼前黑矇，或伴后颈部僵硬，严重时可伴恶心欲吐，甚至出现晕厥，故归属于中医“头痛”“眩晕”的范畴。病机方面，血压的高低总与气机升降密切相关，还需兼顾虚实，如血瘀、痰浊、肝阳、肝风、阳虚、气虚气陷等。《素问玄机原病式》言：“风火皆属阳，多为兼化，阳主乎动，两动相搏，则为之旋转。”高血压的发生多由风火夹痰、上扰清空所致，本病属本虚标实证，本虚是肝肾阴虚，标实为肝火、肝阳、肝风、痰热等，临床见证以标实为主，常以羚角钩藤汤为主方。对于痰湿较重的高血压患者，治以平肝潜阳、化痰利水，以自拟方晕可平为主方。晕可平由生代赭石、车前草、夏枯草、法半夏组成。方中生代赭石归肝、心包经，平肝潜阳，重镇安神；半夏燥湿化痰；车前草清热利湿；夏枯草降火平肝；四药共奏平肝潜阳、化痰利湿之功。若阴虚重，则以七物降下汤为主方，在养肝血基础之上清肝热、除肝风。妇女更年期高血压属于特殊人群的高血压，绝经期天癸逐渐枯竭，肝肾精血亏虚，日久必然导致肾阳不足，治疗应以温养肝肾、育阴助阳，以二仙汤为主方加减。值得关注的是，升中有降，降中有升，因此，在治疗高血压的医案中也常可见升陷祛瘀汤的使用，在大量的沉降药中伍以黄芪、柴胡、桔梗、升麻、三棱、莪术，既可寓升于降，又可祛邪填窍。

气陷证的一个重要表现就是血压水平偏低，如患者平素血压水平偏低，或者平素血压水平正常，患病后血压水平出现下降，即需考虑气陷证。心主血脉，心气血充足，则可推动血脉中气血正常运行至四肢百骸，若“阳微阴弦”，心推动不足，则痰瘀皆生，气陷而病。因此，升陷祛瘀汤作为各类低血压的基础方被广泛使用，且能取得很好的疗效。

总的来讲，在血压异常的疾病诊疗中，若兼肝阳、痰湿、瘀血、内外风，则先以祛邪为主，邪去则以升陷祛瘀方为基础方调整气机升降，若实邪不著，则直接投以升陷祛瘀汤升阳举陷、祛瘀生新。

案1：高血压病

马某，男，72岁。2023年6月2日初诊。

主诉：头昏4周，加重伴头痛3周。

现病史：4周前患者因失眠引起持续性头昏，走路踩棉花感，后颈项硬，测血压150/90mmHg，3周前症状加重，头昏伴头痛如裹，前额、头顶疼痛明显。5月12日查24小时动态血压显示，血压最高217/136mmHg，白天平均血压157/87mmHg，夜间平均血压137/73mmHg，平均血压153/82mmHg，降压药在缬沙坦基础上每天增加1片硝苯地平控释片，近2周白天血压（120～140）/（60～70）mmHg，夜间（125～150）/（60～70）mmHg，头痛头昏略缓解。刻下症见：每晚睡眠5～6小时，睡眠欠佳头昏即反复，血压不稳；近2年登3层楼即喘息，无胸闷痛，腰酸腿痛、腿麻，左腿肿，蹲下起身缓慢，纳可，二便调。舌淡暗胖大，苔腻，舌底瘀紫，脉沉弦尺弱。

既往史：高血压病病史10年；体检发现T波异常；静脉曲张病史。

西医诊断：高血压病3级。

中医诊断：眩晕。

辨证：升降失调，气陷血瘀，肝阳上亢。

治法：平肝息风，升陷祛瘀。

处方：升陷祛瘀汤合天麻钩藤汤、栀子豉汤化裁。

本院院内制剂升陷祛瘀汤①，加天麻20g，钩藤15g（后下），石决明30g（先煎），黄芩15g，栀子10g，淡豆豉30g，川牛膝30g，杜仲15g，桑

---

① 注：此为升陷祛瘀汤原方机煎后做成院内制剂，每剂分2袋，每袋100ml。后同。

寄生15g，夜交藤30g，茯神30g。7剂，水煎服。与院内制剂同服，每日1剂，分2次服。

2023年6月9日二诊：患者服药5剂，诸症十去其八，头昏减轻，头痛未作，夜尿次数减少，睡眠、体力改善，登楼时喘憋感消失，大便干。早晨服缬沙坦，下午2时服硝苯地平控释片，血压平稳。舌淡暗体胖，苔薄白，脉弦滑。前方去夜交藤，加白蒺藜15g，7剂。

2023年6月16日三诊：患者血压平稳，波动在（115～125）/（75～80）mmHg，头晕头昏消失，登楼时胸闷气短消失，睡眠佳。舌暗体胖苔白，脉弦滑寸脉弱。前方加远志8g、石菖蒲10g、法半夏15g，化痰安神，继服7剂调理善后。

按：患者老年男性，高血压10年，登楼时喘憋，夜尿频，可能存在高血压引起的冠状动脉粥样硬化、肾动脉硬化，心肾功能受损。瘀血癥瘕阻滞血脉、血瘀动风，出现腿痛麻木，血压波动；瘀阻心脉，上焦阳虚，大气下陷，出现登楼时喘憋；心肾亏虚，出现失眠，腰痛、夜尿频；肝郁化热，风阳内动，出现颈项疼痛、血压升高。辨证属虚实夹杂，证属气陷血瘀，肾虚风动。治疗用升陷祛瘀汤举陷祛瘀，天麻钩藤汤补肾清肝，潜阳息风，更合栀子豉汤增强清肝之力。仅服药5剂诸症即明显改善，效如桴鼓，二诊加白蒺藜疏肝祛风通便。三诊增化痰安神之力，联合前方巩固疗效。

因失眠引起血压升高头晕，在临床非常常见，高血压头晕多从肝阳上亢论治，此案例在常规清热平肝、潜阳息风治法基础上，同时使用升阳举陷、祛瘀消癥大法，血压不仅没有升高，反而愈加平稳，思考其关键之处在于心主血脉，又主神明；心脉血瘀，日久形成癥瘕，心气亏虚，气不掣血，气陷血瘀，血瘀动风；血脉血瘀，心火不能温煦肾水，肾气亏虚，水不涵木，肝阳动风；导致血压升高。在肝肾同调降压基础上，同时调整心主血脉的功能，疗效显著。头为诸阳之会，气陷血瘀，清阳不升，肾精亏虚，上不能荣养髓海，肾水不能涵木，肝阳上扰，升降失调，辨证治疗后诸症随之解除，由此可证，升降是辩证统一、阴阳平衡的系统，无升即无降，升中可寓降。

案2：原发性直立性低血压、晕厥

高某，男，72岁。2012年11月19日初诊。

主诉： 反复发作性晕厥4个月。

现病史： 患者每于由坐位到直立时易发，无明显先兆，突发意识丧失，面色苍白，数分钟可自行缓解，不伴有肢体抽搐、二便失禁和舌咬伤。发作间期有健忘、自汗、盗汗，烘热，双手震颤，有黏痰，乏力易倦，夜尿 3 次，便秘，3 日一行。苔白腻根厚，质暗，胖大，脉弦滑。坐位 BP 140/90mmHg，立位 BP 110/70mmHg。

查体：神清、语利，脑神经无异常，四肢肌力 5 级，肌张力正常，双手静止性震颤，深浅感觉正常，龙贝格征（Romberg sign）阴性，共济稳准，病理征阴性。

检查回报：头部 MRI 示脑白质变性，脑萎缩。

辨证：阴阳失调，气陷血瘀。

治法：平调阴阳，升陷祛瘀。

处方 1：五倍子粉 60g、琥珀粉 1.5g 共研细末，分次敷脐。

处方 2：升陷祛瘀汤合二仙汤。

生黄芪 30g，桔梗 10g，三棱 12g，莪术 15g，法半夏 15g，怀牛膝 10g，知母 15g，黄柏 15g，当归 90g，巴戟天 10g，山萸肉 30g，白芍 90g，淫羊藿 10g，仙茅 3g。14 剂，水煎服，日 2 次。

2012 年 12 月 3 日二诊：患者便秘、自汗改善，余症同前。坐位 BP 125/88mmHg。苔薄水滑，质胖大，脉沉滑。效不更方，上方加潼白蒺藜各 15g、决明子 20g，法半夏加至 30g，莪术加至 20g，14 剂，水煎服，日 2 次。五倍子粉 60g、琥珀粉 1.5g 共研细末，分次温水调匀敷脐。

2012 年 12 月 17 日三诊：患者面烘热瘥、震颤显减，余症同前。坐位 BP 135/90mmHg。苔薄腻，质紫暗，脉沉细滑。上方生黄芪加至 60g，加桑叶 30g、火麻仁 30g。14 剂，水煎服，日 2 次。

2012 年 12 月 31 日四诊：患者由坐位起立时偶有头晕，晕厥未再发作，仍自汗、盗汗。坐位 BP 120/85mmHg，立位 BP 115/80mmHg。苔薄腻，质暗，胖大，脉沉细滑。生黄芪 80g，升麻 10g，柴胡 10g，桔梗 10g，知母 20g，莪术 20g，三棱 15g，白蒺藜 15g，桑叶 60g，火麻仁 30g，全瓜蒌 40g，薤白 30g，生牡蛎 30g（先煎）。14 剂，水煎服，日 2 次。

2013 年 1 月 14 日五诊：患者晕厥未作，偶头晕。坐位 BP 130/79mmHg，立位 BP 118/77mmHg，舌脉同前。上方全瓜蒌加至 60g，加决明子 30g、当归 90g、白芍 90g。14 剂，水煎服。

随访 11 个月，患者病情稳定，晕厥未再发作。

按：患者晕厥与体位明显相关，立位收缩压较坐位降低＞20mmHg，心率无增加，已达到直立性低血压的诊断标准。患者出汗异常、便秘、夜尿频的症状，均提示自主神经功能受损；双手静止性震颤提示锥体外系受损，不排除黑质或苍白球病变。此患者老年男性，隐袭起病，进行性加重，考虑神经系统变性病可能性最大。神经系统变性病的实质是神经系统某些部位的神经元进行性凋亡消失，是神经系统的“不治之症”。本例选择性累及自主神经系统，在除外其他神经系统疾病（如脊髓结核、脊髓空洞、帕金森病、多发性硬化）、内分泌疾病（糖尿病、甲状腺功能减退、肾上腺皮质功能减低等）、药源性（如服用降压药、血管扩张剂等）后，诊断为原发性直立性低血压。晕厥、脑白质疏松为肝肾精血不足、脑髓失养，肾气不固，有夜尿频多为证，烘热、自汗、盗汗为阴虚内热；精血同源，肾精不足则肝血不充，肠道津枯，便秘；血虚生风，故双手震颤。另，头为诸阳之首，“其神昏健忘者，大气因下陷，不能上达于脑，而脑髓神经无所凭借也。”（《医学衷中参西录》）《素问·阴阳应象大论》曰：“壮火之气衰，少火之气壮；壮火食气，气食少火；壮火散气，少火生气。”“大气”由少火发生，今肾阴阳两虚，气陷之势难免有气虚下陷、痰湿阻滞之病机而见乏力易倦、有黏痰、苔白腻根厚，脉弦滑。肝肾不足，气陷阴虚为本，风痰夹瘀上扰为标。治以滋补肝肾，息风祛痰，肝为枢机之关键。方中知柏清虚热；柔剂阳药仙茅、淫羊藿、巴戟天，以及山萸肉补肾；重用当归、白芍养血平肝，取治风先治血、血行风自灭之意；生黄芪、桔梗升提下陷之气；三棱、莪术祛瘀；半夏祛痰。二诊时已初显其效，加蒺藜、决明子加强肝的枢机作用。经近2个月的治疗，患者坐立位收缩压差只相差12mmHg，晕厥已不再发作，生活质量显著提高。对于西医治疗困难的神经系统疑难病，如果辨证准确、治疗恰当，中医药可显示出独特的优势。

2. 呼吸系统疾病

案1：慢性支气管炎（学生医案）

患者，男，53岁。2013年10月30日初诊。

主诉：咳嗽气喘10余年。

现病史：患者咳嗽气喘10余年，每年入秋后发作，持续2～3个月。刻下症见：喘咳阵作，无痰，胸闷胀，劳力后喘咳加重，气短乏力，虚汗，来诊时虽天气寒冷，但见前额部满布汗珠。舌暗瘀斑，苔黄厚腻，脉沉细短，重按无力。

辨证：气陷血瘀，痰热蕴肺。

治法：升阳举陷，化瘀通络，涤痰宽胸。

处方：升陷祛瘀汤合小陷胸汤、厚朴麻黄汤加减。

生黄芪 15g，党参 12g，知母 12g，醋三棱 10g，醋莪术 15g，炙水蛭 6g，酒山萸肉 15g，姜厚朴 15g，炙麻黄 10g，炙紫菀 15g，炙冬花 15g，醋五味子 15g，炒苍术 15g，瓜蒌皮 20g，法半夏 20g，黄连 15g。7 剂，水煎服，日 2 次。

2013 年 11 月 5 日二诊：咳嗽气喘基本控制，痰色白量少，成块，未服用他药，多汗、乏力好转，纳可，小便可，大便稀，每日 1 次。舌质暗，瘀斑明显减淡，苔黄腻暗，脉沉细弱。效不更方，原方再服 7 剂。

随访 3 个月未复发。

按：慢性支气管炎，中医将本病归属于“咳嗽”“喘病”范畴。肺主气司呼吸，为一身气之大主，可吸入自然界中的清气，呼出体内的浊气，吐故纳新，以维持人体正常的呼吸运动，肺主气司呼吸的功能正常，则呼吸均匀和调。肺与心同居胸中，肺依赖胸中大气行司呼吸的功能，若大气虚损，则肺司呼吸功能下降，而出现咳、痰、喘之类病症。慢性支气管炎的病程一般较长，且常见于老年人，《诸病源候论》云“久咳嗽上气者，是肺气虚极”，可知此病常有虚损病机。张锡纯在《医学衷中参西录》提出“大气者，充满胸中，以司肺呼吸之气”，老年体衰患者，胸中大气不足或者虚陷，肺司呼吸功能失调，则见咳嗽咳痰、喘促，临证施以升陷祛瘀汤升阳举陷，胸中大气得充，则肺司呼吸功能恢复。若兼表证，则加解表药物，若痰多，则加化痰药物。

该患者舌苔黄厚腻，虽无痰咳出，实为痰热互结；胸胀闷，肺气失宣，舌质暗瘀斑，其脉沉细无力，瘀血内结，病久入络，气陷血瘀，痰瘀交阻，故采用升陷祛瘀法，选升陷祛瘀汤合小陷胸汤。临证时，预估患者必经 1 个月调理方可见效，不料 5 剂即得控制，且舌上瘀斑明显减轻，随访近 3 个月无反复之象，疗效甚佳。

本案未用升、柴、桔，而改用麻黄升散，并用紫菀，配半夏（小陷胸汤）肃肺化痰，调节升降，亦寓升于降之意；在黄芪之带动下可升虚损下陷之肺气，五味子、山萸肉既纳气平喘，也佐制麻黄、半夏、苍术、厚朴之过于升散，而厚朴、苍术采平胃之意，更加党参以健运中州之脾土，使痰湿无所生也。而小陷胸汤化胸中痰热不必赘述。

本案患者次日过劳喘咳痰血，《血证论》曰：“痰血作咳……气壅则水壅，……水壅即为痰饮，痰饮为瘀血所阻，则益冲犯肺经。”唐容川论此证须以治瘀之法方可治愈，于是以代抵当丸、血府逐瘀汤加减。笔者以为气壅之本为气虚，气虚之盛为气陷，气、血、水相侮而生诸多病症，必以升陷祛瘀方可治病之源。（李进主治）

案2：咳嗽变异性哮喘

于某，男，31岁。2018年7月30日初诊。

主诉： 反复胸闷10年。

现病史： 近10年反复发作胸闷、憋气，行肺功能气道激发试验呈阳性，诊断为变异性哮喘。吸入布地奈德福莫特罗可改善相关症状，后自行停药，间断中药治疗。刻下症见：胸闷不明显，遇阴天、闻异味、运动量稍大后出现胸闷，无咳嗽、咳痰，春天时易发作过敏性鼻炎，口苦，咽痒，气短，无口干、口黏，稍怕冷，自汗明显，纳眠尚可，二便正常。舌苔薄白，质暗，舌体胖大有齿痕，脉沉细短滑、尺弱，左细弦。

既往史： 2018年6月因急性胰腺炎住院治疗；高脂血症病史；年幼时患肾炎；反流性食管炎病史，偶有腹部堵闷感；阑尾炎手术史；扁桃体摘除术后。

辨证： 寒痰瘀滞，肺失宣降。

治法： 温肺化饮，兼调补升降，佐以扶正。

方药： 升陷祛瘀汤、小青龙汤、封髓丹、旋覆代赭汤加味。

生黄芪15g，莪术12g，知母12g，桔梗15g，麻黄6g，桂枝10g，干姜10g，细辛5g，法半夏15g，炙甘草10g，白芍10g，五味子10g，淡附片10g（先煎），缩砂仁10g（后下），黄柏10g，炒白术10g，生代赭石40g（先煎），旋覆花10g。7剂，水煎服，日2次。

2018年8月6日二诊：胸闷、憋气十去八九，胸骨后轻度疼痛，腹部堵闷感减轻，自汗减少，睡眠明显好转，精力改善。苔薄白，舌体胖大有齿痕，脉细弦。上方去生赭石、旋覆花，加熟地黄30g、生石膏60g（先煎）。14剂，水煎服，日2次。

2018年8月19日三诊：胸闷、憋气、胸骨后疼痛解除，偶有咽部不适，自汗减少，精力恢复，腰部怕冷。舌苔白腻，舌质紫暗，脉沉细短滑。上方改桂枝15g、生黄芪20g、莪术15g、淡附片15g、生石膏40g，加茵陈15g、生鸡内金15g、金钱草30g。14剂，水煎服，日2次。

2018年9月3日四诊：咳喘、憋闷减轻，已不需使用激素类药物，汗出减轻，纳眠可，大便不成形。舌苔白，有齿痕，脉细弦，苔白微腻。上方加补骨脂10g、山萸肉15g、巴戟天10g、红曲6g。14剂，水煎服，日2次。

2018年10月11日五诊：患者近期未发作胸闷，无咳嗽，无反酸烧心，体力尚可，二便正常。舌苔薄白淡暗，脉沉细尺弱。上方去干姜、麻黄、桂枝、法半夏、细辛、白芍、石膏、茵陈，加肉苁蓉15g、防风10g、羌活10g、山药15g、炮姜15g。

按：咳嗽变异性哮喘（cough variant asthma，CVA）是哮喘的一种特殊类型，患者通常无明显喘息、气促等症状，但存在气道高反应性。临床主要表现为刺激性干咳，夜间及凌晨明显，可由感冒、冷空气、灰尘及油烟等诱发或加重。CVA是慢性咳嗽最常见的病因，根据国内多中心调查，CVA在我国慢性咳嗽患者病因中的占比高达三分之一，但CVA整体控制水平并不理想。

《景岳全书·杂证谟·咳嗽》云"咳嗽之要，止惟二证……一曰外感，一曰内伤"。明代《理虚元鉴》记载劳嗽是一种虚劳肺病，主症描述为"天突急而作痒，咯不出，咽不下，喉中如有破絮粘塞之状"。同咳嗽变异性哮喘以咳嗽为主，可伴有咽痒等咽部不适，具有病程迁延等特点有高度相似性，故此病同"劳嗽"。外感六淫，首先犯肺，肺失宣降而咳，久咳不愈，迁延而成劳嗽。或有外感风邪，邪犯肺卫，肺气失宣，发为咳嗽，久病由表入里，内伏于肺，肺有伏火，火因风动而成劳嗽。

张锡纯曰"大气下陷者，常觉胸中发闷，子谓非真发闷，实呼吸不利，而有似发闷耳……其胸中恒满闷异常"，其病机为"大气之在胸中，犹空气之在瓶中，若用机械将瓶中空气提尽，其瓶之薄脆者，必被外气排挤而破，因内无空气相抵故也。至胸中大气之陷，其胸中空虚，外气必来排挤，不胜其排挤之力，即觉胸中逼窄而满闷。由是观之，仍非真满闷也"。由此，我们认为，伴有呼吸不利的自觉胸闷，病机为大气下陷，有时也可表现为咽部不适，咽痒作咳，治疗时当关注气虚下陷的病机要点，而久咳经络不利，也可化瘀，故同样可以升陷祛瘀汤加减治疗。

该患者来诊时以胸闷憋气为主诉，虽未发作哮喘，但仍属于寒痰伏于肺脏，阻遏气机，肺失宣降，则胸闷憋气；遇天冷、运动后则发作，是因遇寒或气耗则勾引伏痰，肺气郁滞；舌苔薄白，质暗，舌体胖大有齿痕，脉沉滑，皆为有寒、饮的表现。"发时治其标"，以小青龙汤解表散寒，温肺化饮；加黄芪、知母、淡附片、炒白术，助机体抗邪于外；另病程10年，虚实夹杂，升降失调，又加莪术、桔梗以祛邪升发，代赭石、旋覆花增强降气平喘之力。1周后症去十之八九，不足1个月即几无发作胸闷憋气，进入缓解期。待疗效巩固后，调整治疗方向，“缓则治其本”，以补肾纳气为主，辅以固表、健脾、温中，增强机体抗邪之本，以达到“正气存内，邪不可干”；同时温肺化饮的中药亦可温化伏痰，祛邪于外。患者另有反流性食管炎病史，时发腹胀，病机复杂，升降失调，且反流性食管炎也为变异性哮喘病因之一，故整体调治应发挥至极致。

案3：咳嗽变异性哮喘、心力衰竭

侯某，女，86岁。2012年12月13日初诊。

主诉：咳嗽、喘憋、不能平卧1周余。

现病史：近期因咳嗽变异性哮喘住院治疗后，哮喘减轻，但出现声音嘶哑，咳嗽，喘憋。刻下症见：咳嗽，喘憋，不能平卧，动则加剧，乏力，自汗，心悸，双脚浮肿，后背冷如掌大。舌质紫暗，苔黄腻，脉沉细数。

既往史：高血压病40余年；2型糖尿病6年。

辨证：气虚血瘀，寒饮内停。

治法：益气升陷，活血利水，散寒蠲饮。

处方：升陷祛瘀汤合小青龙汤。

生黄芪30g，知母15g，桔梗8g，升麻6g，山萸肉15g，柴胡6g，桂枝10g，麻黄3g，细辛3g，法半夏15g，炙甘草10g，五味子10g，炮姜6g，白芍15g，益母草30g，香加皮2g，红景天30g。21剂，水煎服，日2次。

2013年1月7日二诊：喘憋明显好转，咳嗽咳痰减轻，痰黏，咽部不适感，仍乏力自汗，背部觉冷的范围缩小、程度减轻，浮肿消退，近日胃脘堵闷感，纳差，便结难解。舌紫暗，苔白腻，脉细短滑。辨为饮停胃脘，改平胃散，加茯苓半夏汤、济川煎温化痰饮，润肠通便，降逆止呕。苍术15g，法半夏15g，茯苓15g，桔梗10g，肉苁蓉15g，厚朴10g，陈皮10g，柴胡10g，川牛膝15g，川芎15g，麻黄4g，肉桂4g，当归90g，白芍15g，炙甘草10g，生黄芪30g。14剂，水煎服，日2次。

2013年1月21日三诊：乏力、自汗、咳喘诸症皆减，但2天前外感，现仍有咽痛，流涕，自汗，咳嗽，咳白黏痰，喉中痰鸣，动则气喘，眠差，每晚睡眠3～5小时。诉平素即易外感，今入冬以来3次因外感缠绵在门诊输液。舌紫暗，苔白厚腻，中部偏黄，脉沉细。辨证为寒痰凝滞、肾虚失纳，取《太平惠民和剂局方》苏子降气汤等加味。苏子10g，桔梗10g，法半夏30g，当归15g，前胡10g，厚朴15g，肉桂4g，干姜10g，杏仁10g，炙甘草10g，山萸肉10g，巴戟天15g，生黄芪30g，莪术15g，熟地15g，海浮石15g。14剂，水煎服，日2次。

2013年2月4日四诊：喘憋缓解，咳嗽显减，咳少量白黏痰，咽部不利，背部冷感已去十之八九，浮肿显退，夜可平卧，原每日冷甚，现仅偶尔觉冷，程度亦轻，乏力好转，纳食增加，语声有力，诉尿频尿急，无尿痛。舌紫暗，苔白厚腻，脉沉细短。上方加细辛3g、黑附片10g，调理善后。

按：此案患者为年过八旬老人，素体虚弱多病，脏腑虚衰，几次就诊，主诉症状多有变化，但后背冷如掌大、乏力气短、咳吐黏痰症状持续存在。此属气血虚衰，脾肾不足尤著，脾虚无力运化，肾虚失其温化之职，水湿内停，从寒化而为饮。首诊时，哮喘发作未愈，心肺气虚，肺失通调水道之职，饮邪泛滥于肌表，故取升陷祛瘀方意，合小青龙汤散寒蠲饮，气、血、水同治，肺、脾、肾兼顾，服之则喘平、咳减、肿消，背冷范围亦有所缩小，唯胃脘堵闷感、纳差、便结难解，此为湿滞脾胃之象，予平胃二陈汤合小青龙汤意健脾和胃、温化痰饮。三诊复又外感，外邪引动伏饮，上凌心肺，发为喘促痰鸣，痰涎壅盛于上，肾阳亏虚于下，故急予苏子降气汤降气平喘、祛痰止咳，待喘咳缓解，尿频尿急尿清长，再加细辛、附片温阳化水，继以温药以和之。如此，温化痰饮贯穿始终，随症加减化裁，八旬老人日趋平复，背冷症状日消。随访至今，患者精神佳，生活自理，可轻度活动，偶有感冒，服数剂祛风散寒、化痰蠲饮之剂而愈，未再发作喘憋、浮肿及后背冷。

案4：自发性气胸

某女，29岁。2011年4月20日初诊。

主诉：剧烈右侧胸痛，伴咳嗽、气短1年余。

现病史：2010年1月21日出现剧烈右侧胸痛，伴咳嗽、气短，腹痛（适值月经期）。胸片示右侧气胸，肺压缩20%；肺部感染。胸部CT提示少量液气胸。经住院休息、吸氧、抗感染等治疗，1周后症状缓解出院。此后患者气胸反复发作十余次，均出现在月经期，症状大体同前，卧床休息3天可缓解，缓解期总觉倦怠乏力。刻下症见：面色少华，慢性病容，反复发作气胸十余次，胸痛，气短，腹痛，平素乏力、气短，语声低微。舌淡红，苔白腻，胖大齿痕，脉沉细微，双寸弱。

辨证：气陷血瘀。

治法：升阳举陷，化瘀通络。

方药： 升陷祛瘀汤加减。

生黄芪 30g，知母 15g，山萸肉 20g，柴胡 10g，桔梗 10g，升麻 10g，三棱 12g，莪术 15g，益母草 15g。水煎服，日 2 次。

患者服用上方加减 2 个月，临床症状基本消失。复查胸片正常。随诊 2 年，气胸再未反复。月经期偶有胸背刺痛，2 ~ 3 秒钟可自行消失。平素乏力气短的症状消失，面色红润，语言转常。

按： 自发性气胸根据主要表现症状，可归于中医“肺损”“肺胀”“喘证”“咳嗽”“胸痹”“胁痛”等范畴。根据本病上述表现，与张锡纯所论“胸中大气下陷，气短不足以息，或努力呼吸，有似乎喘；或气息将停，危在顷刻”相似，且病因与“力小任重，或枵腹力作”也一致。肺与心同居胸中，大气者，充满胸中，为诸气之纲领，肺司呼吸。若气不相接续者，即大气虚陷。此时当以升阳举陷为主，方选升陷祛瘀汤加减。

本案患者月经性气胸（catamenial pneumothorax，CPTX），是自发性气胸的一种类型，临床相对少见。CPTX 是子宫内膜异位到胸膜、胸膜下或膈肌，月经期在雌激素作用下，异位内膜发生了如子宫内膜样坏死、脱落和出血，导致胸膜破裂，引发与月经伴行性气胸或伴有血胸。CPTX 发病机制尚不十分明确，子宫内膜组织可能经血液、淋巴、腹腔等途径进入肺、胸膜、膈肌或支气管，而膈肌裂孔子宫内膜异位症除可形成气胸外，还可形成纵隔气肿。在支气管内膜组织中，受异位子宫内膜影响可形成厚壁小动脉，引起月经期咯血。

本例患者青年女性，15 个月时间内发生气胸十余次，表现为患侧胸痛、气短、咳嗽伴腹痛。缓解期乏力气短。参考西医病生理，患者存在子宫内膜异位出血，固有瘀血、癥瘕存在；结合患者气短、胸痛，反复发作，久病气虚，脉沉细微寸弱，符合气陷血瘀，虚实夹杂。方以调节气机升降，化癥消瘀，使气血和畅。

案 5：肺不张

李某，男，71 岁。2002 年 5 月 15 日初诊。

主诉： 胸闷、气短 2 年余。

现病史： 患者于 2000 年 4 月经胸部 X 线片、CT 等检查，诊断为左上肺叶不张。刻下症见：胸闷憋气，气短，活动后加重，口干，夜寐欠佳，每天睡眠 3 ~ 4 小时，梦多，夜尿 2 ~ 3 次，左下肢水肿。舌淡暗，苔白，脉弦。

检查回报：肾功能、血常规、尿常规、便常规及生化指标正常，血清甲胎蛋白（AFP）阴性，CRP阴性；心电图大致正常；MRI结果提示左上肺叶不张。

既往史：2年前外伤史，具体不详；左下肢水肿10年，右足间断水肿。

辨证：气虚下陷，络脉瘀滞。

治法：益气升陷，活血通络。

处方：升陷祛瘀汤为主加减。

生黄芪10g，党参10g，生牡蛎30g，山茱萸15g，知母10g，桔梗9g，柴胡10g，升麻6g，炒酸枣仁30g，三棱12g，莪术12g。14剂，水煎服，日2次。

2002年5月30日二诊：胸闷气短明显减轻，下肢水肿渐消，活动后仍感胸闷、憋气、气短。舌淡稍暗、有齿痕，苔薄白，脉沉细。效不更方，原方黄芪加至30g，并加益母草30g。14剂，水煎服，日2次。

2002年6月15日三诊：剧烈活动时胸闷、气短，下肢浮肿消退，略感口干，脉短滑，原方加麦冬10g、炮穿山甲珠10g（冲），上方加减治疗4个月，症状消除，复查MRI结果提示肺部正常，与前片相比，肺不张消失。

按：肺不张可归属于中医“肺痿”的范畴，关于其病机，早在《金匮要略》就有记载，“热在上焦者，因咳为肺痿……重亡津液，故得之……肺痿吐涎沫而不咳者，其人不渴，必遗尿，小便数，所以然者，以上虚不能制下故也。”可见仲景认为肺痿病机有二，或因津液重亡，虚热内生，灼肺成痿；或病程日久，阴虚及阳，或素体阳虚，肺中虚寒成痿。《诸病源候论·肺萎候》曰：“风邪伤于腑脏，而血气虚弱，又因劳役，大汗之后，或经大下，而亡津液，津液竭绝，肺气壅塞，不能宣通诸脏之气，因成肺萎也。”《外台秘要·许仁则疗咳嗽方一十二首》中有“常嗽不断，积年累岁，肺气衰便成气嗽，此嗽不早疗，遂成肺痿”，皆为内外因致肺气耗损，煎灼津液成痿。

我们体会，从气陷血瘀论治肺痿，临床一些经西医治疗仍反复迁延难愈的肺不张，常能收获奇效。患者或素体本虚，或外感后耗气伤津，或他病日久而伤阴，至肺虚下陷，不能升举支撑肺脏而成痿，引起病程日久，久病入络生瘀，故需合化瘀药物。如合并胸腔积液，则合以支饮、悬饮方，痰多加化痰药物。此病以升陷祛瘀汤，胸中之气充，肺叶得举，肺络得通，则肺痿渐愈。

本案患者表现为胸闷、憋气、气短、动则加剧，胸部X线片及MRI结果提示左上肺叶不张，根据其症状体征，当属胸痹、肺痿范畴，辨证为胸中大气下陷，络脉瘀滞，故以升陷汤益气升陷，生牡蛎、山茱萸收敛元气，三棱、莪术活血化瘀，酸枣仁汤养血安神。本方攻补兼备，阳升阴应，补虚而不恋邪，祛瘀而不伤正，邪去正复。

案6：重症肺炎、胸腔积液、肺不张、胸廓塌陷

李某，男，9岁。2021年9月24日初诊。

主诉：发现左肺炎后肺实变、肺不张半月余。

现病史：2021年9月6日患者因重症肺炎、左侧胸腔积液在当地医院PICU住院治疗，先后静脉滴注头孢曲松、甲硝唑、阿奇霉素抗感染，雾化吸入布地奈德，胸腔内注射地塞米松，先后两次行胸腔穿刺引流，行电子支气管镜肺泡灌洗两次，并予补充白蛋白，纠正电解质等对症治疗，症状较前好转。9月6日，胸部CT示左侧胸腔大量积液，左肺不张。9月7日支气管镜检查示左肺部分支气管外压性狭窄。9月11日胸部CT示胸腔积液减少，左肺见多发团块、条片状模糊影，左肺部分复张，纵隔可见多发肿大淋巴结。9月17日胸部CT结果显示，较9月11日左肺内病灶无明显变化，左肺部分复张，胸腔积液较前减少，纵隔多发肿大淋巴结如前。9月17日CRP 26mg/dL，WBC 10.77×10^9/L。西医建议行胸腔镜手术去除病灶，避免胸腔粘连塌陷，改善肺不张，但手术不能确保肺复张，家属考虑保守治疗，求治中医。刻下症见：因限制运动而日常生活无气短、胸闷等不适，手心热。舌嫩淡红，苔薄腻，脉细短滑数。

辨证：大气虚陷，痰热瘀结。

治方：升陷祛瘀，清化痰热。

处方：内服升陷祛瘀汤加味；外用通络散结之剂外敷患处。

内服：生黄芪15g，党参10g，升麻6g，柴胡6g，莪术8g，三棱6g，防风10g，炒白术8g，陈皮10g、炙甘草6g，当归10g，生内金10g，金荞麦30g，北沙参10g，玉竹10g。14剂，黄酒40ml泡煎，日2次。

外用：附子10g、甘遂6g、大蒜2头、苍术10g、莪术10g，打粉，醋调为饼状外敷患处，每晚1次。

2021年10月11日二诊：10月9日胸部CT示左肺内团块、条片状影较前明显吸收，边缘较前清晰，左主支气管基本正常，纵隔增宽及左胸廓塌陷改善，纵隔多发肿大淋巴结较前略有缩小。舌淡红、苔薄白，脉细弦滑，寸脉不足。左胸壁皮肤散在结痂，为外用药刺激发疱所致。检查回报：WBC

8.15×10^9/L。原方金荞麦改40g，加知母10g、山萸肉10g。14剂，黄酒40ml泡煎，日2次。

按：大气盘踞胸中，包裹心肺，肺不张乃大气下陷，无气从何而张。手术剥离为有创治疗，本就耗气伤阴，粘连纤维化是痰瘀交阻，癥瘕凝聚，升陷祛瘀是大法。病灶经西医治疗无法吸收，原因在于痰饮湿热之邪与瘀血交结，西药又多为凉遏之品，加之大气虚陷，病灶不得消散。近半个世纪前，国医大师朱良春即发掘金荞麦用于治疗肺脓疡，清热化饮祛痰，已有明示。甘遂、大蒜、附片等攻逐水饮瘀闭之品，外用亦功效卓著，不可小觑。患儿重病又经引流2次，体液丢失，耗气伤阴，故加育阴之品。经半个月治疗，病灶居然消散殆尽，避免了手术之苦。

案7：干燥综合征、间质性肺炎

程某，女，61岁。2014年9月22日初诊。

主诉：发现干燥综合征、间质性肺炎2年余。

现病史：患者口干、眼干，在北京某医院诊断为干燥综合征，查抗细胞浆抗体阳性（1∶320），抗Ro52抗体强阳性（++），抗SSA抗体和抗SSB抗体阴性。胸部CT显示：双肺纹理增粗，小叶间隔增厚，双肺外围见多发斑片状高密度影，以双下肺为著，胸膜下可见多发细网格影。刻下症见：口干，眼干，需要使用人工泪液（每日5次）缓解眼干，乏力，气短，心悸，失眠，每日睡眠时间2～3小时，时有抽筋。舌质暗，苔腻根稍黄，舌下络脉迂曲粗大，脉沉细短滑。

西医诊断：双肺间质性病变。

辨证：气陷血瘀，痰瘀互结。

治法：升阳举陷，化瘀通络，化痰散结。

处方：升陷祛瘀汤合消瘰丸加减。

生黄芪30g，知母15g，桔梗10g，山萸肉15g，三棱15g，莪术20g，升麻8g，柴胡8g，浙贝母15g，玄参15g，生牡蛎30g（先煎），红景天30g，香加皮2g，生鸡内金15g，白蒺藜15g，黄柏15g，巴戟天10g。14剂，水煎服，日2次。

患者服药14剂后，诸症好转。后于2014年12月5日复查抗细胞浆抗体和抗Ro52抗体，均转为阴性。2015年3月4日复查胸部CT，显示间质性病变明显好转。

2015年3月19日二诊：乏力、气短、心悸症状显著减轻，失眠和抽筋均缓解，只有眼干大致如前（人工泪液每日 4 次）。抗细胞浆抗体和抗 Ro52 抗体均转为阴性。脉细涩，舌质暗，苔薄微腻。效不更方，原方加威灵仙 10g、麦冬 15g、生地 15g、沙参 15g。14 剂，水煎服，日 2 次。

2015 年 5 月 5 日随访，患者诸症有所缓解，眼干亦有好转。

按： 本案患者乏力、气短，心悸、失眠、抽筋，脉沉细短滑，舌质暗，苔腻根稍黄，舌下络脉迂曲粗大，乃气陷血瘀之典型辨证，损伤肺、脾、肾三脏，大气化源不足，终至大气虚而下陷，不能发挥司呼吸、行气血的功能，故见气短、乏力、心悸等症。以生黄芪补肺气，升举下陷之大气；山萸肉既补肾之先天元气，又能收敛气分之耗散；三棱、莪术活血化瘀通络；柴胡、升麻、桔梗升气举陷，同时合消瘰丸以达到清热滋阴、化痰散结之功效。患者服药后诸症均好转，甚至消失，唯有眼干大致如前，乃干燥综合征是阴亏燥证之故，因此在复诊中添加麦冬、生地黄、沙参诸滋阴之品。

20% ~ 30% 的干燥综合征患者胸部 X 线片检查可显示肺间质纤维化，有弥散功能障碍、限制性或阻塞性通气功能障碍，这种肺纤维化，中医可视为“癥积”，多为痰瘀交阻，故当治以化瘀消积，遂取消瘰丸。消瘰丸从阴阳互根、气血相关理论出发。张锡纯谓“阴分虚损，血亏不能濡润”“阳分虚损，气弱不能宣通”。加威灵仙、麦冬、沙参，是取宣阳济阴之意。

案 8：Ⅰ型呼吸衰竭（学生医案）

尹某，男，67 岁。2023 年 7 月 22 日初诊。

主诉： 呼吸困难 1 个月。

现病史： 患者 1 个月前因呼吸困难于北京某三甲医院住院治疗，给予对症治疗后未见明显好转，随身携带高流量呼吸湿化治疗仪出院。出院时诊断为Ⅰ型呼吸衰竭、肺部细菌感染、间质性肺炎、病毒性肺炎（重症）。血气分析示 pH 7.505↑，$PaCO_2$ 39.6mmHg，PaO_2 62.6mmHg↓，SaO_2 91.2%↓，Lac 2.0mmol/L↑，标准碳酸氢盐（SB）31.1mmol/L。末梢指氧 97%（吸氧时），白天活动时心率为 106 次 /min，夜间为 75 次 /min。患者因口服激素类药物导致血糖升高，应用胰岛素治疗，现空腹血糖（FBG）5.53mmol/L，甘油三酯（TG）2.22mmol/L，总胆固醇（TC）6.42mmol/L，低密度脂蛋白（LDL）4.30mmol/L，CRP 15.49mg/L，彩超提示脂肪肝。CT 检查示双肺纹理增多，可见斑片状磨玻璃影及索条影，冠状动脉粥样硬化。现口服药物有雷贝拉唑钠肠溶片 10mg、碳酸钙片 0.6g、骨化三醇软胶囊 0.5μg、阿司匹林肠溶片 100mg、替米沙坦片 80mg、普伐他汀钠片 20mg、琥珀酸美托洛尔缓释片

47.5mg、醋酸泼尼松片 35mg，均每日 1 次；复方磺胺甲噁唑片，每日 1 片；吡非尼酮胶囊 500mg，每日 3 次。刻下症见：呼吸困难，需持续高流量鼻导管吸氧，自觉口干口苦，因血氧饱和度可能突然下降、心率骤升而不敢有翻身、坐起等活动，大便每日 2 ~ 3 次，小便正常，睡眠不实，常于凌晨 1 时左右醒来。舌红、苔黄腻，脉沉滑数、不耐重按。

既往史：高血压病史多年，平时规律口服酒石酸美托洛尔和苯磺酸氨氯地平治疗，血压控制可；2016 年突发急性心肌梗死并植入冠状动脉支架 1 枚。

西医诊断：Ⅰ型呼吸衰竭。

中医诊断：喘证。

辨证：肺脾气阴两虚，心肺阳气虚衰，痰瘀阻络，肾不纳气。

治法：开肺健脾，益气养阴，化痰通络。

处方：升陷汤加减。

生黄芪 50g，知母 12g，桔梗 15g，南沙参 20g，麦冬 15g，五味子 10g，紫苏子 15g，清半夏 12g，当归 15g，干姜 10g，细辛 3g，红景天 20g，炙甘草 10g，穿山龙 30g，橘红 10g，桃仁 12g，生姜 5 片。7 剂，水煎服，日 2 次。

2023 年 7 月 28 日二诊：服上方后，患者自觉呼吸较前轻快，白天坐起、下地稍作走动时心率为 90 次 /min，夜间 70 次 /min，时有咳痰，痰量不多，双下肢轻度水肿，大便正常，每日 1 次，睡眠较前改善，但仍于凌晨 1 时醒来。舌红，舌下络脉迂曲，苔白腻，脉滑数、不耐重按。生化检查显示，FBG 4.51mmol/L，TG 3.42mmol/L，TC 4.10mmol/L，LDL-C 1.69mmol/L，CRP 2.27mg/L。处方加强开肺气、化痰浊、益气阴之力。上方去紫苏子，加炙麻黄 10g、苍术 15g、桑白皮 15g、车前子 15g（包煎），7 剂。另以西洋参每日 6g 煮水代茶饮。

2023 年 8 月 5 日三诊：服上方后，患者自觉双腿较前有力，现时有咳白痰，怕热，大便每日 1 次，小便正常，睡眠可，无夜间惊醒。白天心率为 90 次 /min，夜间为 70 次 /min，血糖控制尚可。上方去车前子，加山萸肉 15g，再服 7 剂。另西洋参每日 6g 代茶饮，同时予同仁堂苏合香丸每日早晚各 1 粒（3g/ 粒），增强芳香开肺、行气祛浊、活血通络之力。

2023 年 8 月 12 日四诊：睡眠改善明显，已能一觉睡至天亮，现偶有咳痰，流清涕，怕热。上方加牛蒡子 15g、生山药 30g，再服 7 剂（服法同前)。继续予西洋参每日6g代茶饮，苏合香丸每日早晚各1粒。

2023年8月19日五诊：饮食、睡眠、二便均已正常，现每日仍需持续吸氧，但氧流量较前下降。停用激素药物后，血糖逐渐趋于稳定，偶尔高于正常值，复查CT示较发病时肺部斑片状阴影已大面积好转。综合患者目前症状，考虑其难以脱离鼻导管吸氧，故辨证为心肺阳虚、气陷血瘀、肾不纳气，治宜升陷活血，开肺气，救心阳，纳气定喘，遂改予升陷祛瘀汤合薯蓣纳气汤加减。生黄芪60g，知母12g，升麻6g，柴胡6g，桔梗15g，生晒参10g(另煎)，山萸肉15g，炙甘草10g，桃仁12g，三棱10g，莪术10g，穿山龙45g，红景天30g，桂枝10g，干姜10g，牛蒡子15g，生山药30g，补骨脂15g，生姜5片。7剂，水煎服，日2次。另予苏合香丸每日早晚各半粒。

2023年8月26日六诊：心率已稳定至80次/min，活动后未有大幅度骤升。现仍需持续吸氧，痰量较前增多、色黄，怕热，纳眠可，二便调。已停用雷贝拉唑钠肠溶片、骨化三醇软胶囊、复方磺胺甲噁唑片、替米沙坦片、吡非尼酮胶囊。上方去升麻、柴胡、补骨脂、桂枝、牛蒡子，加炙麻黄12g、苍术15g、细辛3g、五味子10g、当归15g。7剂，水煎服，日2次。另加河车大造丸每次1丸，每日2次。

2023年9月2日七诊：体力明显增强，现可以脱氧，未吸氧时患者末梢指氧在95%以上，活动时降至90%，心率已正常，仍喜冷怕热，饮食、睡眠、二便均正常。生化检查显示，FBG 6.69mmol/L，TG 4.97mmol/L，TC 4.40mmol/L，高密度脂蛋白胆固醇(HDL-C)0.43mmol/L，低密度脂蛋白胆固醇(LDL-C)2.96mmol/L，CRP 1.89mg/L。上方去炙麻黄、生山药、山萸肉，加紫苏子15g、清半夏12g、百合20g、南沙参20g，7剂(服法同前)。河车大造丸每日2丸，早晚各1丸。

2023年9月9日八诊：痰量渐少，痰色白，血氧饱和度亦较前升高，心率、饮食、睡眠、二便均正常。生化检查显示，FBG 7.11mmol/L，TG 4.76mmol/L，TC 3.96mmol/L，HDL-C 1.88mmol/L，LDL-C 0.76mmol/L，CRP 1.86mg/L。患者症状较前好转，遂守上方再服7剂，继续予河车大造丸每日2丸。

2023年9月16日九诊：白天已不用吸氧，晚上睡觉时仍需吸氧，咳痰色白，且痰量减少，血脂偏高，尤以TG、LDL-C为著，心率、饮食、睡眠、二便均正常。生黄芪60g，生晒参6g(另煎)，知母12g，桔梗15g，红景天 30g，穿山龙 30g，山萸肉 15g，清半夏 15g，干姜 12g，细辛 3g，五味子 10g，三棱 12g，莪术 12g，桂枝 10g，芡实 10g，补骨脂 10g，柏子仁 15g，生山药 30g，牛蒡子 15g，百合 30g，生姜 3 片，大枣 3 枚。7 剂，水煎服，日 2 次。继续每日服河车大造丸 2 丸。

2023 年 9 月 23 日十诊：现已极少需吸氧，且无气短，白天静止时末梢指氧在 95% 以上，活动时末梢指氧在 88% ~ 90% 之间，夜间睡觉时需少量吸氧，血脂偏高，心率、饮食、睡眠、二便均正常。上方去百合，加茯苓 20g，7 剂，水煎服，日 2 次。继服河车大造丸每日 2 丸。

2023 年 9 月 29 日十一诊：白天现仅在快步行走后需少量吸氧，夜间睡觉时需少量吸氧，其余时间已完全脱氧，现心率、饮食、睡眠、大小便已均正常，已无咳痰症状。舌湿苔白滑腻，脉左沉细滑，右沉尺弱。患者现虽无咳嗽等症状，但根据其舌脉，考虑其痰饮未去，故仍治以温阳化痰，益气逐瘀通络。生黄芪 60g，知母 12g，红参 10g（另煎），当归 15g，紫苏子 12g（打碎），清半夏 15g，干姜 15g，桂枝 10g，细辛 3g，五味子 10g，穿山龙 30g，红景天 15g，桃仁 12g，莪术 12g，三棱 12g，桔梗 15g，紫菀 15g，补骨脂 12g，芡实 20g，生薏苡仁 30g，生姜 5 片。7 剂，水煎服，日 2 次。另服紫河车胶囊，早晚各 15 粒。

2023 年 10 月 14 日十二诊：因患者有呼吸睡眠暂停现象，目前仅夜间睡眠时需低流量持续吸氧，已无胸闷、气短，基本无咳痰，心率、睡眠、饮食、大小便均已正常。现血糖高（7.23mmol/L）、血脂高（TG 4.53mmol/L，TC 3.87mmol/L，HDL-C 1.66mmol/L，LDL-C 0.78mmol/L），血压控制稳定。脉滑细，舌胖瘀色、边略有齿痕。现口服药物有阿司匹林肠溶片 100mg、阿托伐他汀钙片 20mg、苯磺酸氨氯地平 5mg、琥珀酸美托洛尔缓释片 47.5mg，均每日 1 次。继予升陷祛瘀汤，并加强益气养阴、降糖活血力量。生黄芪 60g，知母 12g，升麻 6g，柴胡 6g，桔梗 15g，炙甘草 10g，太子参 30g，莪术 12g，三棱 12g，桃仁 12g，红景天 20g，穿山龙 15g，百合 20g，南沙参 20g，山药 15g，葛根 20g，黄连 10g，胡芦巴 15g，桂枝 10g，鬼箭羽 30g，生姜 3 片。7 剂，水煎服，日 2 次。

2023 年 10 月 28 日随访：已停服汤药，目前亦无明显不适症状，血氧稳定，血糖正常，血压控制较好。嘱改服补中益气丸和河车大造丸，每日 2 次，每次各 1 丸。

2023 年 12 月 26 日随访：目前在海南疗养，末梢指氧维持在 98% 上下，血糖、血压正常。口服苯磺酸氨氯地平 5mg、琥珀酸美托洛尔缓释片 47.5mg，每日 1 次。中成药继续服用补中益气丸和河车大造丸，每日 2 次，每次各 1 丸。

按：Ⅰ型呼吸衰竭，又称低氧性呼吸衰竭，是指动脉血气分析中的氧分压＜ 60mmHg，二氧化碳分压降低或正常。急性呼吸衰竭常发生于急诊重症患者身上，具有病情重、进展快的特点。呼吸衰竭主要见于肺换气功能障碍，各种病因通过肺通气不足、弥散障碍（换气）、通气 / 血流比例失调（换气）、肺内动静脉解剖分流增加（换气）、氧耗量增加五个主要机制，使通气和换气过程发生障碍，进而导致呼吸衰竭。常见诱因如严重肺感染性疾病、间质性肺疾病、急性肺栓塞。中医将呼吸衰竭归为“肺胀”“肺衰”等范畴，且以正气亏虚为主要病机。张锡纯云“肺司呼吸，人之所共知也，而谓肺之所以能呼吸者，实赖胸中大气”，还言宗气“能撑持全身，为诸气之纲领，包举肺外，司呼吸之枢机”“斡旋全身，统摄三焦”，《灵枢·五色》记载的“大气入于脏腑者，不病而卒死矣”，此处的“大气”为胸中大气。大气原抟于胸中，包举肺外，司呼吸，行血脉，因胸中为心肺所居之处，心肺皆为脏，心肺之下，有脏有腑，若大气入于脏腑，则为大气下陷。《医学衷中参西录》认为，“因大气下陷过甚，呼吸之机关将停，遂勉强鼓舞肺脏，努力呼吸以自救”“大气既陷，无气包举肺外以鼓动其闟辟之机，则呼吸顿停，所以不病而猝死也”，若司呼吸之气陷下，肺之开阖无气所主，则出现呼吸衰竭，甚至呼吸骤停。同时，若因外邪骤侵，或慢性疾病耗损，致大气下陷过甚，肺气不足以司呼吸，则见呼吸衰竭。或实邪阻碍，或慢病耗气，均可致气阻或气虚推动无力，进而瘀血内生。因此，呼吸衰竭从气陷血瘀论治，予升陷祛瘀汤加减治疗。

患者感染疫毒，耗伤肺肾元气，脏腑气化失常，停痰生饮致瘀，故初诊方以半个升陷汤（黄芪、知母、桔梗）合沙参生脉饮（南沙参、麦冬、五味子）健脾益肺、气阴两补；佐以苏子降气汤（紫苏子、当归、清半夏）肃肺平喘、降气活血；配伍干姜、细辛、五味子温阳化饮、开肺敛肺；并佐以穿山龙、红景天、橘红、桃仁清肺祛痰止咳、化瘀通络。二诊时，患者出现咳痰、下肢水肿的症状，考虑肺金不能清肃，肺为水之上源，肺气行则水行，故加入麻黄、苍术、车前子、桑白皮以宣开肺气、化痰行水。三诊时考虑患者因热毒损伤肺阴而出现虚热，故加山萸肉、西洋参以滋阴清热；四诊时，患者出现咳痰，流清涕，怕热，故加牛蒡子宣肺化痰、降气平喘，且有解表之功，加生山药以益气养阴，兼能纳气归肾；至五诊时，患者肺肾两虚，心肺阳气不开、肺肾气机不能敛降，鼻导管吸氧不能脱机、病情迁延，此时邪气渐缓，正气虚衰，气阴两虚、气陷血瘀、肾不纳气，故主方改以升陷祛瘀汤，佐以补肺纳肾法。方中三棱、莪术以破血消瘀，桃仁、红景天活血化痰，提升机体对缺氧耐受力；生晒参、山萸肉、山药、补骨脂益气养阴、补肾纳气以平喘；干姜、桂枝开肺气、救心阳以温阳化饮；牛蒡子配生山药为薯蓣纳气汤经典配伍，润肺降气、化痰平喘，合补骨脂以补肾纳气。六诊时患者出现咳痰，去升麻、柴胡、补骨脂、桂枝，加入炙麻黄、细辛、五味子等药以宣开肺气、温肺化痰。三诊至五诊的苏合香丸的配用，对于开肺气、化痰浊、通络活血、芳香避秽起到了很重要的作用，促进了肺功能（改善肺间质纤维化和肺泡的氧气弥散功能）的恢复。七诊时患者喜冷怕热，故给予紫苏子、清半夏、百合、南沙参滋阴润肺化痰；至九诊时，患者白天平静时已不需吸氧，但夜间仍需吸氧。张锡纯《医学衷中参西录·治痰饮方》中治疗痰饮的思路，心肺居于上，为太阳部位，唯其阳气宣通，方能运化精微生气血，清气升而浊气降，考虑为痰饮伏肺至清气不能下降、肾不纳气所致，故合用理痰汤，在充养上焦心肺阳气（桂枝、干姜、细辛）以蠲化痰饮的同时助肾纳气（芡实、柏子仁、生山药、山萸肉、补骨脂）。至十一诊时，患者已无咳痰等症状，但根据舌脉，考虑痰饮尚未完全去除，故治疗仍以温阳化饮、益气养阴、逐瘀通络为主。十二诊时，患者症情已大为好转，当逐渐转为治疗宿疾为主，结合患者血糖、血脂情况，治以益气养阴、升陷祛瘀、降糖通络。处方以升陷祛瘀汤为主方，加桃仁、红景天、穿山龙降气平喘、化痰通络，太子参、山药、百合、南沙参健脾补肺、益气养阴，葛根、鬼箭羽活血通络的同时，又有一定的降血糖作用，而黄连配胡芦巴寒热并用、补泻合剂，是降血糖有较好疗效的经验对药。患者停用激素后，加上中药调治，血糖逐渐转为正常。（李鸿涛主治）

3. 消化系统疾病

脾胃位居中焦，脾主升，胃主降，二者一升一降，运转周身气机。胸中大气，源于中焦脾胃化生，《医学衷中参西录·论脑贫血治法》云：“大气抟于胸中，赖谷气以养之。”李东垣根据《黄帝内经》气机理论，结合时代特点及个人诊疗经验，阐明了“脾胃为元气之本”的思想。后世医家多认为泄泻为气陷的典型症状及病因，李东垣云“或下泄而久不能升，是有秋冬而无春夏，乃生长之用，陷于殒杀之气，而百病皆起，或久升而不降亦病焉”。

《灵素节注类编·五逆五夺》中有“热病……病泄气陷，脉应小弱而反洪大，根本虚脱也”的论述，指出热病时根据脉象能够判断出“至虚有盛候”的病机。《形色外诊简摩·杂病舌苔辨证》曰：“其脾胃湿热素重者，往往终年有白厚苔……或因泻痢，脾胃气陷，舌反无苔，或比平昔较薄。（尝诊寒湿误服凉剂，呃逆不止，身黄似疸，而舌净无苔，脉象右关独见沉细无力，此脾胃气陷之征也）”张锡纯在此基础上进一步完善了大气的生成和运行，他指出元气“根基于肾，萌芽于肝，培养于脾，积贮于胸中为大气”，即大气生发于肾中元气，萌生于肝之助力，培养于中焦脾胃。总之，中焦为大气化生之处，若中焦虚损，化生不足，大气失养，虚而下陷，或中焦受损，出现泄泻等，也可进一步加重气陷。

同时，气陷也可致中焦运化失司，如《医学衷中参西录》载“然此气虽在上焦，实如日丽中天，照临下十，是以其热力透至中焦，胃中之饮食因之熟腐”“胃中有热者，恒多化食，而大气下陷其胃气因之下降甚速者，亦恒能多食，今既病大气下陷，又兼伏气化热侵入胃中，是以日食四次犹饥也”。因此，消化系统胃肠的不适，有大气下陷的病机，而大气下陷又可加重消化系统的病情。

大气下陷又会影响到心主血脉、脾统血的功能，二者功能失调，均可导致瘀血内生，则成气陷血瘀之证。

消化系统的气陷血瘀之证，历代医家记载最多的是泄泻，若影响到脾胃运化，还可见纳少、纳呆、恶心、呕吐，甚则食入即吐、腹痛，若瘀血作痛则腹痛部位固定，升降失司还可致便秘，典型脉象为右手寸关不足。具体医案如下。

案1：食管不典型增生切除术后呕吐

郭某，男，64岁。2011年9月29日初诊。

主诉：食管切除术后2个月，进食后恶心、呕吐1个月余。

现病史：患者因食管不典型增生于2011年7月22日行内镜下食管病变切除术，术后发生食管穿孔，于2011年8月4日行食管切除、胃食管颈部吻合术，术后患者出现进食后恶心，呕吐胃内容物，伴反酸、烧心，因无法进食，置入空肠营养管，并予肠内营养剂（能全力）鼻饲。刻下症见：胸脘胀满，食入即吐，每日只能进食几勺流食，伴声音嘶哑，心慌，畏寒，眠差，大便干，形体消瘦。舌光红无苔，脉沉细。

西医诊断：食管切除术后胃潴留。

辨证：气陷血瘀，阴损津耗。

治法：升陷祛瘀，养阴增液。

处方：升陷祛瘀汤加味。

生黄芪30g，三棱15g，莪术20g，山萸肉15g，桔梗10g，柴胡6g，升麻6g，知母10g，生内金15g，山药15g，白蒺藜15g，天花粉30g，槟榔6g，白芍10g，炙甘草8g，生地黄10g，北沙参20g，西洋参10g。7剂，浓煎100ml，日2次。

2011年10月7日二诊：恶心、呕吐明显减少，每日可进食两碗面条，音哑减轻，痰多，白黏痰，大便正常。舌红苔少，脉沉细寸弱。去白芍、沙参、生地黄、甘草。

2011年10月13日三诊：食后痰多，咽部堵塞感，未再恶心呕吐，现每日进食4餐，每餐大半碗，无反酸及烧心，大便正常。舌红少苔，脉沉细弱。以升陷祛瘀汤加北沙参、丹参、茯苓、浙贝母、柿蒂、荷叶、郁金，即启膈散。辅以脉血康胶囊口服。

2011年11月3日四诊：仍食后咽堵，白黏痰，痰量减少，饭量增加，每日可吃3碗饭，肢凉，大便日一行。舌红苔滑，脉沉细弱。上方去丹参、北沙参，生黄芪加至60g，加淡附片、干姜、山萸肉、南沙参。

2011年11月10日五诊：进食后仍有咽部阻塞感，偶有恶心、呕吐，呕吐物为食物混杂痰液，大便偏干。舌红苔薄，脉沉细尺弱。生黄芪60g，知母15g，桔梗10g，柴胡10g，升麻10g，三棱15g，莪术30g，鸡内金15g，浙贝母15g，南沙参30g，柿蒂15g，郁金20g，山萸肉15g，山慈菇15g，急性子12g，藤梨根30g。7剂，水煎服，日2次。

2011年11月17日六诊：食后咽部阻塞感减轻，无恶心呕吐，进食增加，已拔出空肠营养管。舌红苔薄，脉细弱。上方三棱加至20g、生黄芪加至80g，加守宫10g、生牡蛎30g，14剂，水煎服，日2次。

按：本例患者因食管不典型增生（癌前病变）行食管部分切除、胃食管颈部吻合术，术后患者出现不能进食，食后呕吐，只能靠空肠营养管鼻饲以营养支持，本病属于中医学“噎膈”的范畴。“噎”即吞咽时哽噎不顺，“膈”指饮食不下，或食入即吐。本病的发生与痰气交阻、阴津亏虚及瘀血内阻等有关。正如《局方发挥》所言，“血液俱耗，胃脘干槁”致生噎膈。声音嘶哑，大便干，形体消瘦，舌光红无苔等均是阴虚津亏之象。此外，术后易于留瘀，瘀血内阻，阻于食管，也是噎膈产生的重要因素。治疗以调畅升降，益气养阴，祛瘀破结为主。方中天花粉、白芍、生地黄、北沙参、西洋参、山萸肉补益肾胃，滋阴生津；阴液的化生有赖于脾胃之气的运化，养阴必先补气，故用生黄芪、山药、炙甘草以补脾益气，以资后天；三棱、莪术祛瘀破结；槟榔、鸡内金下气消积；更加桔梗、柴胡、升麻升提之品，寓降于升，使中焦气机升降归于正常。全方攻补兼施，气阴兼顾，寓降于升，使胃阴得复，胃气得生，升降正常，诸症可平。

案2：胃下垂

成某，男，48岁。1974年4月4日初诊。

主诉：胃脘部胀痛不适1年余。

病史：患者1年来出现胃脘部持续胀满隐痛，痛处不移且食后更甚，伴大便干结。胃肠钡剂造影示胃下垂（胃小弯位髂嵴连线下4cm）。曾服补中益气汤加味10剂，症状无明显改善。刻下症见：胃脘部持续胀满隐痛，形体消瘦，面色晦暗。舌质紫，舌下络脉显露，苔薄，脉细涩。

查体：腹部触诊脐旁有抵抗感。

辨证：大气下陷，血瘀阻络。

治法：升阳举陷，祛瘀通络。

处方：升陷祛瘀汤加减。

生黄芪15g，升麻2g，柴胡2g，莪术10g，生鸡内金10g，生山楂15g，全瓜蒌15g，红花15g，枳实15g，甘草4g。5剂，水煎服，日2次。

1974年4月9日二诊：患者服用上药5剂后症状减轻。

嗣后方药以此为主，略有进退，先后共服45剂，症状消失，复查胃肠钡剂造影见胃位置恢复正常。随访4年未复发。

按：结合患者症状表现及胃肠钡剂造影结果，胃下垂诊断明确。患者曾单用补中益气之法治疗未奏效，结合患者形体、面色、舌脉考虑，病机除大气下陷外，尚有瘀血阻络，胃络不通，“不通则痛”。因此，治疗上还需配以活血化瘀之品。方中黄芪、升麻、柴胡益气升陷；莪术、红花活血祛瘀通络；瓜蒌、枳实调畅胃肠气机；鸡内金、山楂助运消化，5剂便症状改善，其后加减进退，胃位置恢复正常。

案3：腹泻伴吞咽不利

张某，女，71岁。2022年7月4日初诊。

主诉：腹泻、吞咽不利2周。

现病史：患者2周前无明显诱因出现腹泻，腹部不适，吞咽不利，血常规示 WBC 2.68×10^9/L，HGB 109g/L，余项正常，未进一步治疗。刻下症见：泄泻，水样便，每日 2 ~ 3 次，无明显腹痛，进食后脐周不适，肠鸣，服用黄连素有效，吞咽不利，进食时自觉食管噎堵难下伴呃逆，呃逆终止后梗阻感可缓解，乏力，腹泻时自觉畏寒，恶热，自汗出，头汗尤甚，服奥氮平后好转，口苦、口干、口黏，夜眠 5 ~ 6 小时。舌质紫暗，苔白腻，脉弦。

辨证：气阴两伤，中气下陷，气滞血瘀。

治法：升阳举陷，育阴润燥，理气活血。

处方：升陷祛瘀汤合启膈散加减治疗。

院内制剂升陷祛瘀汤，加北沙参 15g，丹参 30g，茯神 15g，砂仁（后下）10g，荷梗 15g，郁金 15g，柿蒂 15g，麦冬 15g，玉竹 10g，栀子 10g，淡豆豉 30g。7 剂，水煎服，日 2 次。

2022 年 7 月 11 日二诊：患者腹泻好转，肠鸣减轻，进食不利明显减轻，口干口苦减轻，仍汗出偏多，眠多梦，夜眠 5 小时。齿痕舌，舌质暗，苔薄微黄，脉弦。予院内制剂升陷祛瘀汤，加炒白术 8g、西洋参 10g。7 剂，水煎服，日 2 次。

按：噎膈的发生多与阴虚津亏、痰气交阻、瘀血阻滞相关。患者腹泻，腹泻泄气伤津，而气陷、津伤正为噎膈的病机，因此治疗时应以补气、养阴为主，兼以理气通瘀，方选升陷祛瘀汤合启膈散加减。患者为腹泻兼见吞咽不利，腹泻伤津耗气，大气下陷，故见乏力、吞咽时难以下咽、进食后腹部不适；口干、口黏、口苦为泻后津伤化热；舌质紫暗，为瘀血之征；脉弦为升降失调、气机不畅。启膈散出自清代程国彭所著《医学心悟》，书中评价此方为，“通噎膈，开关之剂”，临床专擅各类“吞咽困难”。方中生黄芪、桔梗、柴胡、升麻益气升清，荷梗、柿蒂下气止逆，沙参、麦冬、玉竹养阴生津，三棱、莪术、丹参、郁金理气通瘀。全方有升有降，益气生津，理气活血，从而调整周身气机之升降、气阴之化生、气血之条畅，另以栀子豉汤疗气机不畅所致郁热，则可清阳升而泻止，升降调而膈启，诸病皆消。

案 4：顽固性便秘

李某，女，58 岁。2016 年 11 月 21 日初诊。

主诉：顽固性便秘 5 年。

现病史：患者自述 5 年来 4 ~ 5 日排便 1 次，量少，不畅，曾用多种通便剂效果不显。刻下症见：4 ~ 5 日排便 1 次，量少，不畅，时有腹胀、反酸、烧心，眠浅多梦，口苦、口干、口臭，肢冷，乏力，健忘。舌质淡暗，苔薄白腻有齿痕，脉沉细短。BP 135/77mmHg。

既往史：上消化道大出血病史；6 年前行子宫切除术。

辨证：气陷血瘀，肾虚精亏，肝胃不和，痰热互结。

治法：升陷祛瘀，温肾益精，调理肝胃，消脘和中。

处方：升陷祛瘀汤合济川煎、小陷胸汤、乌贝散加减。

生黄芪 30g，升麻 10g，柴胡 10g，知母 10g，桔梗 10g，山萸肉 15g，当归 30g，莪术 15g，瓜蒌 30g，黄连 10g，法半夏 15g，枳实 10g，浙贝 15g，乌贼骨 30g，川牛膝 15g，肉苁蓉 30g。30 剂，水煎服，日 2 次。

2017 年 2 月 23 日二诊：患者服药 3 剂后，多年便秘一改通畅，排出宿便若干，此后每日排便 1 次，成形，偶稍有不畅。腹胀、肢冷、眠浅多梦，反酸、烧心、口苦、口干、口臭、健忘均已减除。舌质淡暗，苔腻微黄，脉沉细短。上方去乌贝散，加生白术 60g，继续加减巩固。

按：便秘的基本病变属大肠传导失常，同时与肺、脾、胃、肝、肾等脏腑的功能失调有关。本例患者自诉顽固性便秘伴腹胀、反酸、烧心、眠浅多梦、口苦、口干、口臭、肢冷、健忘，每 4 ~ 5 日大便 1 次，量少，不畅。有上消化道大出血及子宫切除病史。正为此“亡血失血、病后”之人，其便秘既有津液之耗，又有气血之亏，舌质淡暗，苔薄白腻有齿痕，脉沉细短，故综合辨证为气陷血瘀，肾虚精亏，肝胃不和，痰热互结。初诊处方以升陷祛瘀汤合济川煎、小陷胸汤、乌贝散加减，可升陷祛瘀，温肾益精，调理肝胃。诸药合用，补中有泻，降中有升，“寓通于补之中、寄降于升之内”，既可温肾益精治其本，又能润肠通便以治标。3 剂即效，效不更方，故二诊时原方去乌贝散、加生白术 60g，以加强健脾益气等治疗。

案 5：慢性结肠炎

师某，男，47 岁。2002 年 7 月 16 日初诊。

主诉：腹泻 3 年。

现病史：患者 3 年来腹泻频作，每天排便 3 ~ 5 次，大便溏薄，时有黏液便，肠鸣辘辘，腹部发凉，有下坠感。曾服中西多种药物收敛止泻，疗效甚微，症状时轻时重，反复发作，缠绵不愈。结肠镜检查示乙状结肠、直肠见弥漫性红斑及散在点片状糜烂。刻下症见：腹泻，每天排便 3 ~ 5 次，大便溏薄，时有黏液便，肠鸣辘辘，腹部发凉，腹部下坠感，眩晕，心悸，倦怠乏力，畏寒，易感冒，纳差，活动时气短，喘促。舌淡、苔白滑，脉寸弱。

西医诊断：慢性结肠炎。

辨证：大气下陷，寒饮内盛，络脉瘀阻。

治法：益气升陷，化饮散寒，温经通络。

处方：升陷祛瘀汤合仙桔汤加减。

生黄芪10g，升麻10g，柴胡12g，桔梗9g，茯苓12g，桂枝12g，肉桂6g，苍术12g，白术12g，仙鹤草15g，防风12g，甘草6g。14剂，水煎服，日2次。

2002年7月30日二诊：患者腹泻已止，每天大便1～2次，成形，肠鸣消失，仍感乏力，纳谷不馨，舌淡苔白，脉寸弱。此为下陷之清气渐升，湿邪渐化，胃气渐复之象。原方加炒麦芽30g。14剂，水煎服，日2次。

2002年8月14日三诊：患者面色红润，纳食增加，未再外感，大便每日1次，成形，乏力、气短等症状消失，以中成药六君子丸善后。

按：患者平素饮食生冷，损伤脾胃之阳，又失治误治，迁延日久，大气下陷，终成飧泄，表现为久泻，倦怠乏力，气短，纳差，腹部冷坠感等。《素问》云“清气在下，则生飧泄”，故治以升陷祛瘀汤加减。其中升陷祛瘀汤益气升陷；苓桂术甘汤温阳化饮；桂枝味辛甘，入心、肺、膀胱经，邹润安《本经疏证》将桂枝六大功用总结为“合营、通阳、利水、行瘀、下气、补中”；肉桂壮命门之火，温运阳气，治沉寒痼冷以止泻；仙鹤草味辛而涩，有止泻强壮、化瘀止血之功，合桔梗取朱良春仙桔汤补脾敛阴、清化湿热之意，合而用之，补消兼行，使清气得升，脾胃得健，寒湿得除，则泄泻自止。

案6：胆囊、胆总管结石

赵某，男，68岁。2021年7月19日初诊。

主诉：右胁下堵闷感1个月余。

现病史：患者近1个月反复出现右胁下不适，表现为堵闷、胀满感，7月15日就诊于我院肝胆外科。腹部CT示胆囊大，内呈高密度，内见多发致密影，较大者约1.6cm×0.9cm；胆总管内有点状致密灶。CT诊断为胆囊结石，慢性胆囊炎可能，胆总管结石。腹部超声见胆囊大小约10.4cm×5.9cm×5.4cm，壁厚0.3cm，颈部另见多发强回声，较大者约1.0cm，后伴声影，胆总管宽约0.8cm，其内少许强回声，较宽约0.9cm。胆囊体积增大，胆囊多发结石，胆囊内透声差，胆总管结石。肝胆外科建议先服中药治疗，待胆总管结石改善后再行胆囊切除术。患者遂于7月19日就诊。刻下症见：右胁下不适，弯腰时不适感加重，口苦，畏热，大便成形。舌质红有裂纹，舌苔薄少津，左脉弦滑，右脉因行经皮冠状动脉介入治疗（PCI）已破坏。

既往史：曾行冠状动脉支架植入术3次（共植入支架9枚）；起搏器植入术；肺气肿病史。

辨证：气陷血瘀，少阳阳明合病。

治法：益气举陷，祛瘀排石。

处方：升陷祛瘀汤合大柴胡汤加减。

生黄芪30g，莪术15g，党参10g，柴胡10g，生大黄10g，枳实15g，赤芍15g，黄芩10g，法半夏10g，生姜10g，大枣10g，王不留行30g，生鸡内金15g，金钱草80g，茵陈15g，郁金15g。7剂，水煎服，日2次。

2021年8月9日二诊：右胁下堵闷、胀满感减轻，口苦改善，畏热缓解。舌质红，苔薄腻，脉弦滑。8月3日复查超声显示，胆囊大小约9.9cm×5.4cm×4.5cm，壁厚约0.3cm，胆囊腔内透声差，充满点状低回声及强回声，后伴声影，胆总管宽约0.9cm，其内未见明确异常回声。胆囊体积增大，胆囊多发结石，胆囊内透声差。肝胆外科建议保守治疗，可暂不行手术。在上方基础上加黄芩15g、三棱15g、芒硝4g（分冲），改党参15g、生姜15g、金钱草100g。

2021年11月29日三诊：诉自行间断服用上方至今，右胁下堵闷感、口苦等症均消失，10月24日复查胆囊超声显示，胆囊大小约8.0cm×4.7cm，壁厚0.4cm，胆囊内透声差，充满点状低回声及强回声，仅可见少许无回声区，胆总管内经0.88cm，内透声可。

按：患者老年男性，来诊时主要表现为右胁下胀满、堵闷感，口苦，畏热，脉弦滑，舌质红裂纹，舌苔薄少津，大便成形。少阳之证备，兼有肝胆疏泄受阻，胆腑通降失和之证，合大柴胡汤加减，7剂而效。复查超声，胆总管内结石已不见踪影。该患曾行冠状动脉支架植入术、起搏器植入术，素体大气虚陷、瘀血内阻，以升陷祛瘀汤祛瘀通脉。此外，柴胡除具有调节少阳枢机作用外，还具有和解化瘀之功，即对气的升降出入、血的生成运行具有调节枢机、化瘀和血的作用。

4. 精神神经系统疾病

早在《周易》中已载“我心不快”与“神而明之，存乎其人”，指出了心与神的关联，这一理论在《黄帝内经》中随着“心主神明”“心主血脉”

的提出走向了成熟。其中的神明包括人的思维、情志、精神、意识等形于外的表现。《黄帝内经》述“血气者，人之神”“血者，神气也”，《难经集注》曰“人心有所思慕，脉亦结”，《景岳全书》载“情志之郁则总由乎心”，《证治准绳》载“夫心统性情……脏乃应而心虚矣”。基于这一系列理论支持，当代中医学者提出了“双心”理论。

人有五脏化五气，以生喜、怒、忧、思、恐，人体气血的充盈程度，能够影响人的精神、神志。若心气虚弱，统御五脏六腑气血的能力下降，易引发不寐、郁病、脏躁等精神疾病。宗气贯注于心脉，以推动气血运行周身。当代虽物质丰富，但生活节奏快，饮食不节、嗜酒吸烟、过劳过逸、精神暗耗等均可导致大气损耗，日久虚极下陷，不能正常地推动气血运行，必然引起血行迟滞，瘀血内阻。基于这一理论，我们提出心脏所导致的疾病可从气陷血瘀论治。气陷血瘀理论最初用于治疗冠心病、心律失常、心力衰竭等疾病，但通过大量临床实践发现，这一理论应用于情志类疾病如焦虑症等，如临床精确辨证、灵活应用，也可取得良好疗效。中医素有“养心安神”这一说法，心气血不足，不能养神所导致的一系列精神疾病，均需要养心以祛病。运用大气下陷理论认识其病机，结合患者情绪致病特点，可采用升陷祛瘀法，配合心理调适，能收到较好疗效，也为情志致病的诊治另辟了一条新的道路。

案1：躯体化障碍

陈某，女，41岁。2012年12月3日初诊。

主诉： 脘腹坠胀感20年。

现病史： 患者产后起病，脘腹坠胀感20年。胃肠钡剂造影显示胃下垂。刻下症见：脘腹坠胀感，乏力，气短，腰部酸软无力，无法从事家务和工作，易哭，后背和手足冷，自汗，恶风，夏日也要戴帽子，口干、口苦，不欲饮水，少量白痰，月经量少，已停经2个月，无腹胀，无恶心呕吐，失眠早醒，每夜睡眠时间3小时，便秘，2日一行。体形中等，表情抑郁，下眼袋肿胀，舌苔白腻，脉沉细不畅。

中医诊断： 脏躁。

西医诊断： 躯体化障碍；胃下垂。

辨证： 大气下陷，痰瘀互阻。

治法： 升陷祛瘀，交通心肾。

处方： 升陷祛瘀汤合小陷胸汤、甘麦大枣汤、交泰丸加味。

升麻 10g，柴胡 10g，生黄芪 30g，三棱 15g，莪术 20g，决明子 30g，全瓜蒌 30g，炙甘草 15g，大枣 15g，肉桂 6g，川连 3g，法半夏 15g。7 剂，水煎服，日 2 次。

2012 年 12 月 20 日二诊：仍有脘腹下垂感，时有烧心，无反酸。乏力和腰部酸软好转，束腰带可行走，失眠明显改善，每夜睡眠时间可达 5 ~ 6 小时，药后月经来潮，色黑，量多。脉沉细弦滑。柴胡 10g，枳实 30g，升麻 10g，生芪 35g，桔梗 10g，莪术 20g，三棱 15g，全瓜蒌 40g，决明子 30g，当归 15g，浙贝母 15g，乌贼骨 60g。14 剂，水煎服，日 2 次。

2013 年 1 月 7 日三诊：腰痛、自汗、反酸烧心症状完全消失，余症减轻，十去其二，每夜可安睡 5 ~ 6 小时。舌苔白微腻，脉细尺弱。BP 125/85mmHg。柴胡 10g，枳实 30g，升麻 10g，生黄芪 40g，桔梗 10g，莪术 35g，三棱 15g，全瓜蒌 40g，决明了 30g，当归 15g，浙贝母 15g，山萸肉 15g，小茴香 6g。14 剂，水煎服，日 2 次。

按：此患者为中年女性，慢性病程，抑郁，失眠，伴有脘腹垂坠、口干口苦、便秘、乏力、恶风、怕冷等多种主观症状，主诉繁多与轻度器质性病变（胃下垂）极不相符，是抑郁伴有躯体化障碍的典型表现。为明确诊断，建议神经心理学检查抑郁和焦虑量表，但心身疾病可伴发于轻度器质性疾病，因果难辨。目前，治疗的关键是改善症状，提高生活质量，这正是中医药的特长。患者病起于产后，除喜悲伤欲哭外，最为痛苦的是脘腹的坠胀感，乏力气短，脉行不畅，符合大气下陷的症状；口干不欲饮，月经色黑，量少，并停经，脉沉细，符合血瘀证诊断。另外，少量白痰，提示有痰饮。本病辨证的要点为气血（阴）、升降、寒热失调；久病痰瘀阻滞、虚实夹杂，故以变方；升陷祛瘀汤合小陷胸汤、甘麦大枣汤、交泰丸，加当归养血，半夏、瓜蒌祛痰。药后诸症渐除，收到较好疗效。

案 2：睡眠障碍

刘某，男，65 岁。2013 年 3 月 18 日初诊。

主诉：失眠 1 年，加重 2 日。

现病史：患者失眠 1 年，加重。刻下症见：近 2 日完全不能入睡，自汗，咳褐色黏痰，咳痰不畅，腹泻，每日 5 ~ 8 次。苔白腻，舌面有白涎，舌质暗，脉细，左寸弱。BP 115/80mmHg。

既往史：高血压病病史。

辨证：气陷血瘀。

治法：升陷祛瘀。

处方：升陷祛瘀汤加减。

生黄芪 30g，柴胡 10g，升麻 10g，桔梗 10g，山萸肉 20g，知母 20g，三棱 15g，莪术 25g，法半夏 60g，夏枯草 30g，炙桑白皮 15g，陈皮 15g，枳实 15g，鸡内金 15g，茯苓 30g，杏仁 10g，炙甘草 10g。14 剂，水煎服，日 2 次。

患者药后当天可安睡 6 小时，咳痰减少，随访半年，失眠未再发。

按：此为应用升陷祛瘀汤来调节气机升降治疗失眠的典型案例。根据患者血压偏低、腹泻、自汗、左寸脉弱，判断病机为气虚下陷，给予升陷祛瘀汤加味，效如桴鼓，且效果持久。咳嗽、咳痰不畅，为痰瘀阻肺，妨碍了气机升降，肺与大肠相表里，肺气不能制下又生腹泻，故予半夏、夏枯草、陈皮、茯苓祛痰，杏仁、桑白皮宣肺理气，枳实一味降气药，全方有升有降，使气机得以运转。因此，重视调节气机升降，治病必求于本，审证施治，才能使临床疗效持久，病情不易反复。

案 3：惊恐

刘某，女，71 岁。2021 年 5 月 17 日初诊。

主诉：心中恐惧感 2 年余。

现病史：患者自 2019 年起无明显诱因出现心中恐惧感，胆怯，焦虑，畏风，常外感，不耐冷热，汗出多，咳嗽咳痰，偶有胸闷胸痛，纳可，眠差（药物助眠），大便稀溏。舌红质暗，苔黄腻，脉短弦滑。

检查回报：2017 年 CTA 示 LAD、RCA、LCX 狭窄 $< 50\%$。2021 年 1 月 26 日心脏彩超示主动脉瓣、二尖瓣轻度反流，肺动脉高压，节段性运动异常；心电图（ECG）示 ST-T 改变，不完全右束支传导阻滞。2021 年 4 月 12 日空腹血糖 8.4mmol/L。

既往史：2016 年心房颤动病史（已治疗，具体治疗不详）；二尖瓣狭窄（已行开胸手术修复）；胸腔积液；高血压病病史 25 年；2 型糖尿病病史半年。

中医诊断：惊悸。

辨证：大气虚陷，痰瘀互结。

治法：益气举陷，化痰祛瘀，宁神定惊。

处方：升陷祛瘀汤合温胆汤加减。

黄芪 30g，太子参 30g，莪术 15g，三棱 15g，茯神 30g，法半夏 15g，炙甘草 10g，炒枳实 15g，竹茹 15g，陈皮 15g，全瓜蒌 30g，赤白芍各 15g，僵蚕 30g，生鸡内金 15g，肉桂 4g，黄连 6g。7 剂，水煎服，日 2 次。

2021 年 5 月 28 日二诊：恐惧感、胸痛均明显缓解，口苦，心下痞满，生气后则胃胀，畏冷食，大便 1 日 3 次，质可。舌质暗红，苔黄腻，脉细短滑。上方加胆南星 10g、苍术 10g、厚朴 10g。14 剂，水煎服，日 2 次。

2021 年 6 月 11 日三诊：恐惧未作，胸闷胸痛未作，略感乏力，口酸不苦，偶有胃胀痛，眠佳（无须安眠药），每晚可睡 7 ~ 8 小时，大便稀溏。舌尖红质嫩、边有齿痕，苔黄腻，脉滑。予院内制剂升陷祛瘀汤 9 剂。

2021 年 7 月 2 日四诊：诸症缓解，食凉则腹泻。舌红苔黄腻，脉滑。予升陷祛瘀汤去党参加附子 10g（先煎），炮姜 10g，炙甘草 10g，五味子 10g，西洋参 10g，苍术 15g，茯神 15g。14 剂，水煎服，日 2 次。

2021 年 7 月 16 日五诊：诸症缓解，餐后腹痛即便，腹部畏寒。舌红苔腻渐化，脉细短滑。党参 10g，茯苓 15g，炒白术 15g，炒扁豆 15g，陈皮 15g，炒山药 15g，炙甘草 10g，莲子肉 15g，砂仁 10g，炒薏苡仁 30g，桔梗 15g，仙鹤草 30g，荆防各 10g，白芍 10g。14 剂，水煎服，日 2 次。

按：本案患者以心中恐惧感为主诉就诊，现代医学称本病为惊恐障碍，属于精神疾病范畴，表现为反复出现且无法预料的惊恐发作，是焦虑症的一种主要表现形式。根据其症状可归属于中医“惊悸”“怔忡”“情志病”的范畴。其发病与脾胃肝胆关系密切，患者多因环境改变超过了自我调节能力，情绪失控影响气机调达而病，因肝为将军之官，主机体气机疏泄，气机疏泄失常导致“气消”“气下”“气乱”“气结”。“气消”“气下”导致肝胆气虚则发为惊恐，“气乱”“气结”则上不能济心以制阳，下不能济肾以填精，心肾不能交通故失眠。观本案患者心中恐惧，胆怯，胸闷胸痛，纳可，眠差，大便稀溏，舌红质暗，苔黄腻，脉短弦滑，为脾虚生痰，痰郁气滞，久而蕴热，痰热扰神，又加之患者老年女性，既往有心血管基础病并行开胸手术，血脉瘀滞日久，故治疗当益气升陷，化痰祛瘀，宁神定惊，处方选用升陷祛瘀汤合温胆汤加减。另加全瓜蒌清热涤痰，增强祛痰之力；三棱、莪术、赤白芍活血化瘀通脉；黄芪、太子参益气；黄连、肉桂交通心肾；僵蚕既化痰散结，又息风定惊。本方配伍得当，用药精妙，折磨患者 2 年之久的恐惧、胆怯、失眠仅服用 7 剂后即明显缓解，又服用 14 剂后上述症状完全消失。四诊加附子理中汤改善患者脾胃虚寒之证。五诊患者诸症缓解，以参苓白术散健脾益气收功。

案4：焦虑抑郁状态

顾某，女，53岁。2013年5月13日初诊。

主诉：心悸气短16年，加重10年。

现病史：患者16年前因家中变故，精神遭受重大打击之后出现心悸气短等症状，近10年逐渐加重，曾间断服用中、西药无好转。刻下症见：心悸，乏力，气短，劳累、着急、饱餐后均可出现，轻度活动即感气短、心悸，不能步行登楼，晨起气短感最重，甚至不能大声言语、觉气不能接续，易饥，然胃脘胀满，少量进食即满，过度劳累时服速效救心丸或吸氧可减轻，睡眠差，每晚需服1片地西泮方能入睡，多梦，睡眠5～6小时，大便先干后溏，2日一行。舌暗红，苔白根厚腻，脉沉细滑，寸弱。

既往史：桥本甲状腺炎，甲状腺功能减退病史，曾短期服甲状腺素片，后因心悸停药；长期血压偏低；胸部X线片检查提示左下肺轻度肺纤维化。

西医诊断：焦虑抑郁状态。

中医诊断：心悸；郁证。

辨证：气陷血瘀。

治法：升阳举陷，化瘀通络。

处方：升陷祛瘀汤加味。

生黄芪30g，桔梗10g，柴胡10g，升麻10g，知母20g，三棱15g，莪术20g，山萸肉15g，益母草30g，法半夏30g，红景天30g，紫灵芝6g，香加皮2g。14剂，水煎服，日2次。

2013年5月27日二诊：诉药后心悸、气短均有减轻，可轻度活动，仍不能步行登楼，每日需吸氧，舌脉同前。详询发病过程，诉16年前其子死于意外事故，之后出现心悸气短诸症，10年前又因车祸外伤，之后劳烦、纠纷等致长时间无法恢复，症状愈加严重。继续巩固，上方加疏肝、化痰散结之品浙贝母15g、生牡蛎30g（先煎）、玄参10g、白蒺藜15g。14剂，水煎服，日2次。

2013年6月27日三诊：乏力气短进一步改善，微咳。上方去益母草，改为仙鹤草30g，加桑白皮15g止咳。

2013年8月15日四诊：续服上方1月余，觉心悸气短大减，晨起乏力、气短好转，可大声说话，日间少气懒言减轻，易饥、腹满减轻，活动量增加，可上三楼，睡眠仍欠佳，口干、微苦、干咳。BP 102/70mmHg。舌暗苔薄，脉细短。上方去仙鹤草，加黄芩15g、黄连6g以制其热。

2013 年 9 月 12 日五诊：心悸气短大减，近 2 个月未再吸氧。诸症缓解，乏力显减，可上三楼不用休息，咳嗽、口干消失，纳增，眠安。从就诊以来，4 个月体重增加 2kg。舌质嫩，苔薄腻，脉沉细弦。效不更方，前方去黄连、桑白皮，减黄芩，加党参 10g、桑叶 10g，14 剂，善后调理。

随访至今，患者已基本恢复正常生活，可进行一般日常家务活动。

按：患者以心悸、严重气短为主要表现，甚至不能大声说话、不能步行登楼。心脏检查除外器质性病变，胸部 X 线片检查仅提示局部轻度肺纤维化，心肺功能基本正常，然患者自觉症状重，不能活动，郁郁寡欢，严重影响生活。究其起因及加重因素，先是精神遭受重大打击、受惊吓，后又有诸事烦忧、困顿劳累，虽未导致器质性病变，但足以致气血失常、变证丛生。此患者情志因素明显，恐则气下，日久气陷证候凸显，气血运行失常，血运失畅，阻于脉络，则更加重气陷，故以气陷血瘀为主证，而非通常所论之气郁、气结。如按常规思路一味给予疏肝解郁理气之品，则恐越发加重病情。由此足见详询病因、准确辨证的重要。此案可能与惊恐气陷有关，“恐则气下”“心主神明”，气陷血瘀是其主要病机。气陷则血运失畅，继而血脉瘀阻，更加重气陷。应用举陷祛瘀之法，可达心安神明。

案 5：神经性厌食伴心悸、晕厥

某，男，17 岁。2022 年 4 月 1 日初诊。

主诉：厌食 9 个月，伴心悸、晕厥 2 个月。

现病史：患者 9 个月前出现敏感多疑，急躁易怒，因减肥而控制饮食，后逐渐出现食后腹胀，进食量少，厌食，体重由 100kg 降至 59kg（身高 185cm）。2 个月前出现心悸、胸闷，晕厥 2 次，持续几秒钟至数分钟，醒后神疲乏力，平素易疲乏、头晕，现已休学，于北京某医院住院。动态心电图（Holter）结果提示窦性心动过缓 + 异位期前收缩，部分可见窦性心律不齐，一度房室传导阻滞，偶发房性期前收缩、室性期前收缩（最慢心率 34 次 /min，平均 47 次 /min，最快 102 次 /min，窦性心动过缓总持续时间 15 小时 17 分钟，最长心动过缓心搏数 3 837 次，总心搏 60 987 次）。建议安装起搏器治疗，家属拒绝。1 个月前在北京某医院诊断为“神经性厌食”，住院治疗 1 个月，病情改善不明显。刻下症见：纳差，消瘦，腹胀，口干，头昏，黑矇，甚则晕厥，心悸，胸闷，乏力，怕冷，情绪低落，敏感多疑，心烦易怒，大便干硬，3 日一行，睡眠尚可。形体消瘦，面色萎黄，语声低微，神情淡漠，皮肤干燥，眼周色暗，舌质淡，舌边尖略红，苔薄白，脉细沉迟。

检查回报：3 月 30 日查血清游离甲状腺素（FT_4）5.5ng/L（参考范围 5.9 ~ 12.5ng/L）。

查体：身高 185cm，体重 59kg，BMI 17.24kg/m^2。

中医诊断：厥证；心悸；郁病；虚劳。

西医诊断：神经性厌食症；甲状腺功能减退；营养不良。

辨证：气陷血瘀，阴阳俱亏。

治法：温振心阳，滋养阴液，化痰降气，升陷祛瘀，升清降浊。

处方：升陷祛瘀汤合麻黄附子细辛汤、百合地黄汤、生脉散、半夏厚朴汤加减。

生黄芪 30g，莪术 15g，升麻 10g，柴胡 10g，桔梗 15g，知母 15g，山萸肉 15g，生地 15g，西洋参 15g，麻黄 6g，附子 20g（先煎），细辛 5g，百合 30g，麦冬 15g，五味子 10g，法半夏 15g，陈皮 15g，厚朴 15g，玉竹 15g。7 剂，水煎服，日 2 次。另予大黄䗪虫丸，每次 6g，日 3 次。

2022 年 4 月 8 日二诊：怕冷、口干乏力好转，食后腹胀略减轻，仍食欲差，无饥饿感，自觉面部发胀，咳白痰，大便干硬如球，夜间眠安。舌淡苔黄腻，脉沉弱。诊室测心率 63 次 /min。上方改麻黄 8g、附子 30g（先煎 2 小时）、细辛 6g，加枳壳 10g、防风 10g、炒白术 8g。14 剂，水煎服，日 2 次。艾灸关元、气海、足三里、三阴交。嘱咐家属减少对患者的学业要求，缓解其精神压力。

2022 年 4 月 26 日三诊远程会诊：腹胀明显减轻，纳食改善，焦虑紧张缓解。舌淡红、苔白略厚。生晒参 15g，茯苓 30g，炒白术 15g，枳实 15g，陈皮 15g，生姜 18g，麦冬 15g，西洋参 10g，五味子 10g，麻黄 6g，附子 30g（先煎 2 小时），细辛 5g，生黄芪 60g，莪术 15g，桔梗 10g，知母 15g，益母草 30g，柴胡 10g，山萸肉 15g。14 剂，水煎服，日 2 次。另继服大黄䗪虫丸。要求平日适当运动，饮食荤素搭配，进食适量瘦肉。

服药 3 个月，患者头昏消失，晕厥未再发作，纳食明显好转，精神状态改善，体重逐渐增加。

2022 年 8 月 26 日四诊：原休学，已放弃高考，现已考取大学，体重 69kg，增加 10kg，BMI 20.16kg/m^2。面色红润，神情明朗，纳食正常，腹胀消失，胸闷心悸消失，焦虑抑郁明显减轻，大便时干时稀。诊室测心率 65 次 /min。舌淡红苔薄白，脉细弦有力。予保元汤加味，生黄芪 30g，红参 15g，肉桂 6g，当归 20g，白芍 15g，熟地 15g，川芎 15g，茯苓 30g，生白术 30g，炙甘草 10g，防风 10g，附子 10g（先煎）。14 剂，水煎服，日 2 次。另继服大黄䗪虫丸。

按： 此案神经性厌食症，属心身疾病。过度紧张的学习及慢性的精神刺激是青少年发病的主要因素，来自社会、学校的各种竞争压力，家庭事件及来自父母的强迫进食，极易使性格内向的青少年产生不良情绪，这些情绪会使饱食中枢兴奋性增高，抑制食欲，导致胃肌张力低下而发生厌食症。该患者即因过度紧张的学习负担出现焦虑抑郁，减肥后出现神经性厌食症，营养不良消瘦，逐渐出现窦性心动过缓、黑矇、晕厥，为精神情志因素引起心脏器质性病变的典型。就诊医院按指南认为符合安装心脏起搏器的指征，建议手术，家长不能接受，而后于北京某医院住院 1 个月治疗，病情不能缓解，西医治疗陷入瓶颈，转求中医治疗。

细审本案，起于忧思气结，气陷血瘀，并出现“意欲食复不能食，饮食或有美时，或有不用闻食臭时”之百合病，渐至出现“五劳虚极，羸瘦腹满，不能饮食……内有干血，肌肤甲错，两目暗黑”，甚至逐渐影响心功能，而出现心悸、黑矇、晕厥。

详参四诊，为心阳不振，阴血渐耗，痰瘀交阻，故治以温振心阳，滋养阴液，化痰降气，升陷祛瘀，升清降浊。处方以升陷祛瘀汤合麻黄附子细辛汤、百合地黄汤、生脉散、半夏厚朴汤加减，共奏调和阴阳、恢复升降、祛瘀化痰之功。二诊循前法，增加温振心阳及补气固表、健胃之力，同时艾灸四大要穴温补阳气，强壮身体。三诊患者腹胀消失，食欲改善，去半夏厚朴汤、百合地黄汤，治以健运脾胃中枢，补益心之阴阳，升提胸中大气，祛除经络瘀血。四诊诸症明显减轻，以补益心肺脾肾元气为法，用保元汤合四君、四物汤补益气血，加附子温补心肾阳气，加防风取玉屏风之意，补气固表。

此例患者的治疗在升陷祛瘀的基础上，突出对心功能的调整，心藏神，为五脏六腑之大主，生之本，心的气血充盈，阴阳调和，才能保持五脏六腑的正常功能，肝受血而能疏泄，肺朝百脉能主治节，脾胃运化正常，气机调畅，气血充盈，神志亦能恢复正常。经综合调治，患者不仅焦虑抑郁情绪改善，精神状态转佳，心脏器质性病变也有所改善，避免了安装心脏起搏器，且进食如常，营养充盈，并能按时完成学业，参加高考，进入大学进一步深造。

案6：慢性疲劳综合征

潘某，男，42岁。2002年6月17日初诊。

主诉：神疲乏力1年余。

现病史：患者3年前因工作压力大，饮食不规律，情绪抑郁，于1年前逐渐出现神疲乏力，曾到多家医院诊治，理化检查皆无阳性发现，经多方治疗，疗效欠佳。刻下症见：神疲乏力，胸闷，气短，时有低热，体温波动在37.2～37.8℃，健忘，头晕，头痛，少气懒言，活动后症状加剧，失眠。舌淡暗、苔薄白，脉细弱。

西医诊断：慢性疲劳综合征。

辨证：气陷血瘀。

治法：升阳举陷，化瘀通络。

处方：升陷祛瘀汤加味。

生黄芪15g，升麻6g，桔梗5g，知母10g，山茱萸15g，太子参15g，三棱12g，莪术12g，益母草30g，北五加皮3g，桑寄生15g，杜仲15g，夏枯草18g。14剂，水煎服，日2次。

2002年6月30日二诊：服药后诸症有所缓解，低热已退。舌淡苔白，脉细短。原方加茯苓15g，14剂，水煎服，日2次。

2002年7月15日三诊：症状明显好转，神疲、健忘改善，胸闷、头痛等症状消失，剧烈活动时仍有气短感。原方加减，间断服药，调治半年，诸症悉平。

按：慢性疲劳综合征的病因尚不明确，主要表现为疲劳，虽经休息亦不能缓解，并伴随失眠健忘、注意力不集中、易于烦躁、心情郁闷、情绪低落、低热缠绵等一组症状，现代医学尚无行之有效的治疗方法。综观患者临床表现，本病的成因缘于阴阳气血失衡。患者先天禀赋不足，加之长期劳神思虑、情志抑郁、饮食失节等因素，造成脏腑亏虚，气阴不足，甚则气虚下陷，脉络瘀滞。本病病因复杂，虚中夹实，故治疗宜攻补兼施，全方共奏益气升陷、补脏腑、和气血、调阴阳、通经络之功，则诸症消除。

案7：阵发性心悸伴呼吸急促、眩晕

高某，女，17岁。2012年11月22日初诊。

主诉：阵发心悸、胸闷、乏力半年，加重2个月。

现病史：患者半年前无明显诱因出现阵发性心悸、胸闷、乏力，呼吸急促，不能站立，伴头晕、肢冷，每次发作持续1～2小时，休息后缓解，前

4个月内发作2次。近2个月来，心悸、胸闷发作较前频繁，约1周发作1次，发作时曾就诊于当地医院，查心电图、生化检查未见异常。2012年11月9日查尿常规、离子分析、心肌酶、甲状腺功能、卧立位肾素-血管紧张素-醛固酮试验及颅脑CT、腹部CT未见异常。院外曾予中药治疗，内容不详，心悸、胸闷、乏力仍反复。刻下症见：心悸、胸闷间断发作，易怒，月经量少，无血块，二便调。舌体胖大，苔薄质淡暗，脉沉细短。BP 125/70mmHg（平素血压水平约为90/60mmHg）。

辨证：气陷血瘀，肝阳上亢。

治法：升陷祛瘀，平肝定眩。

处方：升陷祛瘀汤加减。

生黄芪30g，柴胡10g，升麻10g，桔梗10g，知母15g，山萸肉15g，三棱15g，莪术20g，生牡蛎30g，白蒺藜15g。14剂，水煎服，日2次。

2012年12月1日二诊：服药10天内心悸、胸闷发作2次，每次持续时间缩短，约20分钟，休息后缓解，效不更方。

2013年1月7日三诊：已守方服药1个月，胸闷、心悸未再发作，仅感轻度胸闷不适。

按：本案患者发病特点与西医惊恐发作型焦虑症相符，虽未行脑电图检查，但通过排除其他疾病，惊恐发作诊断应该成立。目前西医治疗主要是心理治疗、药物治疗，但有治疗周期长、药物不良反应明显等不足，尚无特效方法；中药治疗可以发挥一定优势，但要注意排除甲状腺功能亢进及肾上腺嗜铬细胞瘤、心血管病、自发性低血糖、药物戒断反应、颞叶癫痫、癔症等疾患所致的类似发作。该患者出现的诸多症状其实是有关精神、情志及性格倾向的变化。“心主神明”，血脉为其提供了物质基础，故血虚、血热、血瘀等成为精神、神志等变化的病理基础。因此，治疗本患者直接从调理气血与脏腑升降关系入手。患者心悸、胸闷、乏力，呼吸急促，不能站立，肢冷，气不足以息是气虚下陷；经行量少，舌质淡暗，脉短沉细，是血瘀的表现，故应用升陷祛瘀汤；患者平时易发脾气，加用白蒺藜疏肝解郁。

5. 恶性肿瘤相关疾病

目前在胸部肿瘤中，如中上段食管癌、早期非小细胞肺癌、纵隔肿瘤等仍以手术切除为主要治疗手段。但手术属创伤性治疗，对机体损伤较大，且易产生并发症。研究显示，胸部肿瘤术后患者常出现咳嗽、气促、呼吸困难等症状。同时，肿瘤一般出现在免疫力低下，即“气血亏虚”的状态下，因此，其前提病机就存在气血不足，加之肿瘤及其并发病症，或手术，或放化疗的消耗，导致身体更虚，以致大气虚极下陷。

“人之大气虽在胸中，实能统摄全身”，肿瘤患者，经大手术的损伤，气虚络损，血行失度，导致气陷血瘀、升降失调。治疗时除以升陷祛瘀汤为主方升阳举陷、化瘀通络外，还应注重以白花蛇舌草、半枝莲专药治疗。胃肠肿瘤还会影响肠腑气机，治疗时应注重通腑。若经手术或放化疗，还易导致阴津亏虚，甚至阴损及阳，水停血瘀，而成疑难重症，治疗时应多取合方，以其病机复杂故也。

案1：肠癌术后

曾某，女，56岁。2012年11月1日初诊。

主诉：直肠癌术后。

现病史：直肠癌造瘘术后，化疗4个疗程结束，拟调养后行“肛门回纳术”。刻下见：腹胀，乏力，身痒，腰酸，食欲欠佳。舌质淡暗，脉沉细无力。血压90/60mmHg。血常规示白细胞减少。

西医诊断：直肠癌术后。

中医诊断：肠岩术后。

辨证：气陷血瘀。

治法：益气祛瘀升陷。

处方：升陷祛瘀汤加味。

生黄芪40g，柴胡10g，升麻15g，桔梗10g，知母20g，三棱15g，莪术10g，炒白术15g，薏苡仁30g，炙甘草10g，山药15g，黄精15g，白花蛇舌草30g，半枝莲30g。14剂，水煎服，日2次。

2012年11月15日二诊：服上方2周，感体力、精神改善，身痒显减，且体重增长约5kg，眼眶、左太阳穴部位疼痛，坐久腰痛。舌质紫苔薄，脉沉细无力。上方去黄精，加用防风10g、羌活10g、川芎10g、黄芩10g。14剂，水煎服，日2次。

2012年12月31日三诊：服上方28剂，头痛瘥，诸症改善，1周前行直肠癌肛门回纳术，一般情况尚可，手术顺利。

按：该患者为中年女性，患恶性肿瘤，根治术后又经4个疗程化疗。结合其腹胀、乏力、纳差，舌质暗淡，脉沉细无力，已属大气不足，虚而下陷，故当治以益气升陷，活血祛瘀，取益气升陷与祛瘀两法兼顾。清代医家王清任强调瘀血之症与元气有密切关系，其曰“元气一亏，经络自然空虚”“血无气载则必瘀凝”，此时徒化瘀则愈伤元气，徒补气则瘀难速解。方中君以生黄芪，既善补气又善升气，升举下陷之大气，又臣以三棱、莪术活血化瘀通络，则瘀去气升，顽症可除。方中佐以柴胡、升麻、桔梗升气举陷，知母性凉可制黄芪之性温，诸药合用，使大气得充，气陷得举，气血通行。加用山药、黄精补气养阴，健脾润肺益肾，气阴双补，半枝莲、白花蛇舌草清热解毒抗肿瘤。

案2：直肠癌术后腹胀

刘某，男，80岁。2013年7月3日初诊。

主诉：直肠癌术后腹胀1周。

现病史：患者无意间发现大便带血，为鲜红色，量少，无腹泻、便秘等，此后大便带血偶有发生，于2013年5月12日就诊于黑龙江某医院，行肠镜检查，诊断为“直肠癌”，后病理回报“直肠腺癌”。6月18日行腹腔镜直肠癌根治术，手术顺利。术后7天患者排便后出现腹部疼痛，以下腹部为重，考虑吻合口瘘，6月26日在全身麻醉下再行回肠造瘘术，术后患者恢复可，造瘘口有黄色软便排出，腹腔引流管通畅，冲洗腹腔引流管有淡黄色冲洗液引出。患者两次手术后，自述纳呆，饭后腹胀明显，甚至胀至需半卧位体位，坐位时，必须挺腹托肚。6月29日请会诊，考虑中气不升、阴火偏旺，予以补气为先，方以补中益气汤加味。患者服后腹胀无缓解，请余会诊。刻下症见：腹胀如鼓，口干不欲饮，不思饮食。苔净质偏红，脉沉弦大。

既往史：肾结石（泥沙性结石）；前列腺增生。

辨证：上虚不能制下，气化失司，血瘀络阻。

治法：益气升陷，活血化瘀。

处方：升陷祛瘀汤合甘草干姜汤、小陷胸汤加减。

生黄芪30g，升麻10g，柴胡10g，桔梗10g，三棱15g，莪术20g，知母15g，炙甘草15g，炮姜10g，全瓜蒌30g，法半夏30g，黄连12g，生鸡内金15g，益母草30g。5剂，水煎服，日2次。

2013年7月10日二诊：服药后腹胀明显减轻，但在8日始发热，体温最高38℃，约下午2时开始发热，至晚间8时体温最高，休作有时，汗出，腹胀如鼓，伴有腹痛，向下部放射，饭后腹胀明显，口干少津。脉弦滑。血常规提示白细胞6.24×10^9/L，中性粒细胞百分比82%。治以宣湿达原之柴胡达原饮。柴胡18g，黄芩15g，槟榔15g，厚朴20g，草果15g，知母15g，白芍 15g，炙甘草 10g，炮姜 10g。3 剂，水煎服，日 2 次。

2013 年 7 月 18 日三诊：服上药后热退胀消，唯昨日起左下腹痛，排尿不畅。舌苔薄质嫩，脉细寸弱。改予升陷祛瘀汤，合用大建中汤以善其后。生黄芪 15g，知母 10g，桔梗 10g，升麻 10g，柴胡 10g，莪术 12g，三棱 12g，山萸肉 10g，蒲公英 30g，刘寄奴 30g，黄柏 10g，巴戟天 10g，党参 10g，川椒 10g，干姜 10g，小茴香 10g。6 剂，水煎服，日 2 次。

药后患者腹胀显著减轻，已无腹痛，后继服 7 剂出院，至今未反复。

按：患者 80 岁高龄，短期之内迭经两次手术，身体损伤明显，正气虚耗，气虚而致推动无力，从而出现腹胀，此即上虚不能制下，因此不能一味攻伐，当察其标本虚实。患者在治疗过程中病情多变，曾出现发热、腹痛等兼症，分别予以达原饮、大建中汤等随症加减。

患者两次手术，出血量不少，离经之血亦为瘀血，加之其气虚推动无力（气为血帅），可知瘀血亦为主证之一。既知气化失司，血瘀络阻，故治之以升陷祛瘀汤。同时，患者西医诊断为“直肠癌”，临床见口干不欲饮，舌质红，甚至光红无苔，亦知其津亏阴伤之象系因“肺合大肠”“肺主津，大肠主液”“上虚不能制下”所致。甘草干姜汤亦名复阴汤，方中干姜苦辛，守而不走，故君以甘草，甘温补虚，使辛从甘化，则能守中复阳。两味药辛甘化阳，温复中焦阳气，以散上焦寒邪，肺气布达，津液自至。

案 3：结直肠癌肝肺转移术后发热

患者，男，53 岁。2015 年 5 月 7 日初诊。

主诉：乙状结肠部分切除术，直肠造瘘术后发热 2 个月。

现病史：患者于 2015 年 3 月 4 日因乙状结肠、直肠癌肝、肺转移行乙状结肠部分切除术、直肠造瘘术，术后恶寒发热反复，持续 2 个月，体温多在 38.5℃以上，体温高峰在每晚 20 时到 22 时，需针剂退热，近 2 个月体重下降 30kg。刻下症见：反复恶寒发热，腹痛，夜间加重，每日需服用止痛片 2 片，自汗盗汗显著，乏力，气短，室内步行、上厕所均感困难，咳嗽，咳痰，口干苦显著，纳差，便约不畅。苔黄腻，边尖红，脉弦滑。HGB 88g/L。

辨证：气陷血瘀，少阳、阳明合病。

治法：益气升阳举陷，和解少阳，泻热通腑。

处方：柴胡白虎汤兼升陷祛瘀合方。

生黄芪 30g，莪术 15g，三棱 12g，知母 20g，柴胡 15g，枳实 15g，黄芩

20g，法半夏 30g，生大黄 10g（后下），赤芍 15g，生姜 15g，大枣 15g，生石膏 100g（先煎），半枝莲 30g，白花蛇舌草 30g，藤梨根 30g。7 剂，水煎服，日 2 次。

2015 年 6 月 6 日二诊：服上方 1 周后热退，汗显减，腹痛解除，食欲改善，口干苦减，退热针、止痛片均已停用，乏力显著改善。复查 HGB 92g/L。予小柴胡合升陷祛瘀加味善后。

按：柴胡白虎汤为《伤寒论》小柴胡汤和白虎汤的合方，是少阳病和阳明病兼治之法，最初见于明朝皇甫中的《明医指掌》。本患者兼见便约不畅，可知是阳明经证、腑证同现，故治以大柴胡汤与白虎汤合方。在《重订通俗伤寒论》中亦有同名方剂，但药物组成略有不同。

案 4：直肠癌肠穿孔术后腹痛厌食

刘某，女，65 岁。2016 年 4 月 20 日初诊。

主诉：直肠癌术后 6 年，肠穿孔术后腹痛厌食 1 个月。

现病史：患者于 2010 年行直肠癌根治术，病理诊断为直肠低分化腺癌。2016 年 3 月 22 日患者出现腹痛，CT 检查提示腹盆腔可见游离气体、腹盆腔积液，考虑消化道穿孔、急性腹膜炎，于 3 月 24 日行剖腹探查横结肠部分切除、小肠修补、横结肠近端造瘘、横结肠远端造瘘、回肠造瘘术。患者术后 1 个月仍腹痛、厌食，依赖静脉营养支持，遂转入中西医结合科治疗。刻下症见：不思饮食，每日仅进食少量稀粥，食后腹胀，时有腹部隐痛，精神萎靡，乏力，时有烦躁，面色萎黄，大汗淋漓，动则气短，肛部胀痛难耐，时有血性黏液排出。舌淡暗，边有齿痕，苔黄腻，脉沉细短无力。

辨证：气陷络阻，瘀毒未尽。

治法：解毒升陷祛瘀。

处方：升陷祛瘀汤、薏苡附子败酱散合大黄牡丹皮汤加减。

生黄芪 30g，柴胡 10g，升麻 10g，三棱 12g，莪术 15g，清半夏 15g，薏苡仁 60g，败酱草 30g，生大黄 10g（后下），牡丹皮 30g，陈皮 10g，干姜 10g，炙甘草 10g，三七粉 3g（冲服）。10 剂，水煎服，日 2 次。

随访：服药 2 剂后腹胀、腹痛大为缓解，肛门胀痛已除，引流袋内排泄物增多，且血性黏液已除，乏力改善，出汗减少，饮食明显增加，停用静脉营养，改为自行进食。随访至 2019 年，患者可正常饮食，无腹部不适，体重增加，精神焕然。

按：患者花甲之年反复手术、断肠造瘘又行化疗，瘀毒未尽，宗气已虚，脾胃后天已败。大黄牡丹汤和薏苡附子败酱散都是治疗肠痈的著名方剂，均出自《金匮要略·疮痈肠痈浸淫病脉证并治》，疮痈、肠痈汇入同篇讨论，应细细体味其中含义。“癌毒”加之反复手术，断肠造瘘，瘀毒络损无疑，单以薏苡附子败酱散已难胜任，需合大黄牡丹汤。桃仁、瓜子祛瘀之量级不如莪术、三棱，且现代研究提示三棱、莪术还有抗癌的药理作用。薏苡附子败酱散去附子，易干姜，且与大黄、半夏相伍，取苦辛通降，助开胃进食。

案5：肝癌

韩某，女，59岁。2014年1月20日初诊。

主诉： 胁肋胀痛4个月。

现病史： 患者于2013年10月因腹部不适、恶心就诊，B超发现肝巨大占位，诊断为肝癌，分别于2013年11月、2014年1月两次行介入射频治疗。刻下症见：两胁胀痛，背痛，胃脘痞满，恶心，纳差，口苦，乏力易倦。舌暗，齿痕，苔白，脉沉细弦。

既往史： 慢性乙型肝炎，肝硬化病史。

辨证： 气陷血瘀，气阴两虚。

治法： 益气养血，活血解毒。

处方： 升陷祛瘀汤加味。

生黄芪40g，升麻10g，柴胡10g，桔梗10g，知母20g，三七粉3g（冲服），水蛭10g，半枝莲30g，白花蛇舌草30g，赤芍60g，炙甘草10g，茵陈15g，金钱草30g，仙鹤草30g，阿胶10g（烊化），麦冬15g，五味子10g，西洋参12g，党参30g，山萸肉15g，生内金15g，壁虎10g，马钱子粉0.6g（冲服）。15剂，水煎服，日2次。

2014年4月14日二诊：两胁胀痛减轻，觉隐痛，乏力减，精神佳，纳可，体重无明显变化。复查腹部MRI提示弥漫性肝硬化，肿瘤病变仍存在，活性较低，脾大，少量腹水。舌脉大致同前。继以前方微做调整巩固。

2014年6月26日三诊：精神佳，乏力减，两胁胀痛，间断加重，偶心悸气短，纳眠可，二便尚调。复查腹部CT提示癌肿病灶较4月无明显变化，脾大，无腹水。继服前方善后，随访至今，患者病情稳定。

按： 患者久患肝病，癥积内结，屡经介入攻伐，虽力图祛邪，亦致正气耗伤。胸中大气虚陷，无以贯心脉、行呼吸，故见乏力倦怠、背痛胁胀；大气不举，中焦气机亦随之壅滞，故见胃痞、纳差、恶心；瘀毒内结，络脉不通，故胁痛舌暗；舌有齿痕、脉沉细弦，则为气陷血瘀兼见气阴不足之象。

以升陷祛瘀汤为基础方，重用生黄芪为君，配升、柴、桔梗，大力举陷升清，运转大气，复其“贯心脉、行呼吸”之功；合水蛭、三七、赤芍破血通络，祛瘀止痛。更入半枝莲、白花蛇舌草、壁虎、马钱子粉以解毒散结、直攻癥积；又以西洋参、党参、山萸肉、阿胶、麦冬、五味子益气养阴，扶正固本；佐以茵陈、金钱草清利肝胆，仙鹤草、生内金健脾和中。全方升降同调，攻补兼施，既着眼于“大气下陷、瘀血内结”之核心病机，又兼顾毒聚与阴伤之标，可谓“升陷不忘祛瘀，祛瘀不离托举”，为虚实夹杂、癥积重证之治疗，提供了重要思路。

案6：肺癌术后吞咽困难

患者，女，71岁。2022年7月4日初诊。

主诉：术后噎膈9个月。

现病史：患者于2021年8月因肺癌行右侧肺叶切除术，术后卧床休养1个月后开始出现进食受阻，进干食时明显，饮水无噎膈，自服雷贝拉唑钠肠溶片10余天，噎膈未见改善。9天前患者因突发上腹痛住院治疗，诊断为“急性胰腺炎、药物性胰腺炎不除外、奥狄括约肌功能不全不除外”，经对症治疗好转后出院。出院后患者噎嗝如前未缓解，遂前来就诊。刻下症见：进食不利，进食干食后噎膈感伴呃逆，呃逆终止后梗阻感缓解，体形消瘦，疲乏，畏寒，肠鸣，腹泻，水样便，每日2～4次，进食后脐周不适，口苦，口干，口黏，恶热，自汗，失眠，口服唑吡坦后每晚可睡5～6小时。身高171cm，体重45kg。舌质紫暗，苔白腻，脉弦。

既往史：腹泻型肠易激综合征病史多年，口服米氮平15mg治疗1月，此次住院期间及出院后停用米氮平，现每2～3日发作一次腹泻，2022年7月胃镜检查未见异常。

目前服用药物：匹维溴铵、盐酸小檗碱、胰酶肠溶胶囊、酪酸梭菌肠球菌三联活菌片、酒石酸唑比坦等。

西医诊断：功能性吞咽困难；肠易激综合征。

中医诊断：噎膈；腹泻。

辨证：大气下陷，气津两亏，痰瘀互阻。

治法：升陷祛瘀，润燥降气。

处方：升陷祛瘀汤合启膈散加减。

生黄芪30g，党参20g，柴胡10g，升麻10g，桔梗10g，知母15g，醋三棱12g，醋莪术15g，益母草30g，酒萸肉15g，北沙参15g，丹参30g，茯神 15g，砂仁 10g（后下），荷梗 15g，郁金 15g，柿蒂 15g，麦冬 15g，玉竹 10g，生栀子 10g，淡豆豉 30g。7 剂，水煎服，日 2 次。

2022 年 7 月 11 日二诊：进食噎膈感减轻，肠鸣、腹泻好转，口干口苦亦显减，仍汗出较多，睡眠多梦，每晚睡眠 5 小时。舌淡暗，齿痕，苔薄微黄，脉弦。效不更方，上方加炒白术 8g、西洋参 10g 继服。

2022 年 7 月 25 日三诊：噎膈感十去七八，疲乏、肠鸣好转，体力较前明显提升，腹泻缓解，大便成形，每日 1 ~ 2 次，睡眠改善显著，每晚可睡 6 ~ 7 小时，仍食欲欠佳，伴恶心，纳食偏少。舌淡暗，苔少，脉细弦。诸症显减，现以虚羸欲吐、纳差为主要表现，改用升陷祛瘀汤合竹叶石膏汤加减。生黄芪 30g，党参 20g，柴胡 10g，升麻 10g，桔梗 10g，知母 15g，醋三棱 12g，醋莪术 15g，益母草 30g，酒萸肉 15g，淡竹叶 30g，生石膏 40g（先煎），太子参 15g，麦冬 20g，法半夏 15g，炙甘草 10g，怀山药 15g。14 剂，水煎服，日 2 次。

2022 年 8 月 8 日四诊：进食时噎膈感进一步减轻，呃逆后觉舒服，食欲改善，睡眠佳，口苦已除，未再腹泻。舌淡暗，苔薄白，脉滑。药已中的，继以上方加减巩固。生黄芪 30g，党参 20g，柴胡 10g，升麻 10g，桔梗 10g，知母 15g，醋三棱 12g，醋莪术 15g，益母草 30g，酒萸肉 15g，淡竹叶 30g，生石膏 40g（先煎），太子参 15g，麦冬 20g，法半夏 15g，炙甘草 10g，怀山药 15g，百合 30g，代赭石 40g（先煎），旋覆花 10g，炙鸡内金 15g，黄连 6g，瓜蒌 15g。14 剂，水煎服，日 2 次。

2022 年 8 月 15 日五诊：噎膈感十去其九，呃逆顺畅，肠鸣缓解，纳差、恶心已除，近 1 周因饮食不慎腹泻 2 次，伴轻微腹痛，泻后痛减，口干口苦。舌淡暗，苔薄腻，脉滑。噎膈几除，腹泻稍有反复，证属肝旺脾虚、少阳痰热下迫阳明，改痛泻要方合黄芩汤加减，以作善后。炒白术 10g，白芍 30g，陈皮 15g，防风 10g，黄芩 15g，炙甘草 10g，马齿苋 3g，藿香 15g，佩兰 15g，砂仁 20g（后下），炙鸡内金 15g，木香 10g，黄连 6g。7 剂，水煎服，日 2 次。

按：本案患者为老年女性，其突出发病特点为肺癌术后卧床 1 个月，随后渐出现噎膈之症，结合其多年腹泻型肠易激综合征病史，及体形消瘦、乏力、腹泻、自汗等临床表现，可辨其以术后大气虚陷、气阴两虚为本，而气逆、痰结、瘀血等乃为其标，故治当以扶正为先，以升陷祛瘀汤升陷举阳、气津双补、化痰开瘀治其本；合以开郁化痰、润燥降气之启膈散治其标，使气机恢复升降出入之本能；另酌加麦冬、玉竹以养阴润燥，栀子豉汤清热开郁除烦以助眠。经治疗，患者噎膈感大减，肠鸣、腹泻几除，睡眠转佳，转以纳差、恶心等为主要表现，虑其长期腹泻、自汗多，“虚羸少气、气逆欲吐”，故改合用竹叶石膏汤以清补气津，和胃降气。后因饮食不当致腹泻有所反复，以痛泻要方合黄芩汤以调养收尾。

6. 风湿免疫疾病

风湿免疫病属中医学“痹病”“风湿病”范畴，当今风湿免疫病中出现多系统损害的疾病越来越多，且多呈肢体与脏腑同病的复杂特性，疾病模式由单一向多元演变，临床治疗棘手，病情缠绵难愈，有些患者甚至罹患终身。其病因病机，最早多从实邪论治，后期逐渐发展为本虚标实，如《素问·痹论》曰：“风寒湿三气杂至，合而为痹也。”晋代葛洪《肘后备急方》提出风、寒、湿邪侵袭关节痛甚有如虎啮，隋代巢元方《诸病源候论》按病因和部位将痹证分为风痹、湿痹、风湿痹、血痹、历节风、虚劳风痿痹、五体痹等，且文中论病机不离气血，提出“血之在身，随气而行，常无停积”的观点。张锡纯在《医学衷中参西录》提出“从来治腿疼臂疼者，多责之风寒湿痹，或血瘀、气滞、痰涎凝滞。不知人身之气化壮旺流行，而周身痹者、瘀者、滞者，不治自愈，即偶有不愈，治之亦易为功也。愚临证体验以来，知元气素盛之人，得此病者极少，故凡遇腿疼、臂疼，历久调治不愈者，补其元气以流通之，数载沉疴，亦可随手奏效也”，强调了治疗痹病元气不足的病因，治疗时需补元气以运行周身。朱良春教授指出治疗痹病的特殊用药，痹病日久，邪气久羁，深经入骨，久之血瘀滞不行，变生痰湿瘀浊，经络闭塞不通，非草木之品所能宣达，必借虫蚁之类搜剔窜透方能浊去凝开，气通血和，经行络畅，深伏之邪除，困滞之正复。寒湿甚者，用乌梢蛇、蚕沙；化热者用地龙；夹痰者用僵蚕；夹瘀者用土鳖虫；痛甚者用全蝎或蜈蚣；关节僵肿变形者用蜂房、僵蚕、蜣螂虫；病变在腰脊者用乌梢蛇、蜂房、土鳖虫。

风湿免疫系统疾病之虚在气陷血虚，实在风、寒、湿、瘀。气陷则大气不能统领全身，营卫虚而易外感，故风寒湿杂而为患，日久则生瘀血。除局部病变如皮肤、骨骼、口、鼻、眼外，还可见间质性肺病、自身免疫性肝病、免疫性心肌炎、自身免疫性胰腺炎、狼疮性肾炎等内脏病变。治疗应整体把握，升陷祛瘀汤升阳举陷、活血通络的同时，还应兼顾养血滋阴、顾护阳气。

案1：干燥综合征

吴某，女，52岁。1984年12月18日初诊。

主诉：口干、眼干、失眠18年。

现病史：患者口干多饮，每日饮水4～5暖瓶（8 000～10 000ml）仍不解渴，顽固失眠，视物模糊，头发脱落，体毛已全脱落，乏力、神疲，哈欠频作，尿频，便干，于北京、上海等各大医院排除糖尿病、尿崩症（尿比重正常），诊断不明，经中西医药治疗，均为寸功，转来中日友好医院求治。患者头颅CT未见异常，脑电图呈边缘状态，类风湿因子（RF）阳性，免疫球蛋白定量IgG 288U/ml（正常140U/ml ± 40U/ml）、IgA 330U/ml（正常120U/ml ± 40U/ml）、IgM 180U/ml（正常160U/ml ± 70U/ml），未找到狼疮细胞。取下唇中部、唇红部及唇黏膜处唇腺（0.7cm × 0.3cm）进行病理分析，结果显示小唾液腺多数导管周围有中等量α细胞浸润，可见浆细胞浸润，其间少量结缔组织增生，偶见腺细胞内分泌物堆积；小唾液腺导管周围淋巴细胞浸润，符合干燥综合征。刻下症见：口干多饮，眼干，两目暗黑，食后腹胀，气短，心悸，活动后加重，失眠。舌光红无苔，少津，舌质裂，脉沉细涩，左寸弱。

辨证：气阴两虚，血瘀阻络。

治法：两益气阴，升陷逐痹。

处方：升陷祛瘀汤加味。

生黄芪15g，升麻10g，柴胡10g，桂枝5g，桔梗8g，干地黄15g，丹参30g，当归10g，赤芍15g，白芍15g，川芎10g，三棱10g，莪术10g，川牛膝10g。7剂，水煎服，日2次。另口服大黄䗪虫丸1丸，日2次。

1984年12月25日二诊：药后得畅泻3次，后便渐正常，口干明显改善，饮水量已减大半（每日不足2暖瓶），余症均缓解，带药出院。

1985年1月3日三诊：诸症进一步改善，口干基本解除，已有少量唾液、鼻涕，并有微量汗出。后以上方进退治疗半年，诸症渐退，饮水量也已正常。

按：患者阴津亏虚，脉道干涩，血枯致瘀，脉络痹阻，诸恙丛生。周学海《读医随笔》提到“阴虚必血滞”，故选地黄、白芍、当归养血育阴、逐痹通络，取升陷逐痹汤、升陷祛瘀之系列方之一，另合大黄䗪虫丸缓中补虚。

案2：多发性肌炎

李某，男，38岁，2005年7月21日收入院。

主诉：全身乏力半年，加重2个月。

现病史：患者半年前无明显诱因出现双下肢无力，咀嚼、抬头无力，每次进餐需中间休息2次。最多可步行20米，诊断为“多发性肌炎”。予胞二磷胆碱注射液、肌苷、黄芪注射液、丹参注射液等治疗后不效，口服泼尼松治疗2个月无效。刻下症见：双下肢无力，咀嚼、抬头无力，每次进餐需中间休息，步行艰难。

个人史：饮酒10余年，已戒除4年。有长期劳累及居住地潮湿受冷史。

家族史：其兄10年前有类似病症，已治愈。

辅助检查：心肌酶谱示：乳酸脱氢酶（LDH）567IU/L，肌酸磷酸激酶（CPK）500IU/L，天冬氨酸氨基转移酶（AST）47IU/L，羟丁酸脱氢酶（HBD）485IU/L，丙氨酸氨基转移酶（ALT）47IU/L，肌酸激酶同工酶（CK-MB）47IU/L。血常规示：HGB 142g/L，WBC 5.27×10^9/L，N% 39.7%，淋巴细胞百分比（L%）41%。尿常规示尿蛋白弱阳性，尿酮体（KET）3.9mmol/L，尿比重（SG）1.025，红细胞（RBC）0 ~ 2/HP，WBC 2 ~ 4/HP。肌电图示右胫前肌、股四头肌、髂腰肌、左肱二头肌测定运动单位（MUP）面积减少，波幅减弱，时限缩短；肌原性损害，四肢神经传导速度正常。肌肉活检示（肱三头肌）送检横纹肌组织部分肌纤维轻度大小不一，以肌束周边部为明显；小数肌细胞核增生，呈串珠状；个别肌纤维变性，横纹不清；局灶肌束间小血管周围及少数肌纤维之间可见少许散在T淋巴细胞浸润（$CD45RO^+$；$CD20^-$；$CD56^-$）；病变符合轻度非特异性肌炎。胸部CT检查未见异常。B超示肝、胆、脾、胰、双肾正常。

辨证：气陷血瘀，湿热下注。

治法：升阳举陷，化湿泻热。

处方：升陷祛瘀汤合四妙散加减。

生黄芪60g，党参15g，三棱15g，莪术15g，淡附片10g（先煎），薏苡仁30g，制马钱子粉0.6g（冲服），苍术15g，茯苓15g，炙甘草6g。4剂，水煎服，日2次。

2005年7月25日二诊：症状有所好转，进餐不需休息，可步行30米。上方减制马钱子，加干姜12g、杜仲15g、川牛膝15g。5剂，水煎服，日2次。

2005年7月30日三诊：患者症状继续好转，舌淡润，苔薄白。上方加生黄芪至80g，淡附片至20g。3剂，水煎服，日2次。

2005年8月1日四诊：复查心肌酶谱指标无明显变化。上方加制马钱子0.6g（冲服）、巴戟天10g。3剂，水煎服，日2次。

患者服药共2周，因感冒停用上方，现可从中日友好医院步行至天安门广场（约15km）而无疲劳感。患者于8月11日出院，回到原籍黑龙江省，20天后电话随访，诉复查心肌酶谱指标均在正常范围，嘱继用汤药巩固1个月。停药至今，随访7年，可正常生活，并恢复工作。

按：多发性肌炎是一种主要累及横纹肌，以淋巴细胞浸润为主的非化脓性结缔组织炎性疾病，确切病因尚不太清楚，可能是遗传因素、病毒感染、机体免疫异常、血管病变等多因素作用的结果。中医证属痹痿，早期为痹，后期为痿。纵观多发性肌炎的整个疾病过程：早期起病隐匿慢性，以四肢近端肌肉酸痛、压痛，痛而无力为特征，病位在肢端肌肉，病因多为寒湿或湿热；随着病情渐进发展，肌肉酸痛、压痛渐渐消失，肢体肌肉萎缩及软弱无力逐渐加重，如握物、行走不能，翻身起床无力，生活不能自理等，故后期以痿为主。如一开始既有肌肉酸痛压痛等痹证表现，又有肢体痿软无力、不能随意运动等痿证表现，或同时兼有，合称为痹痿证更宜。本例患者以全身肌肉无力的痿证表现为主。

本例患者有长期劳累及居住地潮湿受冷史，在外务工饮食不节，导致脾肾阳虚，气虚血瘀，湿浊留驻肌肉不化，现全身无力，肢体痿废。治疗以升陷祛瘀为主，加用茯苓、苍术、薏苡仁健脾化湿，取意“治痿独取阳明”；杜仲、巴戟天温补肾阳，川牛膝引经通下强腰膝，同时加制马钱子粉0.6g吞服。《医学衷中参西录》言：“马钱子即番木鳖，其毒甚烈，而其毛与皮尤毒，然制之有法，则有毒者可至无毒。而其开通经络，透达关节之力，实远胜于他药也。”参考张锡纯在治疗肢体痿废的“振颓丸”中使用了制马钱子之法。

案3：抗合成酶抗体综合征、脓毒症休克

刘某，男，66岁。2024年6月28日初诊。

主诉：间断咳嗽、咳痰、呼吸困难伴全身皮疹2年，加重3周。

现病史：患者于2022年5月无明显诱因出现间断咳嗽、咳白色黏痰，伴呼吸困难，活动后为著，双下肢无力，后出现颈部及躯干散在红色丘疹，日晒后加重，当地医院查胸部CT示“双肺散在间质纤维化伴感染”，肺功

能示“中重度限制性通气功能障碍，肺总量降低，残气量、残气量/肺总量比值升高，气道阻力、肺弥散功能中度下降，支气管舒张试验阴性”，肌炎抗体谱示“PL-7（+）”，抗核抗体谱示“阳性，胞浆颗粒型 1∶100”，诊断为“抗合成酶综合征，间质性肺炎，肺部感染”，对症治疗后症状基本缓解，维持甲泼尼龙、他克莫司调节免疫。3 个月余前患者曾出现憋闷、心悸、晨起咳嗽，双上肢各关节痛，畏寒，胸部 CT 示间质性肺炎较前明显加重，予激素加量、对症治疗后症状缓解。2024 年 6 月 1 日患者无明显诱因出现咳嗽咳痰、咽部不适，5 天后胸闷加重、持续不解，伴血压下降，至急诊查动脉血气提示 I 型呼吸衰竭，心电图示“窦性心动过速合并房性期前收缩”，计算机断层肺动脉造影（CTPA）除外肺栓塞，收入风湿免疫科住院治疗，患者心率升至 150 ~ 160 次/min，复查心电图示心房颤动伴快心室率，血压再次下降，最低 90/60mmHg，患者呈嗜睡状态，皮肤弹性差，考虑为心源性休克合并感染性休克，立即补液支持并转入 ICU，后完善病原学检查提示呼吸系统细菌、真菌及巨细胞病毒（CMV）感染，先后予莫西沙星、美罗培南、氟康唑、伏立康唑、更昔洛韦等抗感染，同时予降心率、维持血压、抗凝、静脉营养、预防性抗凝等对症治疗，待患者生命体征平稳后，转回风湿免疫科。患者血常规结果较前改善，但血压仍偏低。2 天前予 200ml 血浆输注以补充血容量，输注 30 分钟时患者突发视物模糊，测血压 68/41mmHg，SpO_2 89%，心电监护示心房颤动，心室率由 150 次/min 增至 190 次/min，后出现胸闷、颜面躯干部红色皮疹，考虑过敏性休克，立即对症处理。其后需持续泵入间羟胺以维持血压，兰地洛尔控制心室率，患者心房颤动仍持续，心室率维持于 120 ~ 160 次/min，血压波动于 90 ~ 130/60 ~ 80mmHg，指氧饱和度 99%。1 天前患者转入中西医结合心内科继续治疗，目前治疗方案为甲泼尼龙 24mg 日 1 次、环孢素 50mg 每 12 小时 1 次抑制免疫；莫西沙星 0.4g 日 1 次、美罗培南 1g 每 8 小时 1 次、更昔洛韦 0.3g 每 12 小时 1 次（6 月 13 日起）、伏立康唑 0.2g 日 1 次（6 月 14 日起）、复方磺胺甲噁唑 1 片日 1 次抗感染；艾多沙班 30mg 抗凝；米多君 2.5mg 改善直立性低血压；间羟胺持续泵入维持血压；兰地洛尔持续泵入控制心率；门冬胰岛素 + 甘精胰岛素降糖；地高辛 0.125mg 日 1 次增强心肌收缩力。刻下症见：咳嗽，咳痰，呼吸困难，神疲气短，全身皮肤湿冷，畏寒，四肢厥冷，不畏热，血压偏低，坐起则头晕昏沉，卧位血压（100 ~ 110）/（60 ~ 70）mmHg，坐位 1 ~ 3 分钟后血压降至 60/40mmHg，立位不耐受，纳差，不欲饮食，大便量少不畅，小便量少。双侧眼睑可见红色皮疹，四肢皮肤湿冷，双下肺未闻及湿啰音，双下肢无水肿。舌淡暗，胖大齿痕，苔黄厚腻。脉细滑弱，左寸、右寸尺沉短。

既往史：高血压病病史 6 年；糖尿病病史 3 年；1 年前急性肺栓塞（左肺动脉主干肺动脉栓塞）、下肢静脉血栓（右股浅静脉、腘静脉、胫腓干小腿肌间静脉血栓）病史；心律失常（房性期前收缩、室性期前收缩）11 个月。

辅助检查：2024 年 6 月 21 日复查胸腹盆 CT 示双肺间质性炎症；双侧胸膜增厚；心包少量积液；横结肠及升结肠肠气囊肿症，继发穿孔，腹腔游离气体。2024 年 6 月 28 日血常规示 WBC 13.09×10^9/L，N 12.02×10^9/L，N% 91.8%，L 0.75×10^9/L，hs-CRP < 0.5mg/L。降钙素原（PCT）< 0.20ng/ml。心肌损伤标志物结果示高敏肌钙蛋白 T（hs-cTnT）0.044ng/ml，CK-MB 13.6ng/ml，NT-proBNP 3 978pg/ml，BNP 1 351pg/ml。凝血功能示凝血酶时间（TT）24.4s。D- 二聚体定量 1.84mg/L。生化检查示白蛋白定量（BCG 法）30.7g/L，LDL-C 4.21mmol/L，LDH 354U/L，Lac 3.13mmol/L，尿素 14.74mmol/L，肾小球滤过率（eGFR）116.16ml/（min · 1.73m^2）。

西医诊断：炎性肌病（抗合成酶综合征）；脓毒症休克；Ⅰ型呼吸衰竭；肺部感染；巨细胞病毒性肺炎；间质性肺病；直立性低血压；阵发性房颤；高血压病 3 级（极高危）；糖尿病伴血糖控制不佳；腹腔感染；结肠穿孔。

中医诊断：心衰病。

辨证：气陷血瘀，气阴两虚，阳虚欲脱。

治法：升陷祛瘀，益气养阴，回阳救逆。

处方：升陷祛瘀汤合生脉饮、四逆加参汤。

黄芪 60g，桔梗 15g，红参片 15g，知母 10g，柴胡 10g，醋三棱 15g，醋莪术 15g，升麻 10g，酒萸肉 30g，五味子 10g，西洋参 30g，麦冬 30g，附片 30g（先煎），干姜 15g，炙甘草 15g。3 剂，浓煎，少量频服。

2024 年 7 月 3 日二诊：服药 1 剂后纳差、神疲气短即明显改善，皮肤湿冷皆止，二便调，口黏，尽服 3 剂，诸症大减，肤温干燥。舌暗，胖大齿痕，苔薄白腻。7 月 2 日复查血常规示 WBC 11.9×10^9/L，N 10.81×10^9/L，L 0.83×10^9/L，N% 90.5%，L% 7.0%，HGB 118g/L，hs-CRP < 0.5mg/L，PCT < 0.20ng/ml。心肌损伤标志物检查示 CK-MB 13.3ng/ml（参考值< 3.61ng/ml），hs-cTnT 0.048ng/ml，NT-proBNP 1 754pg/ml，BNP 513pg/ml。前

方加姜半夏 15g，陈皮 15g，茯苓 30g，炒白术 15g。14 剂，水煎服，少量频服。

2024 年 7 月 27 日随访：患者诸症平稳，活动耐量尚可，生活自理，故未再复查各项指标。

按：本患者起病表现为咳嗽、咳痰、活动后气短，向阳性紫红疹伴双下肢肌无力，胸部 CT 示双肺散在间质纤维化伴感染，肌炎抗体谱 PL-7（+），“抗合成酶综合征、间质性肺炎”诊断明确。间质性肺病患者呼吸功能呈渐进性下降，严重影响生活质量，且因处于免疫抑制状态，常反复并发肺部感染，故需反复、多重抗感染，患者服药负担大，且预后不佳。此次来诊治疗困难有三，其一，住院期间出现休克，结合临床情况分析，为感染、过敏、心源性、容量不足等多方面原因共同导致，以脓毒症休克为主。病情变化后虽抢救及时，但血压的维持仍赖血管活性药物的持续泵入，且不能缓解直立性低血压，反复头晕，造成极大痛苦；其二，患者心房颤动需要控制心率，应用 β 受体阻滞剂会造成心率降低，则进一步降低心排血量，加重心力衰竭与休克，且持续应用 β 受体阻滞剂后心率仍控制不佳、心律亦未能转复窦性心律；其三，患者 BNP 水平处于高位，结合临床表现与超声心动结果考虑为射血分数保留型心力衰竭，因心力衰竭造成胃肠道淤血故进食差，感染期处于消耗阶段，故以肠外营养支持，但液体输注加剧了容量负荷，进一步加重心衰。

以中医整体观念辨证统摄全局则思路较为清晰。撷取患者主症：神疲气短、全身湿冷、四肢厥冷、畏寒、血压偏低、头晕昏沉、纳差纳少，一派阳虚大寒之象，又加之长期抗感染治疗、多施以重苦寒药物重伤阳气，加之阳随大汗而脱，符合《伤寒论》中“吐利汗出，发热恶寒，四肢拘急，手足厥冷者，四逆汤主之”之论，故急当救里，回阳救逆，以四逆汤为基础方。但少阴阳虚当二便清冷、舌淡暗、脉沉，与本案颇为不符。盖因本患者服用糖皮质激素长达 2 年，舌脉与临床表现会有热化伤阴倾向，而虽阳气衰微，仍见苔黄腻、脉滑，然中见脉细短仍为虚证指征；故舍舌脉从症，辨为气陷血瘀、阴损及阳、阳虚欲脱，大胆投以制附子 30g、干姜 15g 回阳救逆，以获速效。

本案原发病在肺，急性加重期又累及心，诸症悉属大气下陷。气虚则无力推动血液运行而成瘀；阳虚内寒，血遇寒则凝，亦成瘀，符合升陷祛瘀汤之应用指征。本案患者超声心动结果提示为射血分数保留型心力衰竭，此类型多属气阴两虚。综上，一诊合升陷祛瘀汤与生脉饮，以求阴阳双补，益气养阴、升陷祛瘀，“阴阳相得，其气乃行”。其中，升陷祛瘀汤与四逆加参汤合方尤适用于气陷血瘀、阳虚欲脱之危重症。

患者服药一剂，诸症大减，汗止而胃气复。一诊前一日西医治疗方案加入地高辛增强心肌收缩力，然其剂量小、起效慢，故知患者症状改善并非强心药之功，足见中医在急危重症中可逆流挽舟之关键作用，绝非“慢郎中”。二诊下调温药剂量，思患者原发病乃间质性肺病，当从肺痿论治，寒证常取甘草干姜汤，热证则取麦门冬汤或清燥救肺汤。本案四逆汤中已含甘草干姜汤，故再添健脾燥湿化痰诸药以收功，以“脾为生痰之源，肺为贮痰之器”故也。

案4：间质性肺炎（学生医案）

于某，男，61岁。2022年1月20日初诊。

主诉：气短3年余，加重2个月。

现病史：患者3年前无明显诱因出现气短、乏力，活动后加重，2个月前气短、乏力加重，活动耐力下降，伴干咳、口干，无眼干，不伴发热、关节痛、晨僵、雷诺现象、皮下结节、皮疹、肌肉疼痛、网状青斑等症状或体征，无胸闷胸痛，就诊于外院，完善胸部CT，提示间质性肺炎，抗核抗体谱、类风湿疾病检测均阴性，外院诊断为间质性肺炎，建议糖皮质激素联合免疫抑制剂及抗纤维化药物治疗，患者考虑其副作用，转求中医治疗。刻下症见：气短、乏力，活动后加重，上2层楼即气短，伴干咳，咽干，口干，无胸痛、烧心、反酸，夜间可平卧，无粉红色泡沫痰，无心悸心慌。舌质紫暗苔薄，舌下络脉迂曲，脉沉寸弱。

个人史：吸烟史40年，每日20支。

西医诊断：间质性肺炎。

中医诊断：肺痿。

辨证：气陷血瘀。

治法：益气升陷，活血祛瘀。

处方：升陷祛瘀汤加减。

黄芪30g，知母15g，三棱10g，莪术10g，升麻6g，北柴胡6g，桔梗6g，红景天10g，罗汉果5g，乌梅6g。7剂，水煎服，日2次。

2022年1月26日二诊：气短、乏力症状自觉缓解一半，体力渐复，上2层楼已无明显气短，可逐渐增加运动量，咽干口干、纳食稍差，舌质紫暗苔薄，舌下络脉迂曲，脉沉寸弱。加用党参 6g 以健脾开胃。

2022 年 2 月 10 日三诊：气短、乏力进一步好转，自觉已好转八成，干咳、咽干、口干好转。舌质暗，苔略腻微黄，脉沉寸弱。上方加陈皮 12g 健脾理气，广金钱草 10g 清热利湿。

2022 年 3 月 30 日四诊：气短、乏力症状几无，活动耐量改善，可上 4 层楼无明显气短，无须停下休息，干咳改善，口干稍有。上方加耳环石斛 3g 滋阴益胃。

2023 年 5 月 25 日随访：病情平稳，无明显呼吸困难等症状，规律起居，每日适当锻炼。

按：间质性肺疾病（ILD）的主要特征是肺间质炎症或纤维化，导致气体交换障碍，引起呼吸困难、活动耐量下降及生活质量降低，严重时引起呼吸衰竭甚至死亡。从中医角度看，间质性肺炎以气短、呼吸困难为主要表现，为胸中大气下陷之象。“胸中大气”实为《黄帝内经》之“宗气”，肺主一身之气而司呼吸，其功能有赖于宗气的推动作用。大气虚陷则诸疾丛生，尤其呼吸系统疾患更为多见。该患者以气短、乏力为主要表现，体力下降，运动耐力下降，上 2 层楼即气短，其脉沉而寸弱，为胸中大气下陷的典型征象，故以益气升陷为治疗的第一原则。然而该患者舌质紫暗苔薄，舌下络脉迂曲，脉沉寸弱，除气虚之外，尚有血瘀的征象，故综合辨证属于气虚下陷，血瘀络阻，应用升陷祛瘀汤为治。

7. 妇科疾病

妇人以血为本，以气为用，血为气母，气为血帅，气化则血生，气行则血行。气的主要运动形式是升降出入，若升降出入失常，可引发多种疾病。如《济阴纲目》所言：“血属阴，阴不自升，故诸经之血必随诸经之气而后升；若气有所陷，则热迫血而内崩矣。”《杂病广要·诸血病》认为“养脏之血”需要气的温煦，“灌注之血”需要气的推动，故气血下注冲任而形成月经的整个过程，是在气推动下行的条件下完成的。因此，气机的正常在妇人的月经中也起到重要作用。若气虚下陷，可引起月经过多、崩漏、流产、产后血晕、缺乳等病。张景岳强调了瘀血在妇人发病过程中的重要病机，如《景岳全书·妇人规》云：“瘀血留滞作癥，惟妇人有之，其证则或由经期，或由产后，凡内伤生冷，或外受风寒，或恚怒伤肝，气逆而血留，或忧思伤脾，气虚而血滞，或积劳积弱，气弱而不行，总由血动之时，余血未净，而一有所逆，则留滞日积而渐成癥矣。”若气虚推动无力，血滞而成瘀，月经不畅，则从而化生瘀血、内热甚至癥瘕。

尤其妇女的诊疗涉及经、带、胎、产，临证定要仔细问询，辨明病机。针对妇人气陷血瘀的病机，仍可以升陷祛瘀汤为治，方中黄芪、党参、莪术、三棱、知母为张锡纯理冲汤主要组成，理冲汤是张锡纯以冲脉论治妇科疾病所创方剂，用于治疗妇人癥瘕，消补兼施，扶正祛瘀。《医学衷中参西录》载理冲汤中“用三棱、莪术以消冲中瘀血，而即用参、芪诸药，以保护气血，则瘀血去而气血不至伤损，且参、芪能补气，得三棱、莪术以流通之，则补而不滞，而元气愈旺。元气既旺，愈能鼓舞三棱、莪术之力以消癥瘕”。另合柴胡、升麻升阳举陷，尤其治疗诸如“阴挺”之类疾病，为明确气陷症状，疗效甚佳。如血虚，可再合生地黄养血滋阴。若小产后瘀血或虚寒所致妇科疾病，合温经汤。若更年期阴虚为基础，合二至丸，更年期阴阳俱损，并见虚火，合二仙汤。妇人脏躁悲伤欲哭，合甘麦大枣汤。临床辨证要点除常见畏寒、肢冷等阳虚常见症状，若女子排卵期体温上升幅度过小，高温相短也是阳虚气陷之征，若阴损血瘀，需从整体“调周”，阴阳气血升降并调，可结合夏桂成老师“心肾子宫轴”及“调周”四期论治，结合气血升降而获效机。

案1：子宫肌瘤伴卵巢囊肿

李某，女，44岁。2018年1月4日初诊。

主诉：发现子宫肌瘤伴卵巢囊肿半月。

现病史：患者因面部皮疹（细胞肉芽肿）随诊治疗，经中药治疗半年余，皮疹颜色变淡，瘙痒减轻，丘疹变小、减少。2017年12月18日查子宫附件超声显示子宫肌瘤，宫底见低回声结节，直径约1.0cm，宫腔内膜厚约0.5cm，宫腔内见高回声结节，大小约1.4cm×0.4cm，左侧卵巢囊样无回声，大小约4.1cm×3.0cm。要求调理皮疹同时兼顾妇科治疗。刻下症见：时感口苦，小腹胀，月经量少色暗，经期延后，大便稀，小便可。苔薄，质淡暗，脉沉细弦滑。

中医诊断：癥瘕。

辨证：升降失调，血瘀内结。

治法：调气活血，祛瘀消癥。

方药：升陷祛瘀汤合桂枝茯苓丸加减。

生黄芪15g，柴胡10g，桔梗10g，醋莪术10g，三棱10g，桂枝15g，茯苓15g，桃仁10g，赤芍10g，牡丹皮15g，红花10g，当归15g，生地黄30g，枳壳 10g，生甘草 8g，川芎 10g，川牛膝 15g，鲜地黄 10g，炒白蒺藜 10g，生栀子 15g。24 剂，水煎服，日 2 次。

2018 年 1 月 28 日二诊：小腹胀感减轻，皮疹色淡，仍轻度瘙痒，睡眠差，月经量少色暗，经期延后，周期 32 天，经期 4 天，余无明显不适。苔薄，质淡暗，脉沉细。上方去枳壳、鲜地黄，改生地黄 15g、醋莪术 12g，加枳实 10g、乌梢蛇 15g、蜈蚣 2 条、白芍 15g 水煎口服。另予苦参 30g、蛇蜕 10g、紫草 40g，煎后外敷于左侧面部皮疹处。

2018 年 6 月 6 日三诊：间断服用前方 4 个月余，现左侧面部皮疹消失，无瘙痒，月经仍有推迟，但经色转红，经量较前增加，2018 年 5 月 30 日复查子宫附件超声显示子宫肌瘤，宫腔高回声结节，直径约 0.6cm，宫腔内膜厚约 1.1cm，宫腔内见高回声结节，大小约 0.9cm × 0.5cm，边界清晰、规则；双侧附件未见异常占位。

按： 该患者中年女性，妇科超声显示子宫肌瘤和卵巢囊肿诊断明确，症见小腹坠胀，月经量少色暗，经期延后，大便稀，脉沉细弦滑，苔薄，质淡暗，属脏腑失调，气陷血瘀之象明显，治以调气养血、升陷祛瘀消癥，予以升陷祛瘀汤、桂枝茯苓丸。黄芪助芍药益脾气，三棱、莪术破血调气，可助逐瘀散结之功。张锡纯谓“三棱、莪术性近和平，而以治女子瘀血，虽坚如铁石亦能徐徐消除，而猛烈开破之品转不能建此奇功，此三棱、莪术独具之良能也”。桂枝茯苓丸广泛应用于临床治疗子宫肌瘤、卵巢囊肿、盆腔炎、乳腺增生等疾病，诸病多属痰瘀互结之证，病情顽固，故该方做丸剂久服以取渐散缓消的功效。张锡纯云：“若治瘀血积久过坚硬者，原非数剂所能愈。”该病例中，患者治疗半年余复查妇科超声，左侧卵巢囊肿尽消，子宫肌瘤也明显减小，且患者颜面部细胞肉芽肿亦明显消退。

案 2：输卵管堵塞不孕

杨某，女，32 岁。2020 年 10 月 24 日初诊。

主诉： 胎停后备孕 3 个月。

现病史： 患者于 2020 年 3 月受孕 3 个月后胎停，行清宫术。近期备孕，月经 $\frac{4 \sim 5}{28}$ 天，量可，色红，有血块，白带正常。刻下症见：指间晨僵短暂，后背、面部局部痤疮，易急躁，大便干，小便调。舌暗红、质嫩、颤，苔厚黄腻，少津，脉弦细，左脉弦滑。

既往史： 曾于 2014 年行人工流产 1 次；2019 年 9 月发现右侧输卵管堵

塞；盆腔炎病史。

辨证：气血两虚，气滞血瘀。

治法：升阳举陷，化瘀通络。

处方：桂枝茯苓丸合一贯煎加减。

桂枝 10g，桃仁 10g，赤芍 15g，黄芩 10g，川楝子 10g，熟地 15g，茯苓 10g，山萸肉 10g，北沙参 10g，党参 15g，丹皮 10g，红花 10g。7 剂，水煎服，日 2 次。

2020 年 10 月 31 日二诊：自觉晨僵稍减轻，但局部痤疮增多。舌质光红，苔腻底瘀，右脉弦，左脉沉弦，右脉大于左脉，考虑其输卵管不通，瘀血阻滞，应益气逐瘀，予升陷祛瘀汤加减。当归 15g，生地黄 30g，炒川楝子 8g，生黄芪 20g，党参 15g，知母 15g，醋三棱 10g，莪术 12g，升麻 10g，柴胡 10g，桔梗 10g，山茱萸 10g，熟地黄 15g，肉桂 3g（后下），生甘草 8g，黄芩 12g。7 剂，水煎服，日 2 次。

2020 年 11 月 6 日三诊、11 月 14 日四诊继续予升陷祛瘀汤加减治疗。

2020 年 11 月 21 日五诊：痤疮减轻，手指发僵缓解，仍口舌干燥，大便不畅，心烦，胃口一般，刷牙有呕吐感，临近月经期，予升陷祛瘀汤去三棱加当归芍药散加减。

2020 年 11 月 28 日六诊：经期未至，经期前少量褐色分泌物，检查人绒毛膜促性腺激素（β-HCG）4 995mIU/ml↑。

2020 年 12 月 6 日随诊超声检查示卵黄囊 4.0mm，胎体 16mm × 7mm × 32mm。

按：患者因胎停行清宫术，也曾流产 1 次，导致身体虚弱，气血两虚，从其暗红舌、质嫩、颤，黄腻苔，脉弦滑，辨证为痰湿瘀滞，寒热交结，故用桂枝茯苓丸活血补血化瘀，一贯煎补益肝肾阴虚，再配合温热药补阳气。二诊，考虑其右侧输卵管不通，其痰湿重，气机阻塞，运化失调，改用升陷祛瘀汤合一贯煎，增强理气行气逐瘀之力。其卵泡监测为右侧优势，1 年前检查右侧输卵管阻塞，本不易受孕，结果成功受孕。同样，3 年前我亦用升陷祛瘀汤治疗一不孕女患，一侧输卵管切除，一侧不通，服药 2 个月受孕，成功分娩一男婴。

8. 其他疾病

案 1：复发性口腔溃疡

刘某，男，63 岁。2017 年 12 月 7 日初诊。

主诉：口腔溃疡反复发作、心悸4年余。

现病史：患者于4年前无明显诱因出现心悸，气短，口腔溃疡反复发作。刻下症见：心悸，气短，偶有头晕、一过性黑矇，反复口腔溃疡，口臭，口干，口苦，恶心，盗汗，自汗，健忘，咳嗽，咳痰，无畏寒恶热，无乏力，纳可，睡眠时好时坏，便溏不爽，日3行。舌苔黄腻根厚，脉沉细短数。12月3日心脏彩超检查示左心舒张功能减退。

既往史：肺气肿病史；否认高血压病、糖尿病病史。

辨证：湿热内蕴，正虚邪恋。

治法：清热化湿，祛邪扶正。

处方：升陷祛瘀汤合甘草泻心汤加减。

炙甘草20g，黄芩15g，黄连12g，干姜10g，大枣10g，党参15g，生黄芪30g，柴胡10g，升麻10g，桔梗10g，知母15g，醋三棱12g，醋莪术15g，益母草30g，山茱萸15g，石菖蒲15g，远志10g，琥珀粉1.5g（冲服），炒白术10g。14剂，去滓再煎，日2次。

2018年1月8日二诊：口腔溃疡愈合，且未见新发溃疡，心悸缓解，仍有口臭，便溏黏滞不爽。苔薄黄腻，脉细弦。复于上方中去琥珀粉，加蒲公英30g、香加皮3g、红景天30g、生石膏30g（先煎），以增加清热利湿、祛邪扶正之力。药后随访，诸症缓解，口腔溃疡未复作。

按：复发性口腔溃疡又称复发性阿弗他溃疡，是一种病因不明的口腔黏膜局限性溃疡损害。其发病原因尚未完全明确，现代医学认为本病与细菌、病毒感染，维生素缺乏，内分泌失调，自身免疫及精神因素等有关，其发病机制亦不十分清楚。本病常反复发作、病程长、症状顽固、不易治愈，且无特异性治疗方法。在中医学中类似“口疮”“口疡”“口糜”。中医理论认为，口为脾之窍，舌为心之苗，脾之华见于唇，故口疮的发病不离脏腑之变。《素问·气厥论》中有“膀胱移热于小肠，膈肠不便，上为口糜”之说，历代医家多认为与湿热有关。仲景以“狐惑病”立论，《金匮要略·百合狐惑阴阳毒病脉证治》曰，“狐惑之为病，状如伤寒，默默欲眠，目不得闭，卧起不安。蚀于喉为惑，蚀于阴为狐，不欲饮食，恶闻食臭，其面目乍赤、乍黑、乍白。蚀于上部则声喝，甘草泻心汤主之。”论之因湿热久郁，正气渐虚，湿热蒸腐，内犯脏腑，上犯咽喉，则咽喉糜烂，治之以甘草泻心汤清热化湿，安中解毒，祛邪扶正。

观该患，既有心脾积热，湿热游溢于肌部，流注于咽喉，腐蚀口腔之溃痨；湿热内蕴，上扰于心，睡眠时好时坏之“卧起不安”；湿热内壅，胃气不和之恶心，口臭，口干；痰阻胸膈之咳嗽，咳痰；复有大气下陷，胸阳不展之心悸，气短，头晕，自汗，脉沉细短数，故方用甘草泻心汤合升陷祛瘀汤，共奏清热化湿、祛邪扶正、升阳举陷之功。

案2: 肛门疼痛、便血（学生医案）

王某，女，63岁。2023年6月27日初诊。

主诉: 肛门疼痛、便血2周。

现病史: 患者2周前无明显诱因出现肛门疼痛、便血，色鲜红，便意频频，排便不爽，大便2～3天一次，质稀黏，纳减，口臭，天凉则肠鸣，畏寒，无疲劳、头晕，情志睡眠佳。舌质暗嫩，舌尖红，苔腻，脉弦。

既往史: 直肠癌术后8年；3个月前腹泻病史。

检查回报: 2023年5月1日肠镜示直肠炎性息肉，少量增生鳞状上皮，吻合口旁息肉（钳除）。

辨证: 气陷血瘀兼湿热。

治法: 升阳举陷，化瘀通络。

处方: 升陷祛瘀汤加味。

生黄芪16g，党参15g，知母12g，醋三棱6.4g，醋莪术6.4g，升麻8g，柴胡8g，桔梗8g，酒山茱萸15g，炮姜炭8g，浙贝母12g，茜草8g。7剂，水煎服，日2次。

2023年7月4日二诊：近3日肛周疼痛缓解，无便血，每日大便2～3次，量少，怕冷改善。舌淡胖瘀点、苔白腻。生黄芪18g，党参15g，知母12g，醋三棱6.4g，醋莪术6.4g，升麻8g，柴胡8g，桔梗8g，酒山茱萸15g，炮姜炭8g，浙贝母12g，茜草8g，蒲公英12g，生白术12g。10剂，水煎服，日2次。

2023年7月16日三诊：肛门不疼，大便1天1次，质干而少，怕冷改善。舌淡暗苔腻。生黄芪25g，党参15g，知母12g，醋三棱8g，醋莪术10g，升麻10g，柴胡8g，酒山茱萸15g，浙贝母12g，蒲公英12g，生白术12g，当归10g，川牛膝8g，酒苁蓉15g，麸炒枳壳8g。14剂，水煎服，日2次。

患者以上方加减巩固治疗半年，疼痛便血未反复。

按: 升陷祛瘀汤亦可用于气陷血瘀型的功能性子宫出血和内外痔治疗中，三棱、莪术二药虽有化瘀消癥之力，但此类病症只要辨证正确，可达到祛瘀止血的功效，而无加重出血之忧。痔疮基本病理是肛垫下移、静脉回流障碍，整体角度看亦是全身气机升降失调，与气陷血瘀的机制符合。升麻、柴胡本为清热、祛湿之药，可推陈致新、理气通便。（李进主治）

（二）升陷宽胸汤主治病证及验案举隅

1. 冠状动脉粥样硬化性心脏病

冠状动脉粥样硬化性心脏病，简称冠心病，是指以胸部闷痛，甚则胸痛彻背、喘息不得卧为主症的一种疾病，轻者仅感胸闷如窒、呼吸欠畅，重者则有胸痛，严重者心痛彻背、背痛彻心，属于中医学胸痹范畴。《灵枢·五邪》云："邪在心，则病心痛。"《素问·脏气法时论》云："心病者，胸中痛，胁支满，胁下痛，膺背肩甲间痛，两臂内痛。"张仲景在《金匮要略·胸痹心痛短气病脉证治》中言："夫脉当取太过不及，阳微阴弦，即胸痹而痛，所以然者，责其极虚也。今阳虚知在上焦，所以胸痹心痛者，以其阴弦故也。……胸痹之病，喘息咳唾，胸背痛，短气。"其将胸痹之病机归纳为"阳微阴弦"，即上焦阳气不足、下焦阴寒气盛，揭示了阴乘阳位、本虚标实之实质，进而创立了以通阳散结为主的治疗大法，为后世所宗。治疗所用温通散寒方药有以瓜蒌薤白白酒汤为代表的"瓜蒌薤白剂"。

然而，经方治疗胸痹心痛，仍偏重通行之力，补益之功稍显不足，侧重于"阴弦"的治疗，对"阳微"病机的兼顾相对较少。根据张锡纯提出的大气论，与胸中气机的功能，我认为益气升陷是治疗阳微的重要路径。气机升降是人体生命活动的基础，阳气亏虚易陷易瘀已如第一章所述，有必要拓展经方应用的病机与治法理论。另外，随着后世医学的进步与发展，经方对于胸痹心痛的另一个重要的病机——血瘀的治疗力度也略显不足。同时，我们应该看到，"祛瘀生新"是临床应用广泛的中医治疗法则，历史源远流长，它的理论核心是"瘀血不去，新血不生"。通过祛除瘀血、疏通经络，调畅气机、流通气血，营养组织、促进新生这3个方面达到祛瘀血，生新血、新络及新物的目的。同时，祛瘀是生新的前提，生新是祛瘀的基础，它们是相互促进、紧密联系的两个方面。根据我多年的研究，良好的侧支循环可恢复相当于该支冠状动脉狭窄时90%的血供，它的开放为阻塞血管所分布的心肌提供血供，为此可防止冠状动脉急性闭塞时发生心肌梗死，保护左心室功能，改善患者的远期预后。冠状动脉建立侧支循环的血管来源有二：自身冠状动脉侧支血管的扩张（血管形成）和新血管的生成（血管新生）。现代研究证实，心肌缺血时的血管新生均是由生长因子的作用而引起的，血管生成生长因子及一系列细胞生长因子通过刺激内皮细胞生长和迁移，诱导和/或促进血管生成，促进其相关组织的生长和修复。正常状态下血管内皮细胞保持一种静止、非增殖状态，但在缺氧、缺血、炎症等病理条件下可发生新的血管形成。血管新生已成为目前世界医学领域的热点课题。

因此，通过临床实践，发现并总结益气升陷、祛瘀生新治疗法则为中医药血管新生的研究提供了理论和临床依据。升陷祛瘀理论及其指导创制的系列方药，在心血管疾病防治方面疗效显著。

案1：冠心病伴夜间阵发呼吸困难

王某，男，47岁。2012年12月10日初诊。

主诉：反复发作胸痛半年。

现病史：患者近半年来反复发作左胸痛，胸痛彻背，伴有胸闷、压迫感，夜间发作频繁，有夜间阵发性呼吸困难。近日发作尤其显著，近10天发作3次。2012年在当地医院行冠状动脉造影检查，结果提示前降支近端60%狭窄，回旋支中段50%狭窄，右冠状动脉不规则、无狭窄。刻下症见：胸痛间断发作，乏力，牙齿酸痛，打鼾，烧心反酸，失眠，每夜睡眠少于4小时，多梦。舌红苔黄腻，舌下络脉迂曲，结节状，脉沉细寸弱。

既往史：2型糖尿病病史；近期反酸烧心，胃镜提示非糜烂性胃炎。

个人史：吸烟史。

辨证：大气下陷，痰瘀阻络。

治法：补气升陷，通阳化痰祛瘀。

处方：升陷宽胸汤加减。

生黄芪30g，知母20g，桔梗10g，柴胡10g，升麻10g，三棱15g，莪术20g，全瓜蒌30g，薤白30g，法半夏30g，红景天30g，香加皮3g，益母草60g。以水和黄酒各200ml浸泡，14剂，水煎服，日2次。

2012年12月24日二诊：服药后胸痛明显好转，十去其八，服药3天后至今胸痛未作，胸闷在半个多月时间内仅发作1次，且症状轻微，烧心反酸、牙齿酸痛、乏力均显著好转，失眠改善，每夜可睡8小时。舌红苔黄腻，但黄腻较前为轻，脉细短滑。上方瓜蒌加至40g，生黄芪加至40g，莪术加至25g，另加穿山龙30g，仍以水和黄酒各200ml浸泡，14剂，水煎服，日2次。

随诊：服后诸症皆有好转。

按： 本例患者为中年男性，症见胸痛彻背，伴有胸闷、压迫感。冠状动脉造影明确诊断为冠心病。虽然病程不能称之为久，但发作频繁，程度剧烈，兼见舌下络脉迂曲结节状，舌红苔黄腻，均说明瘀血阻滞心脉。其脉沉细而尤见寸弱，则昭见其胸中大气下陷。大气，即胸中运转之正气，即宗气。因其走肺系而助呼吸，贯心脉以行营血，故大气充足则心肺功能正常，胸阳得以振奋，气血得以流通，邪气得以消散，否则大气不足不能运转，则心肺功能减弱而生诸病，不仅仅局限于水肿。此患者既已大气受损，不能发挥其贯心脉行气血的功能，则心脉瘀阻更甚。当此时应标本兼顾，既升补大气，又通阳化瘀。方用升陷宽胸汤加减治疗。方中全瓜蒌、半夏、薤白行气解郁，通阳散结，祛痰宽胸。生黄芪既能补气又可升举大气；山萸肉补益肾气；升麻、柴胡升气举陷；三棱、莪术、益母草活血化瘀利水；知母性凉润以制芪之温；红景天、香加皮活血通络，强心利尿。桔梗引药上达胸中，而黄酒为熟谷之气，上行药性，助其通经活络，而痹自开。诸药合用，使大气得以充足，瘀血得除去，通阳散结，故胸中气血通行，而胸痹自除。

案2： 冠心病三支病变

高某，男，62岁。2017年12月7日初诊。

主诉： 阵发性胸痛3年，加重2个月。

现病史： 患者3年前出现阵发性胸痛，多在劳累后出现，休息约10分钟后可自行缓解，运动耐力差，上2层楼或慢走300m即出现胸痛。2个月前胸痛发作加重，平地行走约200米即需停下休息。2017年11月8日冠状动脉造影检查提示三支病变，因病变程度严重，未予植入支架，建议行冠状动脉旁路移植术。2017年11月30日超声心动图提示左心房增大、左心室舒张功能减低、主动脉瓣反流（少、中量）、二尖瓣反流（少量）。刻下症见：胸痛、胸闷，时有后背不适，活动后闷痛明显，活动耐量明显下降，平地行走约200米即需停下休息，无腹胀，口苦，无口干口黏，睡眠尚可，可睡眠6小时，大便尚可。舌质淡暗，舌苔腻，根微黄，脉细弦滑数。血压176/92mmHg，心率78次/min。

既往史： 2型糖尿病病史8年；高血压病病史16年；双侧颈动脉斑块、闭塞，左侧支架植入5年。

西医诊断： 不稳定型心绞痛；冠状动脉粥样硬化性心脏病。

辨证： 气陷血瘀，痰瘀互结。

治法：升陷祛瘀，通阳化痰。

处方：升陷宽胸汤加减。

生黄芪 30g，党参 20g，山萸肉 15g，益母草 30g，知母 15g，柴胡 10g，桔梗 10g，三棱 12g，莪术 15g，全瓜蒌 30g，薤白 30g，法半夏 30g，穿山龙 60g，浙贝母 15g，玄参 10g，生牡蛎 30g（先煎），黑附子 8g（先煎），黄连 4g。28 剂，水煎服，日 1 剂，分 3 次服。

2018 年 1 月 11 日二诊：阵发胸痛较前改善，自行停药后胸痛再次发作，畏寒，耳鸣，右上腹部偶有隐痛感，无腹胀，口苦。舌体胖大震颤，舌苔薄黄腻，脉短滑尺弱。自述规律服用降压药，血压控制在 130/80mmHg 左右。前方去生牡蛎、黄连；加炙甘草 8g，桂枝 12g，砂仁 10g（后下），黄柏 10g，磁石 60g（先煎），生龙骨 30g（先煎）；改知母 20g，三棱 15g，山萸肉 20g，黑附子 10g（先煎）。28 剂，水煎服，日 1 剂，分 3 次服。

2018 年 3 月 15 日三诊：阵发胸痛进一步改善，活动耐量提升，现平地行走约 1 200 米未觉不适，如疾走仍觉胸痛，休息后可自行缓解，无腹胀、腹痛，纳眠可，大便干，每日 1 次，夜尿 2 次。舌质淡暗，舌苔黄腻，脉短滑尺弱。自述血压控制在 140/80mmHg 以下，晨起可达 150/80mmHg，诊室血压 192/84mmHg，心率 80 次 /min。处方：生黄芪 30g，党参 20g，山萸肉 20g，知母 20g，柴胡 10g，桔梗 10g，三棱 15g，莪术 15g，全瓜蒌 50g，薤白 30g，法半夏 30g，穿山龙 60g，浙贝母 15g，黑附子 10g（先煎），炙甘草 8g，桂枝 12g，砂仁 10g（后下），黄柏 10g，仙鹤草 30g，炙龟甲 30g（先煎），煅龙骨 30g（先煎）。28 剂，水煎服，日 1 剂，分 3 次服。

2018 年 5 月 31 日四诊：活动耐量持续提高，疾走自觉胸闷，无腹胀，眠可，夜尿 2 次。晨起血压 150/80mmHg 左右。舌体震颤，舌苔腻微黄，脉弦滑。前方去穿山龙、煅龙骨，改全瓜蒌 60g，加生龙牡各 30g（先煎）、海藻 15g、昆布 15g、水蛭 8g。28 剂，水煎服，日 1 剂，分 3 次服。

2018 年 6 月 28 日五诊：可连续行走约 3 000 米，快走后仍有胸闷、气短，烧心，矢气多，无腹胀，无口干口苦，纳眠可，大便正常，夜尿 2 次。舌体胖大微颤，有齿痕，舌苔腻微黄，脉沉细弦滑，寸口脉弱，左大于右。处方：生黄芪 30g，党参 30g，山萸肉 20g，知母 20g，柴胡 8g，升麻 6g，桔梗 10g，三棱 15g，莪术 15g，全瓜蒌 60g，薤白 30g，法半夏 30g，浙贝母 15g，黑附子 10g（先煎），炙甘草 10g，桂枝 10g，砂仁 10g（后下），黄柏 10g，炙龟甲 30g，生龙骨 30g（先煎），海藻 15g，昆布 15g，水蛭 10g，煅瓦楞子 60g，益母草 30g。28 剂，水煎服，日 1 剂，分 3 次服。

2018 年 7 月 26 日六诊：活动耐量持续改善，可连续行走 6 000 ~ 7 000 米，快走后仍可感胸闷、气短，大便偏溏，每日 1 ~ 2 次。舌质淡暗，舌体胖大颤抖，边有齿痕，舌苔腻微黄，脉沉细短滑、尺弱。前方去益母草，改升麻 8g、水蛭 12g，加炒白术 10g、茯苓 15g、仙鹤草 30g。28 剂，水煎服，日 1 剂，分 3 次服。

2018 年 10 月 18 日七诊：活动耐量上升，连续行走 10 千米无胸痛、胸闷发作，烧心、反酸改善，睡眠可，大便正常，夜尿 2 次。舌质嫩，舌体胖大颤抖，舌苔薄腻，脉细弦滑、尺弱。处方：生黄芪 30g，党参 30g，山萸肉 20g，知母 20g，柴胡 10g，升麻 8g，桔梗 12g，三棱 15g，莪术 15g，全瓜蒌 60g，薤白 30g，法半夏 30g，浙贝母 15g，黑附子 10g（先煎），炙甘草 10g，桂枝 10g，砂仁 12g（后下），黄柏 12g，炙龟甲 30g（先煎），生龙骨 30g（先煎），海藻 15g，昆布 15g，水蛭 12g，茯苓 15g，苍术 30g，海螵蛸 30g，益母草 30g。28 剂，水煎服，日 1 剂，分 3 次服。

按：本患者属胸痹、心痛范畴，活动后胸痛、胸闷、背部不适，休息后缓解，舌质暗苔腻，脉弦滑，责之气虚下陷；患者糖尿病、高血压病久，痰瘀互结，虚实夹杂，“阳微阴弦”，治疗应兼顾标本，予瓜蒌薤白半夏汤合升陷祛瘀汤加减。经方与时方、复方合治，益气举陷，祛瘀化痰，佐以祛痰散结、温通心脉、平衡阴阳之药，并根据其症状随证加减。如夜尿频繁，影响睡眠，则加用交通心肾之黄柏、砂仁（封髓丹之意）；加强化痰散结、清热滋阴，则加用玄参、牡蛎、贝母（《医学心悟》消瘰丸之意）及海藻、昆布等；补脾助运、扶正补虚则用茯苓、白术、仙鹤草等。根据既往中西医结合临证经验，患者经中药治疗后活动耐量稳步上升，很大程度上是因为其心脏侧支循环得到良好建立，可以维持心肌正常供血需求，心功能得到明显改善。从本案例我们可以总结，中医药对冠心病、心绞痛具有良好疗效，可显著改善患者活动耐量。同时，简单的活动耐量评估既可满足对疗效的动态评价，更能反映机体实际的功能情况。

2. 心绞痛

心绞痛属于中医“胸痹心痛”范畴，为人体脏腑、经络、气血功能失调，血瘀络阻，心脉受损所致。局部的血瘀及受损又成为整体血瘀证的再致病因素。《灵枢·脉度》曰：“经脉为里，支而横者为络，络之别者为孙，盛而血者疾诛之，盛者泻之，虚者饮药以补之。”指出经脉是主干，络脉由经脉支横分出，并进一步呈网络状分布，逐层细分至孙络。

现代医学认为，心绞痛系冠状动脉微循环障碍所引发，中医络脉与微循环的概念十分类似。心络类似心脏微循环，心络瘀阻、血行不畅或瘀滞，类同心肌微循环的完整性受损，灌注不足。因此，冠状动脉微循环障碍实际就是心络瘀阻，治疗上不仅用活血化瘀，更宜祛瘀通络以促进微循环改善，所谓“盛而血者疾诛之”以促进侧支循环开放，同时要通过“祛瘀生新”“活血生脉”促进心脏血管的新生，调动内源性抗缺血机制。同时，治疗上不能只重视祛瘀通络。因脏腑经络，唯血与气，心脏受损，气血升降出入必然失调。恢复与重建心络微循环，必须注重气血升降的关系，即“祛瘀必言气血，调气务察升降”。因此，临证中常以升陷祛瘀汤合入仲景瓜蒌薤白剂，而拟定升陷宽胸汤予以加减治疗。

案 1：冠状动脉支架植入术后再狭窄

患者，男，62 岁。2022 年 9 月 16 日初诊。

主诉：胸闷痛 2 年。

现病史：患者 2 年前无明显诱因出现左前胸阵发不适，胸闷，紧缩感，休息可以缓解，未诊治。2021 年 10 月 9 日因胸部阻塞感在我院查冠状动脉造影，示 LAD 狭窄 50% ~ 80%，LCX 狭窄 70% ~ 90%，二尖瓣口（OM）狭窄 70% ~ 90%，RCA 远段狭窄 80%。于 LAD 植入支架 2 枚，术后规范抗血小板降脂治疗。但患者就诊时述支架术后左前胸痛更明显、频繁，持续 5 分钟，休息后好转，伴血压高，休息后好转。于 2022 年 2 月 8 日再次造影，显示 LAD 支架内近段弥漫重度再狭窄 70% ~ 90%，远段完全闭塞，D1 狭窄 99%，LCX 狭窄 70% ~ 90%，OM 狭窄 70% ~ 90%，RCA 远段狭窄 80%，行药物球囊扩张。3 月 14 日为行另两支药物球囊扩张，再次入院，LAD 近中段支架畅，原支架入口狭窄 50% ~ 70%，D1 狭窄 99%，LCX 狭窄 70% ~ 90%，OM 狭窄 70% ~ 90%，RCA 远段狭窄 80%，于 LCX、OM 药物球囊扩张，但术后仍在步行中感左前胸憋闷，血压 145/95mmHg，持续 2 分钟，休息缓解。9 月 2 日冠状动脉造影示 LAD 近中段支架内狭窄 70% ~ 95%，D1 狭窄 90%，LCX 狭窄 25%，OM 狭窄 25% ~ 50%，RCA 近段狭窄 25% ~ 50%、远段狭窄 80%。建议行冠状动脉旁路移植术，患者拒绝，行 LAD 药物球囊扩张。近日检查示 LDL-C 1.51mmol/L，糖化血红蛋白 6.5%，甲状腺功能未见异常。目前服用药物有阿司匹林、氯吡格雷、琥珀酸美托洛尔、曲美他嗪、阿托伐他汀、依折麦布、雷贝拉唑钠肠溶片、醋酸泼尼松（1.5 片）。刻下症见：胸闷，气短，运动后加重，休息后缓解，胃脘堵闷，口干，口黏，汗少，眠差易醒，每晚 5 ~ 6 小时，夜尿 1 ~ 2 次，大便调。舌质紫暗，苔黄腻少津，脉细弦滑。

既往史： 垂体卒中史；糖尿病病史；高血压病病史；脑梗死病史；甲状腺功能减退病史；高同型半胱氨酸血症病史；肝功能异常病史。

诊断： 胸痹心痛。

辨证： 气陷血瘀，痰瘀交阻。

治法： 升阳举陷，祛瘀化痰。

处方： 升陷宽胸汤、消瘰丸、化铁丸合麻黄附子细辛汤。

黄芪 30g，党参 20g，知母 15g，山萸肉 15g，三棱 12g，莪术 15g，柴胡 10g，升麻 10g，桔梗 10g，益母草 30g，瓜蒌 30g，薤白 30g，法半夏 30g，桂枝 15g，枳实 15g，生牡蛎 30g（先煎），浙贝母 15g，玄参 15g，厚朴 15g，生麻黄 4g，附子 6g（先煎），细辛 2g，威灵仙 30g，楮实子 30g。7 剂，水煎服，日 2 次。

2022 年 9 月 26 日二诊：诸症十去其二，胸闷痛缓解，快走后无气短，胃脘堵闷明显减轻，汗出不显，血压平稳，眠差易醒，口干、口黏。舌紫暗，苔黄腻，脉细弦滑。上方生麻黄加至 6g，细辛加至 3g，加金银花 60g、皂角刺 30g、王不留行 30g、蜈蚣 3 条。14 剂，水煎服，日 2 次。

2022 年 10 月 10 日三诊：胸闷痛、紧缩感明显好转，几乎未作，口干，喜热饮食，手脚凉，汗出不多，血压平稳，每晚睡眠时长为 5 ~ 6 小时。舌紫暗，苔黄稍腻，脉沉细短。上方生麻黄加至 10g，附子加至 30g（先煎 2 小时），蜈蚣加至 5 条，加炙甘草 15g。14 剂，水煎服，日 2 次。

2022 年 10 月 24 日四诊：胸闷痛、紧缩感消失，快走后无气短，无口干、苦、黏，汗出不多，血压平稳，夜尿 1 次，睡眠可。舌质暗，苔黄腻，脉沉细短。上方生麻黄加至 13g，加昆布 30g、炙鳖甲 15g（先煎）。14 剂，水煎服，日 2 次。

按： 该患者冠心病三支病变，前后共行 4 次冠状动脉造影检查，植入冠状动脉支架 2 枚，支架内再狭窄、闭塞，介入后心绞痛更明显、频繁，球囊扩张 3 次，效果不理想，西医建议行冠状动脉旁路移植术。中医治疗仅 3 周，胸闷痛、紧缩感明显好转，几乎未发作。

该患者有垂体卒中病史，有糖尿病、高血压、甲状腺功能减退、脑梗死病史，总体病机不离气陷血瘀，痰瘀交阻。处方在升陷祛瘀汤、枳实薤白桂枝汤等常规治法基础上，酌加化痰、解瘀、通络之品。尤其是合用《医学心悟》消瘰丸，临床观察，不仅可使在表之瘰疬、瘿瘤、痰核消散，即或对于动脉硬化所形成的斑块、冠状动脉狭窄，亦有消退之功。同时，合用《本草纲目》化铁丸（威灵仙、楮实子），原方软坚散结用以消腹内痞块，在此移用于软化消退动脉硬化斑块。麻黄与牡蛎寒热配伍，为散结的对药。麻黄辛散温通，善于宣肺发散通络，活血调血；生牡蛎味咸性寒，可软坚化痰，清热益阴。二药相配，共奏开发腠理、宣散气机、软坚散结、化痰消肿之功（参考朱步先《寒热并用药对串解》）。皂角刺、王不留行，二者皆为行气、活血、通络之品，其走窜之性强。对于支架内再狭窄，除常规气虚、血瘀、痰阻的病机外，尚不离“热毒”，从西医的角度来讲，与血管内皮炎症机制参与相关，多数此类患者的化验结果可见 CRP 增高，也是血管内皮炎症的一个佐证，故加入金银花以清热解毒。

此案反映了中西医结合攻克介入治疗的难点。此患 4 次冠状动脉造影，3 次再狭窄，而所谓“危险因素”控制也达标，给中医治疗提供了发挥空间。冠脉斑块，应属“癥瘕”，“痞坚之处，必有伏阳”，血瘀之变，必复方合治。

案 2：不稳定型心绞痛

周某，男，67 岁。2021 年 2 月 5 日初诊。

主诉：胸骨后闷痛 2 个月。

病史：患者自诉 2 个月前搬运重物时有胸骨后闷痛症状，休息 10 分钟后症状有好转，含服速效救心丸后症状能较快缓解。2021 年 2 月 2 日 CTA 结果示 LAD 狭窄 50% ~ 69%，D1 狭窄 70% ~ 90%，LCX 狭窄 50% ~ 69%。刻下症见：胸闷痛频发，稍活动即全身汗出，性格急躁，饮食正常，入睡困难，每晚睡眠时长为 6 小时，夜尿多，每晚 3 ~ 4 次，大便略干，每日 1 次，排便不畅。裂纹舌，质暗，苔黄厚腻，脉弦滑。

既往史：高血压病病史；高脂血症病史 5 年。

个人史：吸烟史 30 余年，每日 20 支。

西医诊断：不稳定型心绞痛。

中医诊断：胸痹心痛。

辨证：痰浊内阻，气陷血瘀。

治法：化痰降浊，升陷祛瘀。

处方：升陷宽胸汤加减。

生黄芪 30g，党参 15g，柴胡 10g，桔梗 10g，知母 15g，醋三棱 12g，醋莪术 15g，益母草 30g，山茱萸 15g，法半夏 30g，枳实 10g，瓜蒌 30g，薤白 30g，桂枝 10g，姜厚朴 12g，炒僵蚕 30g，炒苍术 30g，黄连 10g。14 剂，水煎服，日 2 次。

2021 年 3 月 15 日二诊：服中药汤剂期间胸闷几乎未再发作。春节停药后胸闷痛症状复发，每日 1 ~ 2 次，自汗，心烦，不渴。其间曾到北京某医院住院治疗，冠状动脉造影示 LAD 狭窄 50%，D1 狭窄 70%，LCX 狭窄 60%。西药口服药在原有基础上强化抗血小板聚集作用，加硫酸氢氯吡格雷片 75mg 每日 1 次，控制心率予琥珀酸美托洛尔片 23.75mg 每日 1 次，预防心绞痛予单硝酸异山梨酯片 20mg 每日 2 次，预防冠状动脉痉挛予地尔硫䓬缓释片 90mg 每日 1 次。修改治疗方案后，患者胸闷痛症状未见好转，心烦，易汗出，尤以上半身汗多，饮食可，睡眠差，夜尿 3 ~ 4 次，大便干燥，1 ~ 2 日一行。舌质暗红，苔黄腻，脉弦滑，右大于左。考虑患者上湿下燥、本虚标实，改用升陷祛瘀汤合大陷胸汤。生黄芪 30g，柴胡 10g，升麻 10g，桔梗 10g，知母 15g，三棱 15g，莪术 15g，益母草 30g，党参 20g，山萸肉 15g，生大黄 15g（后下），芒硝 12g（冲服），甘遂 1.5g（打粉装胶囊，药汤送服）。7 剂，水煎服，日 2 次。

2021 年 3 月 22 日三诊：服用上方后胸闷症状未再发作，出汗及心烦较前明显缓解，夜尿减少 2 次，大便每日 2 ~ 3 次，急迫稀软便，排便后自觉通体舒适，诸症缓解。舌质红，苔黄腻少津，脉弦滑。大陷胸汤中病即止，继以升陷祛瘀汤合枳实薤白桂枝汤 30 剂善后。

2021 年 4 月 6 日随访：胸闷痛症状未再发作，自觉身体恢复至发病前状态。

按：患者初诊时予升陷宽胸汤加减治疗后症状明显改善，二诊停药后症状反复。综合考虑患者体质及现在典型症状发现，患者平素稍活动即全身汗出，脾气急躁，便干不畅，舌苔黄腻，脉弦滑。辨证为“胸膈有湿痰，肠中有燥热”，即上湿下燥，有形实邪壅滞痹郁气机，导致清阳不升，浊阴不降，升降失调，气陷血瘀，当务之急应先夺其邪。曹颖甫曰“太阳之传阳明也，上湿而下燥。燥热上熏，上膈津液悉化黏痰。承气汤能除下燥，不能去上膈之痰。故有按之不硬之结胸，惟大陷胸汤为能彻上下而除之”。故用甘遂祛膈间之湿痰；用硝黄祛肠中燥热，邪去而正易复。本案患者服用大陷胸汤后胸闷痛症状明显缓解。之前活动后易汗出，尤以上半身汗多，该症亦十去其七，家人诉心烦气躁之感几乎消失。但应注意大陷胸汤毕竟是峻猛之剂，需考虑中病即止。该患者为本虚标实之证，故用升陷祛瘀汤合枳实薤白桂枝汤善后，患者胸闷痛症状未再发作。

3. 外周血管疾病

出血和堵塞是常见的两种血管内病变，而其最常见的原因是动脉粥样硬化。动脉粥样硬化是全身系统性的血管疾病，主要发生在冠状动脉和脑动脉，是最常见和最严重的动脉粥样硬化病变，同时，还累及上肢或下肢等外周动脉。狭义的外周动脉疾病（PAD）主要指下肢动脉粥样硬化性狭窄或闭塞病变，使下肢出现慢性或急性缺血症状的疾病，包括无症状性下肢动脉硬化性疾病、间歇性跛行、严重肢体缺血和急性肢体缺血。血运重建术和腔内介入治疗是外周动脉疾病的重要治疗方法。目前有不少研究者在探索中医治疗相关疾病，并取得了一定成绩。有医者提出了“通脉即可以生脉”的观点，认为气血的通畅是微血管新生的前提；还有医者认为当从络脉辨病，因络脉是气血津液输布环流的枢纽和通路，若络脉空虚、络毒蕴结或络脉损伤可致病。

动脉粥样硬化导致的血管病变可归属于中医“脉痹”范畴，《素问·痹论》曰：“痹在于骨则重，在于脉则血凝而不流。”在辨治此类疾病时，当强调辨病与辨证相结合、整体辨证与局部辨证相结合、宏观辨证与微观辨证相结合。一方面，辨病辨证明确病位、病性等，以全面把握。《济生方·痹》云：“皆因体虚，腠理空疏，受风寒湿气而成痹也。”王肯堂《证治准绳》言：“瘀血……流注四肢，或注股内，痛如锥刺，或两股肿痛。”可知痹病的基本病机为气虚气滞，血滞成瘀。另一方面，除了局部辨证，还应从患者的症状、体征、舌苔、脉象整体辨证。如第二章中所述“气陷血瘀”的症状和体征等诊察要点，均适用于血管病变的疾患辨治。此外，血管病变的整体宏观辨证需要与血管超声、冠状动脉造影、血液流变学等微观辨证相结合，因为大气下陷导致的络脉虚陷、络脉瘀滞、血管斑块、动脉夹层等病变都是临床中常见的棘手问题，有鉴于此，以气陷血瘀理论论治血管疾病，以升陷祛瘀汤为主方，升阳举陷，整体而治，同时以温阳药物温通宣痹，以破血逐瘀药物破血消癥，兼顾局部与微观病理生理病变。

案1：主动脉夹层动脉瘤

冯某，男，45岁。2016年6月16日初诊。

主诉：持续性右胸痛累及阵发性后背疼痛加剧1个月余。

现病史：患者因持续性右胸痛累及阵发性后背疼痛加剧1个月余就诊。刻下症见：持续性右胸痛累及阵发性后背疼痛，胸背疼痛可影响睡眠，乏力、神疲，食欲可，二便调。测血压145/97mmHg。舌质紫暗，苔白腻，脉细弦。

既往史：高血压病病史；糖尿病病史；2016年5月31日鞍山某医院胸部CT示胸腹主动脉夹层动脉瘤，右肺上叶占位？建议主动脉覆膜支架治疗，患者拒绝。

个人史：嗜烟酒。

辨证：胸阳不振，气陷血瘀，痰气互结。

治法：通阳散结，祛痰宽胸，化瘀升陷。

处方：升陷宽胸汤加减。

柴胡10g，升麻10g，桔梗10g，生黄芪15g，知母15g，党参15g，山萸肉15g，三棱15g，莪术15g，益母草15g，枳实15g，薤白30g，桂枝10g，瓜蒌30g，白蒺藜15g，荜茇10g，延胡索15g。14剂，水煎服，日2次。

2016年8月8日二诊：胸背痛完全消失，乏力、神疲明显改善，体重增加2kg，时有咽痒而咳，有少量白稀痰。舌质稍暗，苔白根厚腻，脉细弦滑。血压131/91mmHg。2016年7月7日鞍山某医院胸部CT示胸腹主动脉夹层动脉瘤消失，右肺上叶结核？效不更方，继续以枳实薤白桂枝汤合升陷祛瘀汤加减治疗。上方去白蒺藜、荜茇、延胡索，加麻黄4g、楮实子30g、威灵仙10g、枳椇子30g、水蛭10g、浙贝母15g、蛤壳30g、玄参10g。14剂，水煎服，日2次。

按：本例患者为主动脉夹层动脉瘤，自诉胸痛累及后背伴乏力、神疲，舌质紫暗，苔白腻，脉细弦，尚有高血压、糖尿病病史，综合辨证为胸阳不振、气陷血瘀、痰气互结，微观辨证为络脉虚陷。法当以通阳散结、祛痰宽胸、化瘀升陷治疗，处方以枳实薤白桂枝汤合升陷祛瘀汤，可通阳化瘀而气行，祛痰宽胸而血行，升阳举陷而大气得以充足、瘀血得以祛除，故胸中气血通行、胸痹可除。患者首诊方中加味白蒺藜疏肝通滞，延胡索活血行气止痛，荜茇温阳行气。二诊胸痛控制后，去白蒺藜、延胡索、荜茇，加化铁丸合消瘰丸消夹层瘀血，佐以麻黄、水蛭，助阳温通活血，增强原方祛瘀化浊、消离经之血之力。

值得重视的是，胸腹主动脉夹层动脉瘤除从气血瘀滞理解外，更应从“升降出入，无器不有”来认识，动脉等血管也为“器”，也都有升降出入。

本例主动脉夹层即为心脉瘀阻之典型，其血气不通，脉中之血凝而留止，故进而判断大气下陷，不得布达，气陷血瘀。故方中加生黄芪、升麻等以升下陷之宗气，所以本案才有调服2周疼痛控制，复诊时胸背痛完全消失，胸部CT示胸腹主动脉夹层动脉瘤消失。

案2：下肢动脉闭塞症

陈某，男，57岁。2017年5月11日初诊。

主诉： 双下肢间歇性跛行6年，加重伴胸闷2年。

现病史： 患者6年前出现间歇性跛行，未予重视及系统治疗。2年前跛行加重，右下肢明显，步行500米即出现疼痛伴双下肢麻胀感，需停下休息。就诊于北京某医院，诊断为“下肢动脉闭塞症”。2015年3月31日双下肢动脉B超示双下肢动脉粥样硬化；右下肢动脉近心段重度狭窄。2015年4月9日行右下肢动脉球囊扩张成形术，但患者诉术后症状仅缓解2个月后症状复发如前。刻下症见：间歇性跛行，活动后胸闷，经休息症状能缓解，入睡困难，每晚睡眠时间4～5小时，大便偏干，每日1次，尿量正常，夜尿3次。面色晦暗，语声低微，舌质暗，苔薄白，脉细尺弱。

既往史： 冠心病病史10年，共植入支架7枚；高血压病病史15年，口服美托洛尔50mg，每日2次，血压控制在150/60mmHg左右；脑梗死病史20余年，无明显后遗症。否认糖尿病病史。

辨证： 气陷血瘀，痰瘀互结。

治法： 升阳举陷，化瘀通络，化痰宣痹。

处方： 升陷宽胸汤加味。

生黄芪30g，党参15g，山萸肉15g，柴胡6g，升麻8g，桔梗10g，知母15g，三棱12g，莪术15g，红景天30g，全瓜蒌40g，薤白30g，法半夏10g，香加皮2g，水蛭粉3g（冲服），炮甲粉3g（冲服）。14剂，水加黄酒100ml浸泡，水煎服，日2次。

2017年6月1日二诊：间歇性跛行略有好转，现步行约700米后出现跛行。入睡仍困难，大便干燥。舌质淡暗、胖大，脉沉细。上方基本有效，原方基础上加大行气通腑之力，加枳实15g、生大黄8g（后下），予仙鹤草30g活血利水。14剂，水煎服，日2次。

2017年6月15日三诊：服前方10日后双下肢跛行症状基本缓解，但前2日生气后病情反复，睡眠略有改善，每日早晨5点起床后，可再入睡1小时。舌质淡暗，苔薄白，脉沉细短。中药在原方基础上加用活血通经之王不留行 15g、路路通 10g，平肝解郁之白蒺藜 10g。

2017 年 7 月 27 日四诊：可步行 4 千米，未出现下肢疼痛、麻木，无胸闷，体力较前明显改善，自觉精力较服药前充沛，面色红润，口干，睡眠时间每晚亦增加至 9 小时，二便正常。舌胖大，苔白腻，脉沉细弱。效不更方，治疗大法不变。

2017 年 10 月 31 日随访：复查双下肢动脉超声示双下肢动脉粥样硬化伴斑块形成，右下肢动脉未见明显狭窄，左侧股总动脉后壁可见混合斑块，大小约 3.82cm × 0.34cm，局部管腔狭窄率约为 50%，血流频谱及血流动力学参数未见明显异常。间歇性跛行症状未复发。

按：本例患者全身血管动脉粥样硬化严重，脑血管动脉粥样硬化致脑梗死病史 20 余年，冠心病史 10 年，3 次冠脉造影术共植入支架 7 枚。6 年前出现双下肢动脉粥样硬化，右下肢动脉近段重度狭窄，行右下肢动脉球囊扩张成形术后，间歇性跛行旋又复发，可能与动脉回弹相关，故经皮下肢动脉球囊扩张仅取效一时。该患者全身动脉粥样硬化属于中医“脉痹”范畴，下肢动脉闭塞属于“脱疽”，整体而言，其病机仍是“阳微阴弦”，虚实夹杂。本病发生与膏粱厚味、过食甘肥有关，甘肥则损脾，脾既损，血生少，脾失健运，使水谷之精微无以输布，积滞脉络。该患者年老体弱，中气渐衰，气不足，则推动、温养、气化等作用减弱。气陷脉凝、痰瘀交阻，肢体气血运行不畅，故以“益气升陷、豁痰祛瘀”为总的治疗原则，方药以升陷宽胸汤加味。诸药合用，使大气得充，气陷得举，气血通行，通则不痛，患者服药 4 周后即收到显著疗效。

4. 低血压

低血压，通常指收缩压低于 90mmHg 或舒张压低于 60mmHg。非独立疾病，而是多种因素导致的症状。西医认为，低血压的核心在于循环系统功能障碍，导致心脏输出量减少或外周血管阻力降低，进而引发血压下降。治疗主要针对病因，如补充血容量、抗感染、调节内分泌功能、改善心功能等。

可归属于中医“眩晕”“虚劳”“厥证”等范畴。中医认为，低血压的发生与脏腑功能失调、气血阴阳失衡密切相关，主要涉及心、脾、肾三脏。心主血脉，心气不足则推动无力，血脉空虚，血压下降。脾主运化，为气血生化之源，脾气虚弱则气血生化不足，清阳不升，血压下降。肾主藏精，为先天之本，肾精亏虚则髓海不足，脑失所养，血压下降。气虚下陷、血行瘀滞也是低血压的核心病机。气虚则升举无力，清阳不升，脑窍失养；血瘀则脉络不通，气血运行不畅，脏腑失养，导致血压下降。

案：直立性低血压晕厥

张某，男，67岁。2019年9月19日初诊。

主诉：间断头晕1年。

现病史：患者1年前于晨起小便、饭后、疲劳等情况下出现头晕，伴胸闷、胸部堵塞感，无头痛、恶心、食物旋转，蹲下或平躺休息头晕等症状可明显缓解。曾出现8次短暂意识丧失，发作持续数秒钟，自行恢复后极度乏力，需休息，自测血压（60 ~ 80）/（40 ~ 50）mmHg，平素血压偏低，（70 ~ 80）/（50 ~ 60）mmHg。于当地寻中医诊治，服中药汤剂2月余，乏力稍改善。因再次发作晕厥至北京某医院就诊，查24小时血压显示血压波动较大，收缩压最高162mmHg，最低74mmHg，舒张压最高98mmHg，最低43mmHg，平均血压138/85mmHg，低血压发生在上午10时、下午2—3时；心率波动在60 ~ 80mmHg。检查肾上腺CT、肾动脉超声、肾素-血管紧张素-醛固酮系统、儿茶酚胺等未见异常，除外继发高血压，每晚口服非洛地平缓释片2.5mg治疗。刻下症见：忽而乏力，多发生在上午及午后，伴胸闷，自觉劳累而不能行走，双下肢沉重，晨起小便、午餐、晚餐后出现短暂晕厥，持续数秒钟，视觉保存，纳可，偶有入睡困难，大便干结，4 ~ 5日一行，需口服乳果糖，夜尿频，每晚4 ~ 5次。形体瘦小，舌淡暗体胖，苔腻微黄，脉沉细尺弱。卧位血压132/85mmHg，心率71次/min；坐位血压140/89mmHg，心率74次/min；立位血压117/75mmHg，心率71次/min。

既往史：早产儿，先天体弱。冠心病病史2年余，2017年于北京某医院行冠状动脉介入治疗，于LCX植入1枚支架，长期口服阿托伐他汀钙10mg每晚1次、阿司匹林0.1g每日晨起1次；糜烂性胃炎病史2年余；2019年5月发现甲状腺激素减低。

辅助检查：2019年5月查头部MRI示右侧额叶皮层下点状缺血梗死灶，右顶部蛛网膜囊肿。双下肢血管超声未见异常。

西医诊断：高血压2级（极高危）；直立性低血压；冠状动脉粥样硬化性心脏病；腔隙性脑梗死。

辨证：气陷血瘀，痰湿阻滞。

治法：益气升陷，祛瘀消癥，化痰祛湿。

处方：升陷宽胸汤合交泰丸、封髓丹加减。

生黄芪30g，党参10g，山萸肉15g，知母15g，升麻10g，柴胡10g，三棱12g，莪术15g，桔梗15g，枳实15g，薤白30g，桂枝10g，瓜蒌30g，法半夏30g，厚朴15g，肉桂5g，黄连8g，石菖蒲10g，远志8g，黄柏15g，仙鹤草30g，砂仁12g，生薏苡仁40g，荷叶30g。14剂，水煎服，日2次。

2019年10月8日二诊：排尿、进餐后晕厥消失，自测坐位血压（80～90）/60mmHg，无畏寒，不渴，饮水正常，运动亦不出汗，无胸闷心悸，大便2日一行，夜尿3～4次。舌淡暗，苔薄腻微黄，脉沉细。考虑肾精亏虚，水液代谢失常，补益肾精，前方加鹿角霜8g。14剂，水煎服，日2次。

2019年10月22日三诊：头晕未作，进餐后困倦，皮肤干，无汗，口干乏力，急行则乏力加重，睡眠欠佳，每晚5～6小时睡眠。舌淡暗、体胖大，苔薄白质润，脉沉细。心肺气阴亏虚，脾肾阳气亏虚，前方去鹿角霜、荷叶、黄连、党参，加西洋参15g、麦冬15g、五味子10g、附子10g（先煎）、麻黄6g、细辛5g。14剂，水煎服，日2次。

2020年7月14日四诊：诸症显著减轻，上半年停药，头晕消失，嗜睡减轻，初服草药有发热感，不出汗，入睡难，每晚5小时睡眠，夜间小便曾有数次短暂意识丧失，服药4天后未再发生，之前行走时黑矇，中午餐后只能平卧，近1个月仅发生1次，夜尿5～6次。大便困难，需服乳果糖口服液。舌暗红，苔薄白，脉沉短弦。诊室血压82/54mmHg。前方生黄芪增至40g，知母增至30g，西洋参增至20g，细辛增至8g，加熟地15g、茯神30g、炙甘草10g、刘寄奴30g。30剂，水煎服，日2次。

2020年10月20日五诊：近2个月来头晕、心悸、便秘、失眠均缓解，仅头晕3次。舌淡暗、体胖，舌质嫩，脉沉细短弦滑。生黄芪60g，红参12g，知母30g，山萸肉20g，升麻10g，柴胡10g，三棱15g，莪术15g，桔梗15g，枳实30g，炒白术12g，薤白30g，瓜蒌30g，桂枝15g，石菖蒲15g，远志10g，炒薏苡仁60g，黄柏15g，砂仁10g（后下），西洋参20g，麦冬30g，黑附子15g（先煎），麻黄6g，细辛8g，熟地30g，炙甘草10g。30剂，水煎服，日2次。

2020年12月29日六诊：近2月头晕心悸未作，可以站立排尿，上午有疲乏感，胸憋闷时有发作，伴血压低，平卧好转，体力尚可，餐后困倦消失，夜尿4～5次。舌暗、舌体胖，苔腻，脉沉弦。上午血压80/50mmHg，下午血压110/60mmHg。前方生黄芪增至80g，红参增至20g，山萸肉增至30g，升麻增至15g，石菖蒲增至30g，西洋参增至25g，黑附子增至20g，细辛增至10g，麻黄增至8g，炒白术改生白术60g，炙甘草增至20g，排便困难，取济川煎之意加肉苁蓉30g、当归20g、川牛膝15g。30剂，水煎服，日2次。

2021年6月22日七诊：头晕、晕厥未再发作，排尿性晕厥未见，大便3日一行，来京后乏力复发，上午加重，下午4—5点缓解，乏力、行走困难。舌暗苔腻微黄，脉沉弦滑数。前方西洋参增至30g，黑附子增至30g，枳实增至40g，生白术增至100g，生黄芪增至100g，柴胡增至15g，川牛膝减至10g。14剂，水煎服，日2次。

2021年7月6日八诊：嗜睡、头晕、乏力显著改善，大便每日一行，排便通畅，夜尿5次，无汗。舌暗，苔腻微黄，脉沉弦滑数。诊室血压98/71mmHg。前方黄柏增至20g，砂仁增至15g（后下），加海螵蛸30g、桑螵蛸30g、巴戟天10g。14剂，水煎服，日2次。

2022年7月1日九诊：自去年6月至今年6月头晕未发作，今日头晕2次，有1次晕厥摔倒，偶有眼前发黑，恶热，入睡难，夜尿多，每晚6次。脉弦细滑，尺脉弱。诊室血压左侧79/49mmHg，右侧93/59mmHg。升陷祛瘀汤加瓜蒌40g，薤白30g，法半夏15g，五味子10g，桂枝15g，枳实15g，附子30g（先煎），细辛6g，麻黄8g，知母15g，黄柏15g，砂仁20g（后下），炙甘草10g，山药15g，益智仁15g，生栀子10g，淡豆豉30g，西洋参30g，麦冬20g。30剂，水煎服，日2次。

2022年9月30日十诊：晕厥未作，夜尿3次，气力增加，1剂药分5天服用，无汗，无痰，头晕未作，睡眠欠佳时偶有血压低，每晚睡5～6小时。舌淡暗，苔白腻，脉细弦。前方去栀子、淡豆豉，法半夏减至10g，加肉苁蓉30g、当归20g、酸枣仁30g、川芎15g、茯神15g、赤白芍各30g、生白术90g。14剂，水煎服，日2次。

2023年9月8日十一诊：去年服药至春节期间，近1年来晕厥未发作，早上血压80/50mmHg，头晕，行走困难，上午11点症状消失，餐后血压降低，可迅速恢复，少汗，无发热，无腹痛腹胀，大便干结，需服乳果糖口服液，纳眠可，夜尿5～6次，排尿不尽，排尿等待。舌淡暗、体胖、裂纹，苔黄腻，脉沉弦。生黄芪60g，西洋参30g（另煎），麦冬20g，五味子10g，知母15g，山萸肉15g，升麻10g，柴胡10g，莪术30g，当归20g，肉苁蓉

30g，生白术 120g，黑附子 30g（先煎），细辛 6g，麻黄 8g，肉桂 8g，枳实 15g，赤芍 30g，白芍 30g，牛蒡子 30g，瓜蒌 60g，薤白 30g，姜半夏 15g，砂仁 20g（后下），黄柏 15g，炙甘草 10g，益智仁 15g。14 剂，水煎服，日 2 次。

按：该老年患者存在直立性低血压、餐后低血压、排尿性晕厥，反勺型夜间高血压，西医诊断考虑老年高血压合并衰弱状态，同时存在冠心病、甲状腺激素减低、多发腔隙性脑梗死。患者老年男性，先天不足，后天失养，心肺脾肾亏虚，宗气、水谷之气、元气亏虚，大气虚陷，痰湿停留，瘀血阻滞，气机升降出入失常，清阳难升，浊阴不降，出现头晕、直立性低血压、餐后低血压、大便秘结等症。心肺气阴亏虚，心火不能温煦肾水，肾水不能制约心火，心肾不交，虚阳上扰，心神失养，痰蒙清窍，出现失眠、心悸、尿频、排尿性晕厥。

首诊予升陷宽胸汤加味，宣痹化痰，治疗患者胸痹之证；仙鹤草、桔梗有仙桔汤之意，补益胃肠；黄连、肉桂为交泰丸，交通心肾；黄柏、砂仁为封髓丹，清降虚火，调和中焦；黄连、半夏、瓜蒌为小陷胸汤，清化中焦痰热；远志、菖蒲化痰养心安神；黄柏、生薏苡仁清利湿热；荷叶、升麻化痰湿升清阳。痰湿热减，增加麻黄细辛附子汤、生脉散补益阴阳。肾精亏虚，用地黄饮子之意，增熟地黄、茯神，合方中麦冬、五味子、石菖蒲、远志、山萸肉、附子以滋阴温阳，补益心肾，化痰养心；逢秋冬季阴阳两虚加剧，增红参温补元气，增附子、生脉散用量阴阳双补。排便困难，补益肾气，润肠通便，用大量当归、肉苁蓉、生白术，取济川煎之意；脾约便秘，用大量赤白芍滋阴润肠通便；热结便秘，用大量牛蒡子清热润肠通便；夏季郁热扰心，用栀子豉汤清心除烦；血不养神，虚烦不眠，用酸枣仁汤养血安神；肾虚痰瘀致尿频、排尿不畅，先后用刘寄奴破血通经，桑螵蛸、海螵蛸、巴戟天温补肾精，益智仁、山药补肾固涩。该患者病症复杂，病情深重，虚实夹杂，阴阳气血亏虚，痰湿瘀血阻滞，气机升降失调。大剂温补同时必须清理痰湿瘀血虚热，平衡脏腑阴阳，恢复气机升降，始能获效。

5. 慢性阻塞性肺疾病

慢性阻塞性肺疾病属于中医“肺胀”范畴。此病早期以气虚为主，逐渐气阴两虚，终致阴损及阳，阴阳两虚。痰浊瘀血是主要的病理产物，也是重要的致病因素。该病为慢性疾病迁延而成，一般病程较长，有研究通过临床观察统计分析证实，血瘀证为慢性阻塞性肺疾病患者中后期病情发展的主要特征，且久病致虚、因虚致瘀是该证候形成发展的主要病机。慢性阻塞性肺疾病的瘀血形成可从两方面分析，一则慢性阻塞性肺疾病本为慢性消耗性疾病，久病大气下陷，“气为血之帅”，气虚血滞，而成瘀血；二则阴虚致瘀，慢性阻塞性肺疾病日久气损及阴，更兼痰多使用化痰药、合并心力衰竭使用利尿剂，皆加重阴虚，阴虚则生内热，内热灼炼血液而成瘀。因该病病位在肺，主要症状为咳嗽、咳痰、喘息、乏力，晚期可合并心功能不全，故在治疗此类疾病时，急性加重期遵循“急则治其标”的原则，以清热、宣肺化痰等为主；稳定期遵循“缓则治其本”的原则，依然辨其以气陷血瘀为主要病机，以扶正为主，并辨其虚实、寒热，兼顾祛邪，以升陷祛瘀汤为主方，合化痰、祛瘀药物，以纠正大气下陷、痰瘀交阻的病理状态，气、血、水同调。

案：慢性阻塞性肺疾病

陈某，男，65岁。2018年9月20日初诊。

主诉：咳喘30余年，加重伴胸闷、气短1年余。

现病史：患者吸烟40余年，自30年前间断咳嗽、气喘，未规律诊治，1年前症状加重，并伴有胸闷、气短，就诊于当地医院，诊断为慢性阻塞性肺疾病、冠状动脉粥样硬化性心脏病 三支病变，植入支架2枚。近1年咳喘、胸闷、气短诸症逐渐加重。2018年9月14日冠状动脉造影示RCA近端狭窄80%，中段狭窄85%，LAD狭窄80%，LM狭窄50%，LCX狭窄90%。平时服用阿司匹林肠溶片、瑞舒伐他汀钙片、单硝酸异山梨酯片、叶酸片。患者咳喘改善不明显，遂寻求中医诊治。刻下症见：咳嗽，痰黏色黄，胸闷、气短，下肢乏力，膝关节疼痛，夜尿2～4次，纳可，眠可。舌淡暗、齿痕，苔薄腻，脉沉细弦滑，有间歇，尺弱，左寸弱。

既往史：2006年脑梗死病史，2016年再发脑梗死病史；2009年脑出血病史；2017年脂肪肝病史；2018年4月半月板磨损病史；高同型半胱氨酸血症病史；高脂血症病史。

西医诊断：慢性阻塞性肺疾病；冠状动脉粥样硬化性心脏病 三支病变。

辨证：气陷血瘀，痰浊中阻。

治法：升陷祛瘀，通阳祛痰。

处方：升陷宽胸汤合化铁丸、封髓丹加味。

生黄芪30g，党参20g，柴胡10g，升麻10g，桔梗10g，知母15g，三棱

12g，莪术 15g，益母草 30g，山茱萸 15g，楮实子 30g，威灵仙 15g，枳椇子 30g，浙贝母 15g，生蛤壳 60g，砂仁 15g（后下），黄柏 15g，生麻黄 6g，生地黄 15g，熟地黄 15g，全瓜蒌 30g，法半夏 30g，枳实 15g，薤白 30g，桂枝 15g，厚朴 15g。14 剂，水煎服，日 2 次。

2018 年 10 月 9 日二诊：咳嗽、咳痰减少，气喘改善，胸闷，气短，膝关节疼痛减轻，起夜 3 ~ 4 次，睡眠 5 小时。舌紫暗，苔薄腻，脉沉细短滑。效不更方。

三诊至四诊：在上方基础上加减治疗，咳喘胸闷症状逐渐减轻。

2019 年 7 月 9 日五诊：咳嗽、咳痰明显改善，十去其八，间断服用上方，另配合人参蛤蚧散服用。

随访（3 年后）：咳嗽、气喘、乏力、胸闷诸症渐除，夜尿 1 ~ 2 次。2021 年 4 月 9 日复查冠脉造影示 RCA 狭窄 90%，LM 未见明显狭窄，LAD 狭窄 60% ~ 70%，LCX 狭窄 50% ~ 60%，冠状动脉狭窄较前明显改变。

按： 心肺同属上焦，大气盘踞胸中，二脏“司呼吸”“行气血”之功能，皆赖大气之升举。大气下陷，“阳微”之际，邪贼乘虚而入，渐生瘀血、痰浊之变，而成“阴弦”之象，故而诸症丛生。患者舌暗苔薄腻，脉沉细弦滑，寸弱，也说明胸中大气下陷，心阳不振，痰瘀阻滞。治当通阳散结，升陷祛瘀，予升陷宽胸汤加味治疗，不仅肺功能改善，三支病变亦明显好转。

6. 肺栓塞

肺栓塞的核心病理机制是静脉血栓形成并脱落，随血流阻塞肺动脉，导致肺循环阻力增加、肺动脉压力升高，进而引发右心功能不全和低氧血症。临床表现多样，轻者无症状，重者可突发呼吸困难、胸痛、咯血，甚至猝死。治疗以抗凝、溶栓为主，必要时行介入或手术治疗。由于其症状缺乏特异性，诊断难度较大，漏诊率和误诊率较高，是临床急危重症之一。

归属于中医“胸痹”“喘证”“厥证”等范畴。中医认为，肺栓塞的发生与正气亏虚、外邪侵袭、痰瘀互结密切相关，主要涉及肺、脾、肾三脏。肺主气，司呼吸，肺气亏虚则宣发肃降失常，气机壅滞，血行不畅。脾主运化，为气血生化之源，脾气虚弱则痰湿内生，阻滞气机。肾主纳气，为气之根，肾气亏虚则摄纳无权，气逆于上。气虚下陷、血行瘀滞，也是肺栓塞发生的重要病机，气虚则推动无力，血行迟缓，瘀血内生；气陷则清阳不升，浊阴不降，痰湿内生。痰瘀互结，阻滞肺络，导致肺栓塞的发生。

案：肺栓塞

李某，女，78岁。2015年11月18日初诊。

主诉：上腹痛14年，胸憋气短、胸背痛1个月余，加重7天。

现病史：患者14年前因胆囊炎行胆囊全切术，术后多发粘连，14年以来间断出现右上腹疼痛，多为胀痛。近3个月来患者因饮食不节而致右上腹疼痛剧烈，呈胀痛，可放射至后背，多于吸气或进食后明显，伴反酸，无皮肤巩膜黄染，无恶心、呕吐，无呕血、黑便，无发热。1个月余前患者觉胸憋气短背痛，痛甚时不能转侧，仰俯需要人协助。持续不缓解，急诊收入消化科治疗。疑为肺栓塞，转入呼吸内科。胸部X线检查、放射性核素肺通气灌注/显影提示右肺下叶栓塞，经抗凝、对症治疗，胸闷气短疼痛缓解不明显，遂收入中西医结合心内科。刻下症见：胸憋，气短，行动受限，只能上一层楼，右上腹胀痛，进食后更明显，反酸，后背疼痛，纳呆，畏寒，自汗，口干，夜寐不安，大便干，每日必须服用大柴胡汤才能有大便。舌质暗、苔黄腻，舌下脉络迂曲，脉沉短，尺寸皆弱。

既往史：高血压病；冠状动脉粥样硬化性心脏病；脑梗死；慢性肾功能不全。

辨证：痰瘀痹阻，气结在胸。

治法：化痰祛瘀，升陷降浊。

处方：升陷宽胸汤加减。

生黄芪30g，党参30g，桔梗10g，知母20g，山茱萸15g，柴胡10g，醋莪术15g，醋三棱12g，枳实20g，薤白40g，瓜蒌60g，桂枝10g，姜厚朴20g，仙鹤草60g。7剂，水煎服，日2次。

随诊：服药后病情显著改善，胸憋气短明显改善，无胸痛腹胀，药后1日大便4次，成形，夜寐转安，舌苔退。原方加附子15g，红景天30g。后好转出院。

按：患者的典型症状可分为两类，胸闷疼痛、气短，腹胀、纳呆，畏寒，自汗，口干，夜寐不安等气虚气陷证候，以及舌质暗、苔黄腻，脉沉短，尺寸皆弱，舌下脉络迂曲等瘀血内阻的证候。此外，患者主症为胸憋，气短，胁下胀痛上顶（胁下逆抢心），符合《金匮要略·胸痹心痛短气病脉证治》中“胸痹心中痞，留气结在胸，胸满，胁下逆抢心，枳实薤白桂枝汤主之”之表述，因此选方以升陷宽胸汤为主。该条下本有虚实两证，但本患者显然是虚实夹杂。患者大便秘结，原用大柴胡汤，虽有暂效，但大黄等耗气且加重虚陷。此便秘实乃气陷推动无力所致，合用升陷益气，亦寓有“塞因塞用”之意。

（三）升陷救逆汤主治病证及验案举隅

随着药物治疗的进展及冠状动脉介入治疗和冠状动脉旁路移植术的普及，越来越多的冠心病、心绞痛患者病情得到及时的控制和改善。然而，部分心绞痛患者对常规药物治疗反应不佳，且因基础疾病复杂、冠状动脉病变弥漫或全身一般状况欠佳等因素，无法接受冠状动脉介入治疗或冠状动脉旁路移植术，这类患者的心绞痛临床称为难治性心绞痛。

冠心病“太阳系”理论，即 2012 年意大利比萨大学 Mario Marzilli 教授等从冠脉微循环障碍方面提出的冠心病新机制——以心肌细胞为“太阳”，以严重冠脉狭窄、炎症、血小板和凝血、血管痉挛、微血管功能异常和内皮功能异常为“6 大行星”引起的冠脉微循环障碍是其重要的发病机制。再灌注的临床实践告诉我们，不仅要重视心外膜冠脉血流，还应重视冠脉微循环的血流。冠脉微循环的完整性和充分组织灌注是再灌注成功的真正标准。冠脉微循环受损是决定急性心肌梗死（AMI）预后的独立危险因素。中西医结合在微循环研究方面有显著优势，从微循环和血瘀证入手，开展“后再灌注时代”冠脉微循环障碍的中西医结合研究，阐明活血化瘀药的疗效机制，是中西医结合的重要研究方向。活血化瘀治疗在“后灌注时代”有望再创辉煌。基于以上认识，从气陷血瘀论认识胸痹心痛，其核心病机应是“阳微阴弦”，气血升降失常，痰瘀浊毒阻络，其中阳微阳衰、甚则阳气暴脱更是关键。因此，在升陷宽胸汤基础上，往往加入薏苡附子散、乌头赤石脂丸等回阳救逆、辛温通脉重剂，为临床中许多难治性和重症心绞痛的治疗开辟了重要的路径。

案 1：难治性心绞痛

陈某，男，62 岁。2017 年 6 月 1 日初诊。

主诉：胸痛、胸闷 4 年，加重半年。

现病史：患者 4 年前出现左前胸隐痛、憋闷，自服复方丹参片可缓解。近半年来左前胸隐痛、憋闷逐渐加重，平地慢行 30 ~ 40 步即诱发，且每日均发作，再次服用复方丹参片，疗效不佳。当地医院冠状动脉 CTA 示三支病变，弥漫性中重度狭窄。时测血压 131/67mmHg。刻下症见：时有心悸，气短，乏力，畏寒，性急躁，情绪紧张，夜尿频，起夜 2 ~ 3 次，大便稀黏，每日 3 次，眠浅梦多，每晚睡眠 6 小时。舌质胖暗，中裂，舌下络脉迂曲，苔黄腻根厚，脉沉细短弦滑，寸脉不足。

既往史：高血压病病史13年，规范降压药物治疗。

辨证：胸阳衰微，阴寒痼结，气陷血瘀。

治法：温阳散寒，峻逐阴邪，化瘀升陷。

处方：升陷救逆汤加味。

党参15g，生黄芪30g，柴胡10g，升麻10g，桔梗10g，知母15g，三棱12g，莪术15g，益母草30g，山萸肉15g，赤石脂30g，黑附片10g（先煎），制草乌10g（先煎），制川乌10g（先煎），干姜10g，花椒10g，全蝎末3g（分冲），蜈蚣末3g（分冲），红景天30g，香加皮3g，蜂蜜1勺（先煎）。14剂，水煎服，日2次。

2017年6月15日二诊：胸痛、胸闷减半，体力明显改善，平地步行可达100～200步，余症及舌脉如前。继续以上方合瓜蒌薤白半夏汤治疗，以通阳散结、逐饮降气。

按：患者冠状动脉三支病变伴弥漫性中重度狭窄，平地慢行30～40步即诱发左前胸隐痛、憋闷，属于难治性心绞痛。根据目前患者临床表现，尤其是胸闷、心悸、气短、乏力、舌下络脉迂曲，综合辨证为胸阳衰微、阴寒痼结、气陷血瘀，初诊处方以升陷救逆汤加味。升阳、回阳举陷，峻逐阴寒，破瘀散结。同时，加用红景天益气活血而通脉、香加皮强心利尿而抗心衰。服用2周后，患者胸痛、胸闷减半，体力明显改善，平地步行可达100～200步，余症及舌脉如前，继续以原方合瓜蒌薤白半夏汤治疗，以通阳散结、逐饮降气，因方证相符，故疗效显著。

案2：剧烈心绞痛

杨某，男，66岁。2014年9月25日初诊。

主诉：阵发性剧烈胸痛伴濒死感1周。

现病史：患者近1周以来胸痛阵发，疼痛剧烈，胸痛彻背，背痛彻胸，发作时有濒死感，伴胸闷、胸前如有石头压迫感，冠状动脉CTA示双支狭窄50%～75%（具体不详），当地建议行介入治疗，患者拒绝，转求中医治疗。刻下症见：阵发胸痛，伴胸闷、胸前如有石头压迫感，夜间胸痛、胸闷较甚，影响睡眠，气短，活动后加重，行走10步即需立即停下休息，口苦口黏，眠差。舌质暗，苔黄腻，有瘀点，脉沉细弦短。

辨证：气陷血瘀，痰瘀互阻。

治法：升阳举陷，祛瘀通络，化痰宣痹。

处方：升陷宽胸汤合消瘰丸加减。

生黄芪25g，知母20g，柴胡8g，升麻6g，桂枝10g，三棱15g，莪术20g，全瓜蒌40g，薤白30g，法半夏30g，白蒺藜15g，浙贝母15g，玄参10g，生牡蛎30g（先煎），苍术30g，枳椇子30g。7剂，水煎服，日2次。

2014年12月4日二诊：上方间断服用，胸痛减轻，夜寐差，夜尿频，便溏。脉细弦，左寸弱，舌暗、苔薄白。辨为寒凝血瘀、气陷络痹。改予升陷救逆汤加减。生黄芪40g，知母20g，三棱20g，莪术25g，桔梗10g，柴胡10g，升麻10g，山茱萸20g，制川乌15g（先煎），制草乌15g（先煎），全瓜蒌40g，薤白40g，法半夏60g，枳实15g，香加皮3g，红景天30g，灵芝10g。制川乌、制草乌加蜂蜜1勺先煎1个小时，余药黄酒100ml泡煎。14剂，水煎服，日2次。

2015年1月29日三诊：胸痛未作，可步行至50米，夜寐佳。舌暗、苔白腻，脉弦。制川乌20g（先煎），制草乌20g（先煎），全瓜蒌30g，薤白40g，法半夏60g，生黄芪50g，知母20g，三棱20g，莪术25g，桔梗10g，柴胡10g，刘寄奴40g，枳实10g，桂枝10g，白蒺藜10g，川芎15g，生牡蛎30g（先煎），玄参15g，浙贝母15g，炒白术15g，红景天30g。制川乌、制草乌加蜂蜜1勺先煎1小时，余药以水加黄酒100ml浸泡。14剂，水煎服，日2次。

2022年2月21日四诊：时隔7年，诉自服用2015年1月29日方剂后，胸痛情况大为改观，原胸痛剧烈，有濒死感，自服药调理后，胸痛几乎未作，患者此后每年服用上方5剂，即可保证1整年胸痛、胸闷不发作。原只能行走10步，现每日锻炼行走15 000步而不觉劳累。其余诸症亦皆改观。体检肝肾功能均未见异常。现来京复查，以求进一步巩固治疗。

按：冠心病心绞痛的发作符合《金匮要略》中所述及胸痹心痛“阳微阴弦”的病机。大量临床实践案例证实，心绞痛，乃至介入后心绞痛，以升陷祛瘀立法，结合患者具体病机，佐以调治气滞、痰阻、血瘀、寒凝、气、血、阴、阳的平衡，往往收到很好的疗效。

初诊时对患者以常法论治，效果不够理想。细参患者病情，久居高寒地区，且户外作业，虽无典型的畏寒惧冷征象，然其发作时疼痛剧烈，又以夜间为重，结合舌脉，为阴寒痼冷凝结所致。寒邪为患，其性质，除寒冷外，还有“凝结”“收引”，其发病特点，除“为冷”外，尚会“为痛”。寒为阴邪，同气相求，常夜间发病较重；患者脉象沉、弦、短，亦为寒邪凝聚之象，故取大剂量乌头合用后，从温阳散寒、峻逐阴邪立法，以期治疗“心痛彻背，背痛彻心”，效验卓著。然而，临证中无论是使用乌头、附子、半夏，还是配伍应用，皆当以安全为先，切不可辨证不明、审查不精即孟浪用之。使用峻剂，需小心谨慎，如履薄冰，三思再三思。所谓“药物的毒性即是其偏性”“其偏性亦是其毒性”，如患者临证确需以重剂起沉疴，亦不需畏首畏尾，以解决患者临证所苦为先。

草乌开痹定通功效更优于川乌，朱良春恩师主张二者并用，且生用效果更显（但要以安全为前提），“当用则用”，朱老认为，“十八反”之说不能成立，“十九畏”更属无谓，此案中即半夏与大量川乌、草乌并用。乌头祛寒定痛，蠲痹逐瘀，对沉寒痼冷、血瘀痹阻，非此难取寸功，“阳微阴弦”的原创思维应当牢记。

案3：介入术后顽固性心绞痛

孙某，男，54岁。2017年5月8日初诊。

主诉：阵发性心前区疼痛10年，加重1年。

现病史：患者10年前（2007年）出现心前区疼痛伴左肩部放射痛，诊断为“冠状动脉粥样硬化性心脏病 急性心肌梗死”，植入冠脉支架1枚。10年间规范服用二级预防药物，每隔2年复查冠状动脉造影，先后植入冠脉支架共6枚。患者于2014年起劳累时感觉前胸、后背发凉，随即出现疼痛，含服硝酸甘油后症状无明显缓解，需热敷后症状才能逐渐缓解。复查冠脉造影提示冠状动脉及植入支架均未见狭窄，无特殊处置。因胸痛频发，于2016年再次复查冠状动脉造影，结论同前，明确告知患者胸痛与冠状动脉血管无关，疑似与神经相关，遂至医院行“神经阻断手术”治疗，术后胸痛仍未见好转，每次发作时只能热敷加含服硝酸甘油。刻下症见：胸痛频发，每日发作2～5次，每次含服硝酸甘油1～2片，平均每天含服硝酸甘油5～7片，丹参滴丸约40粒，全天24小时胸前不能离开“热宝”保温。舌胖质暗，苔黄腻白涎，脉弦滑，寸口弱。

既往史：高血压病病史20年；糖尿病病史30年。

辨证：胸阳衰微，阴寒痼结，气陷血瘀。

治法：益气活血，温阳散寒，峻逐阴邪。

处方：升陷救逆汤加减。

黄芪20g，党参15g，柴胡10g，升麻10g，桔梗10g，知母15g，三棱12g，莪术15g，益母草30g，山萸肉15g，赤石脂30g，川乌10g（先煎），草乌 10g（先煎），黑附子 10g（先煎），干姜 10g，荜茇 15g。制川乌、草乌、黑附子加 1 小勺蜂蜜先煎 1.5 小时，余药以水加 100ml 黄酒浸泡 40 分钟后共煎，7 剂，日 3 次。

2017 年 5 月 15 日二诊：胸痛程度较前减轻三成，发作次数未见明显减少，仍怕凉，乏力。舌尖红、体胖，苔黄腻根厚。上方加大川乌、草乌、附子的用量，同时加瓜蒌薤白半夏汤。处方：黄芪 20g，党参 15g，柴胡 10g，升麻 10g，桔梗 10g，知母 15g，三棱 12g，莪术 15g，益母草 30g，山萸肉 15g，赤石脂 30g，川乌 15g（先煎），草乌 15g（先煎），附子 15g（先煎），干姜 10g，荜茇 15g，全瓜蒌 30g，法半夏 30g，薤白 30g，炙甘草 10g，通草 10g。煎服法同前，7 剂。

2017 年 5 月 22 日三诊：胸痛程度继续减轻，疼痛次数由每日 2 ~ 5 次减至 2 次，无须服用硝酸甘油，仍觉胸前区凉，但"暖宝"热敷时间略减少（中午可取下），后背痛。未觉舌麻。舌胖大暗、苔黄腻。上去益母草、通草，山萸肉加至 30g，干姜加至 15g，加仙鹤草 30g、九香虫 10g、穿山龙 60g。煎服法同前，18 剂。

2017 年 6 月 12 日四诊：胸痛发作频率、程度较前减轻十之八九，现发作时每日只有 1 次，无须服药，能自行缓解，仍怕风、胸痛时汗出。上方知母加量至 20g，生黄芪加量至 40g，去荜茇，同时加用防风 10g、葛根 30g。煎服法同前，14 剂。

2017 年 6 月 26 日五诊：近日由于情绪因素致胸痛发作次数较上次就诊时增多，每日 4 ~ 5 次，但无须服用药物，有背部放射痛，并伴有汗出，感觉发凉。脉沉弦迟弱。中药汤剂加大温阳活血的作用，将川乌、草乌、黑附子、三棱用量加大，同时加用全蝎粉、蜈蚣粉及川椒。黄芪 40g，党参 15g，柴胡 10g，升麻 10g，桔梗 10g，知母 20g，三棱 15g，莪术 15g，山萸肉 30g，赤石脂 30g，川椒 15g，川乌 18g（先煎），草乌 18g（先煎），附子 30g（先煎），干姜 15g，穿山龙 60g，全瓜蒌 30g，法半夏 30g，薤白 30g，炙甘草 10g，全蝎粉 3g（冲服），蜈蚣粉 3g（冲服）。煎服法同前，10 剂。

2017 年 7 月 6 日六诊：诉诸症均较前有所缓解，将党参 15g 换为太子参 15g，生黄芪加至 60g，炙甘草加至 15g，加强原方益气作用。为继续改善患者症状，予外用方，乳香、没药各 10g，冰片 3g，延胡索 30g，川、草乌各 20g，煎后取汤液外敷，每日 2 次。

2017年7月27日七诊：此次就诊诉胸痛症状几乎未发作，之前后背前胸发凉需整日热敷，现已明显改善，仅需晨起预防性热敷，无舌麻木感。苔白腻、边尖红，脉沉细短，寸弱。巩固疗效。外用方加用止痛之荜茇，活血之土鳖虫，具体组成为乳香10g、没药10g、冰片3g、延胡索30g、川乌20g、草乌20g、荜茇30g、土鳖虫30g，煎后取汤液外敷，每日2次。口服中药汤剂在7月6日的基础上继续加大川乌、草乌用量至各20g，煎服法同前，14剂。

2017年8月10日八诊：胸痛完全缓解，“暖宝”在此次就诊前2日已经停止使用，胸冷解除。

按：根据患者畏寒喜热敷的典型表现，综合辨证为胸阳衰微，阴寒痼结，气陷血瘀，以“益气活血，温阳散寒、峻逐阴邪”为基本治法。服用1周后胸痛程度较前减轻30%，但发作次数未见明显减少，仍怕凉、乏力，舌体胖，苔黄腻根厚，舌尖红。此内有痰热，故合用瓜蒌薤白半夏汤，以通阳散结、逐饮降气。加通草、甘草更取导赤散之意。此后多次就诊，均以升陷祛瘀汤、乌头赤石脂丸、瓜蒌薤白半夏汤为底方，在此基础上逐渐加大川乌、草乌、黑附子用量，活血化瘀力度逐渐加强，加用全蝎粉、蜈蚣粉，患者症状逐渐改善。在患者六诊时更加用中药外敷，效果更佳。

案4：介入术后顽固性心绞痛

高某，男，66岁。2021年7月5日初诊。

主诉：胸闷憋气9年余。

现病史：患者于2012年夜间休息时突发剑突下撕裂样疼痛，伴汗出，胸闷憋气，持续1～2小时，次日晨起症状缓解，未予重视。3月后夜间睡眠中再次发作上述症状，1～2小时不缓解，自服保和丸两粒未见缓解，次日晨起7点大便后胸痛加剧，憋气明显，伴汗出，外院行冠状动脉造影，前降支植入支架1枚，后症状缓解。2015年出现活动后心前区紧缩感，放射至咽喉部，休息3～5分钟可缓解，未予重视。2016年10月症状逐渐加重，冠状动脉造影示LAD支架内再狭窄80%，D1狭窄100%，再次植入支架3枚，后患者仍间断胸闷憋气，为求进一步诊治前来就诊。刻下症见：夜间易突发憋醒，平路步行500米即感觉气短、胸闷，心前区紧缩感，需每日服用3次硝酸异山梨醇酯，身无寒热，困倦多眠，说话后容易声音嘶哑，便秘，起夜2次。舌胖大，苔黄腻，脉沉细弦滑。

既往史：2型糖尿病病史；慢性乙型肝炎病史。

西医诊断：介入术后顽固性心绞痛。

辨证：心阳不足，气陷血瘀。

治法：升阳举陷，化瘀通络，温阳宣痹。

处方：升陷愈消方合枳实薤白桂枝汤。

生黄芪 30g，醋三棱 12g，醋莪术 12g，炒苍术 30g，炒僵蚕 30g，鸡内金 15g，天花粉 30g，白芍 15g，酒萸肉 15g，炒蒺藜 15g，枳实 15g，薤白 30g，桂枝 15g，厚朴 15g，法半夏 15g，瓜蒌 30g。水煎服，日 2 次。

2021 年 7 月 26 日二诊：服用上药后胸痛憋闷减轻一至两成，硝酸异山梨醇酯由每日 3 次减为每日 2 次，运动耐力改善，步行 1 000 米出现气短（首诊为 500 米），多眠，口干喜饮，怕热，不怕风，痰多，白黄夹杂，下颌下坠感，流口水，发麻，说话声音嘶哑，大便稍偏稀，夜尿 2 次。舌暗红少津、苔黄腻，脉沉细短。改予升陷救逆汤加减。生黄芪 30g，醋二棱 15g，醋莪术 15g，炒苍术 30g，酒萸肉 30g，炒僵蚕 30g，鸡内金 15g，天花粉 30g，炒蒺藜 15g，枳实 15g，薤白 30g，桂枝 15g，厚朴 15g，法半夏 15g，瓜蒌 30g，川乌 10g（先煎），草乌 10g（先煎），淡附片 10g（先煎），干姜 12g，川椒 12g，赤石脂 10g。水煎服，日 2 次。

2021 年 8 月 30 日三诊：服上方 1 次约 1 小时后顿觉胸中畅快，此后胸痛、胸闷、心前区紧缩感再无发作，更无夜间憋醒，近 1 个月未服用硝酸异山梨醇酯，下颌酸、麻感均较前减轻。

按：患者支架植入术后，虽无明显寒热，但脉沉细实为阳虚之象，此时当舍症求脉。患者胸中大气下陷，故见困倦嗜睡，胸闷、气短。又阳气虚导致肠道蠕动乏力，故见大便秘结。气为血之帅，气虚无力推动血行，日久形成瘀血，此为瘀滞内结之血；同时，患者既往 2 型糖尿病多年，血糖控制不佳，此为“污秽之血”。辨为心阳不足，气陷血瘀证，予升陷愈消方合枳实薤白桂枝汤合方治疗，二诊患者运动耐力、胸闷气短诸症虽有所缓解，但症状未完全解除。察脉沉细短，此属上焦阳气衰微，大气升发托举无力，改予升陷救逆汤，服第 1 剂头煎后 1 个多小时，患者即顿觉胸中畅快，病如所失，此后胸痛、胸闷再无发作，此乃“大气一转，其气乃散”。大气虚陷，升降气化循环代谢异常，痰、瘀等积滞癥瘕形成，即《金匮要略》所言胸痹心痛的“阳微阴弦”核心病机，故治则仍宗《金匮要略》“大气一转，其气乃散”，法取升陷温阳，气化得以正常运转，邪气（痰、瘀）祛散，故收捷效。

（四）升陷复脉汤主治病证及验案举隅

1. 病毒性心肌炎

病毒性心肌炎属于中医学“心痹”“心悸”范畴，叶天士云：“温邪上受，首先犯肺，逆传心包。”目前认为温热邪毒是本病的直接致病因素，外邪从皮毛或口鼻而入，犯于肺卫，邪毒留恋，损耗正气，内舍于心，发为心痹。该病的发生与先天禀赋不足、正气虚弱、外感邪毒等因素有关。张锡纯提出大气下陷“不必皆内伤也，外感证亦有之”，指出不仅久病、过劳等可导致大气下陷，外邪致病也是重要病因。若本已体虚，外邪侵袭，或兼过度发汗，心阳耗损，致气虚下陷，清旷失养，毒邪为患，则见气短、乏力、胸闷、心悸等病毒性心肌炎的主要临床表现。当代学者曹洪欣等发现病毒性心肌炎患者存在气短、胸中坠胀、脉沉迟无力（关前尤甚）等大气虚而下陷、升举无力的临床表现，心功能测定存在着不同程度的左心室功能减退，包括左心室排血时间（LVET）缩短、射血分数（EF）降低，应用升陷汤复方治疗后各项心功能指标均有明显改善，从而认为大气下陷证与心功能不全相关，心功能检测可以作为大气下陷证的客观指标之一。因此，以升陷祛瘀汤或升陷复脉汤为基础方，升阳举陷、扶正祛邪。

案：病毒性心肌炎

于某，男，39 岁。2008 年 7 月 18 日初诊。

主诉：阵发性夜间呼吸困难 1 个月余。

现病史：患者于 4 个月前感冒后咳嗽持续 1 个月余，后出现夜间呼吸困难，难以平卧，白天活动后气短、乏力，于当地医院进行胸部 X 线检查，结果示心脏扩大，肺淤血。超声心动图示室间隔及左室壁运动普遍性减低，左心扩大，二尖瓣反流（轻度），左心室收缩功能不全（EF 30% ~ 40%），左心室舒张功能不全（限制型充盈模式）。刻下症见：夜间阵发呼吸困难，动则气促，胸闷憋气，乏力，心悸。形体较胖，面色㿠白，舌质嫩、苔薄白，舌颤，脉沉细短。

诊断：病毒性心肌炎；充血性心力衰竭。

辨证：气虚下陷，瘀血内阻。

治法：益气升陷，活血祛瘀。

处方：升陷复脉汤加减。

黄芪 30g，柴胡 10g，升麻 10g，桔梗 10g，莪术 15g，益母草 30g，酒萸肉 15g、党参 15g，西洋参 10g（另煎），麦冬 15g，五味子 10g，蒲公英 30g，生牡蛎30g（先煎），香加皮3g，炙甘草8g。14剂，水煎服，日2次。

2008年8月1日二诊：胸闷憋气减轻，乏力改善，偶心悸怔忡。舌质暗、苔薄腻，脉沉细寸弱。BP 90/60mmHg。上方去蒲公英，加茯苓30g、磁石60g（先煎）。14剂，水煎服，日2次。

2008年8月15日三诊：诸症改善，心悸减轻。上方加南沙参15g、炒白术10g、桂枝8g。14剂，水煎服，日2次。

随诊：患者回当地坚持服用上方约8个月，2009年8月11日再次就诊，诉体力恢复明显，可一口气上六层楼，夜间无憋气，已恢复工作。复查超声心动图显示，与去年相比，左心室舒张功能有较大改善，室间隔及左室壁运动普遍性减低，左心扩大，二尖瓣反流（轻度），左心室收缩功能不全。

2. 心律失常

心律失常临床表现主要为心悸、胸闷、气短、憋闷、乏力、头晕等，脉象多为沉、迟、结、代。根据心律失常的临床主要症状，该病归类于心悸、怔忡、头晕、晕厥等范畴。《素问·平人气象论》有"乳之下其动应衣，宗气泄也"及"脉绝不至曰死，乍疏乍数曰死"，指出本病存在大气下陷的病机。该病还与气机逆乱、气血失畅，运行不利有关。其病因多为体质虚弱、饮食劳倦、七情内伤及药食不当等，以致气血阴阳亏损，心神失养；或痰瘀阻滞心脉，扰乱心神，无以掌控脉搏。融汇传统与现代医学认识，基于对心律失常"气陷血瘀"病机的深入把握，我们确立了升陷祛瘀、益阴复脉的治疗大法。以此为核心，将经典名方炙甘草汤融入组方思路，创制了新方"升陷复脉汤"。经临床随证加减应用，证实其疗效确切。

案1：频发室性期前收缩

某患，男，53岁。2023年7月14日初诊。

主诉：发现频发室性期前收缩10年，加重半个月。

现病史：患者10年前体检时发现频发室性期前收缩，无明显自觉不适症状，未予重视，未规律诊治。2019年动态心电图示频发室性期前收缩3 316次。近半月自觉运动后心悸、气短，2023年7月4日复查24小时动态心电图，结果示室性期前收缩共49 367次，室性期前收缩百分比45%，阵发性室性心动过速，成对室性期前收缩9次，频发室性期前收缩二联律、三联律。为求中医诊治来诊。刻下症见：运动后心悸、气短，时有胸闷、乏力，纳眠可，平素易怒，便溏，小便调，汗出不多。舌质淡嫩，苔薄白，脉结代尺弱。

既往史：高脂血症病史 20 年；冠状动脉粥样硬化性心脏病 冠状动脉支架植入术后 6 年；2 型糖尿病病史 5 年。

辨证：气阴两虚，血瘀络阻。

治法：益气养阴，升陷祛瘀。

处方：升陷复脉汤加减。

炙甘草 15g，红参 15g，桂枝 15g，生地黄 30g，火麻仁 10g，大枣 15g，生姜 15g，麦冬 15g，阿胶 12g（烊化），黄芪 30g，柴胡 10g，升麻 10g，桔梗 10g，知母 15g，三棱 10g，莪术 15g，益母草 30g，酒萸肉 15g。14 剂，水加黄酒 200ml 泡煎，日 2 次。

2023 年 8 月 11 日二诊：服上药后心悸、气短、乏力明显改善，大便不成形，纳眠可。舌淡暗，边齿痕，苔薄白，脉沉结代，尺弱。8 月 7 日 24 小时动态心电图示室性期前收缩 13 666 次，室性百分比 16%，无阵发性室性心动过速。方已取效，前方炙甘草剂量至 30g，三棱增至 15g，以增养心通络复脉之力，另加红景天 30g、香加皮 3g 以补益心肺。14 剂，黄酒 200ml 泡煎，日 2 次。

2023 年 9 月 8 日三诊：患者心悸明显改善，乏力、气短明显缓解，纳眠可，平素畏寒、汗出，舌淡暗，边齿痕，脉沉弦滑。8 月 28 日 24 小时动态心电图示室性早搏 5 903 次，室性百分比 7%。前方生地黄剂量增至 40g，生黄芪增至 40g，桔梗增至 15g，莪术增至 20g，香加皮增至 4g，以增益气养阴、通脉祛瘀之功，另加仙鹤草 30g、生龙牡各 30g（先煎）、防风 10g、生白术 30g，以益气止汗、潜阳止悸。

按： 该患者频发室性期前收缩诊断明确，但其心悸等症状并不突出，因此不能完全通过主观反应来判断病势走向。动态心电图作为一个连续监测个体 24 小时心电情况的良好指标，更能准确描述室性期前收缩等心律失常情况。本案患者以室性期前收缩次数和室性百分比为主要指标，客观清楚地反映了纯中医治疗效果。治疗 1 个月时，患者 24 小时室性期前收缩次数从中医介入前的 49 367 次降至 13 666 次，室性百分比从治疗前的 45% 降至 16%；中医治疗 2 个月时，24 小时室性期前收缩次数进一步降至 5 903 次，室性百分比进一步降至 7%，疗效非常显著。

升陷复脉汤是升陷祛瘀汤与复脉汤（炙甘草汤）的合方，前者益气升陷通络，升举下陷之宗气；后者养阴益气复脉，温养虚损之心脉；两方合璧，可气阴兼顾，复脉通络，标本同治。临床以此方治疗各类心律失常，疗效可期。在应用炙甘草汤时，一定要遵循经典中的煎煮方法，以酒泡煎，方可取效。仲景原方中用的是清酒，即米酒久经放置后，其上层清稀透明者，此为“清酒”，现多以黄酒替代使用，可行药势、通经络、利脉道。究其原因有二，其一，从传统中医理论理解，方中地黄、麦冬、人参、甘草等药味均为一派甘寒纯净之品，若未得姜、桂、白酒之力动荡其间，则不能刚柔相济、通行内外，而获全效。这就是“善补阴者必于阳中求阴，则阴得阳升而泉源不竭”的道理。其二，从现代药理学理论分析，以酒煎药，即相当于以乙醇作为溶剂来提取中药成分。现代药理学证实，以乙醇提取和以水提取的中药成分存在很大差别。例如，地黄的水提物以多糖类成分居多，而醇提物以梓醇为主，后者具有良好的心血管保护功能；又如麦冬的水提物的主要成分为多糖和皂苷，而醇提物为黄酮，二者均有明显的抗心肌缺氧性，但后者还可抑制静脉血栓的形成。由此证明了以酒煎的必要性，可知仲景方中一方一药一煎煮，都不可忽略，也证明了尊重经典、回归经典的必要性。

炙甘草汤阴阳并调，复脉定悸，升陷祛瘀汤益气举陷，祛瘀通络，是整体调治，故获效每显。尤其该患基础病变冠心病 PCI 治疗后，兼糖尿病、高脂血症等，故予以复方合治。

案 2：风湿性心脏病二尖瓣置换术后、持续性心房颤动

华某，男，45 岁。2017 年 6 月 27 日初诊。

主诉：发现持续心房颤动 1 个月余。

现病史：患者风湿性心脏病二尖瓣置换术后胸闷、心悸、气短、乏力，5 月中旬多次查心电图（ECG）、动态心电图（Holter），均提示异位心律、心房颤动，诊断为持续性心房颤动。超声心动图（UCG）诊断为风湿性心脏瓣膜病、二尖瓣中重度狭窄。6 月 15 日在某医院行开胸手术，二尖瓣置换，左心耳结扎，术中未行迷宫手术及射频消融，恢复循环后仍心房颤动，持续至今。目前服用药物有阿替洛尔、托拉塞米、地高辛、氯化钾、华法林。刻下症见：胸闷，气短，乏力，气息低微，心悸。舌质胖、暗淡，苔腻，脉弦迟，参伍不调。

辨证：气阴两虚，血瘀络阻。

治法：升阳举陷，化瘀通络，养心定悸。

处方：升陷复脉汤加减。

生黄芪 30g，桔梗 10g，北柴胡 10g，醋三棱 10g，醋莪术 10g，酒山萸

肉 15g，益母草 30g，生地黄 60g，炙甘草 30g，麦冬 15g，桂枝 15g，阿胶 10g（烊化）、红参片 10g，火麻仁 15g，红枣 15g，生姜 15g。30 剂，水加黄酒 100ml 泡煎，日 2 次。

2017 年 7 月 25 日二诊：诸症缓解，服药无不适。舌质红，苔薄黄腻，脉仍参伍不调。增生地黄至 100g，另加香加皮 3g、炒白术 15g、红景天 30g。30 剂，水加黄酒 100ml 泡煎，日 2 次。

2017 年 9 月 5 日三诊：8 月 28 日复查 Holter 示：窦性心律，偶见房性期前收缩，短阵室上性心动过速，ST-T 无异常。舌质暗、苔薄，脉弦细，律齐。原方继续服用 30 剂，煎服法同前。

随访：2018 年 7 月，患者已停中药 10 个月，多次复查 ECG、Holter 均为窦性心律。

按：方中所用红参是此案的关键，因患者本有风湿性心脏病，又经历开胸手术，元气亟待恢复，必以红参顾护元气。此外，方中生地黄药量最大，二诊时即每剂用 100g，育阴逐痹。本案提示，对于风湿性心脏病二尖瓣狭窄、持续心房颤动的患者，即使不行术中射频消融，以中药为主的综合治疗亦有可能逆转心房颤动为窦性心律。

案 3：射频消融术失败、频发室性期前收缩、短阵室性心动过速

某患，女，33 岁。2023 年 12 月 4 日初诊。

主诉：心悸 3 年，加重 1 年。

现病史：患者自 2020 年无明显诱因出现心悸，伴后背左侧肩胛骨附近疼痛，当地医院查 24 小时 Holter 示室性期前收缩 6 300 次，经药物治疗（具体不详）效果不理想。自 2022 年 12 月感染病毒性肺炎后心悸症状加重，复查 24 小时 Holter 示室性期前收缩 19 000 次。2023 年 9 月行射频消融术，术后 1 个月复查 24 小时 Holter 示室性期前收缩 5 700 次，术后 3 个月复查 24 小时 Holter 示室性期前收缩 24 200 次。刻下症见：心悸，胸闷，憋气，后背左肩部疼痛，气短，善太息，乏力明显，气喘，持续性头痛，右枕下为主，颠顶、左侧皆有发作，休息后可缓解，情绪波动时疼痛明显，头痛严重时可伴见吐、泻，月经期疼痛较重，睡眠可，密闭的环境中紧张、憋气，厌食油腻，喜甜食，口苦，平素容易外感，冷刺激后容易咳嗽，大声说话时咳嗽明显，汗出较多，大便正常，喜暖畏寒。月经规律，量少，色黑，有血块，G_1P_0，异位妊娠史。舌淡苔薄白，脉结代沉细，双侧寸脉沉弱。

检查回报：2023 年 11 月 29 日 24 小时 Holter 示窦性心律，室性期前收

缩 24 206 次，占总心搏数 23.4%，单个室性期前收缩 24 090 次，成对 33 次，室性期前收缩二联律 712 次，室性期前收缩三联律 595 次，短阵室性心动过速 16 次，可见间位性室性期前收缩，完全性右束支传导阻滞，ST-T 无改变。

西医诊断：室性期前收缩。

中医诊断：心悸。

辨证：气陷血瘀，肝肾阴虚，阳亢于上。

治法：升阳举陷，化瘀通络，滋阴清热，潜阳息风。

处方：升陷三甲复脉汤加味。

炙甘草 15g，党参 20g，桂枝 15g，生地黄 60g，火麻仁 10g，大枣 15g，麦冬 15g，阿胶 12g（烊化），黄芪 30g，柴胡 10g，升麻 10g，桔梗 10g，知母 15g，三棱 12g，莪术 15g，益母草 30g，山萸肉 15g，白芍 60g，牡蛎 30g（先煎），龟甲 15g（先煎），鳖甲 15g（先煎），白蒺藜 15g，钩藤 15g，全蝎末 3g（冲服）。7 剂，黄酒 150ml 泡煎，日 1 剂，分 3 次服。

2023 年 12 月 18 日二诊：服前方 7 剂，头痛已止，心悸、胸闷、眠差改善七成，夜间心悸、胸闷、背痛发作程度轻微，畏寒，汗出，晨起口苦，用药后大便次数增多。舌淡红，苔薄白，脉沉细滑数弱。上方三棱加量至 15g，去党参，加太子参 30g、西洋参 15g，炙甘草加量至 30g，去生牡蛎，加煅牡蛎 30g（先煎），加五味子 10g、黄连 6g。14 剂，黄酒 500ml 泡煎，日 1 剂，分 3 次服。

2024 年 1 月 8 日三诊：头痛未作，后背痛已除，心悸、胸闷、憋气显著改善，心悸以晚间 21 点左右明显，不影响睡眠，睡眠质量好，入眠后无异常感觉，怕冷缓解，汗出减少，用药后大便次数增多，自觉可耐受。面色较前改善，舌淡红苔薄，脉滑。1 月 5 日 24 小时 Holter 示窦性心律，室性期前收缩 4 408 次，占总心搏数 4.58%，室性期前收缩二联律 4 次，室性期前收缩三联律 20 次。去煅牡蛎，加生牡蛎 30g（先煎），去蒺藜，加蜀椒 10g、当归 10g。14 剂，煎服法同前。

按：升陷三甲复脉汤是在临证中不断总结的、治疗病毒感染后等发热性疾病导致心律失常的经验方，不仅用于室性期前收缩，对于各类快、慢心律失常，均有效验。该方由升陷祛瘀汤、炙甘草汤、三甲散合方而成。升陷三甲复脉汤，升陷祛瘀，阴阳并调，托邪外出，复脉定悸，对于病毒感染后各类心律失常多有效验。

频发室性期前收缩＞2 万次，影响血流动力学（按 Lown 分级，＞30

次/h，短阵室性心动过速应为Ⅳb级），为严重室性心律失常，有心室颤动、猝死风险。本案患者肺炎感染后症状加重，射频治疗后更为严重，是外源性感染及医源性因素叠加造成，升陷三甲复脉汤，内外兼顾，阴阳并调，在症状消失的同时，Holter示期前收缩显减，短阵室性心动过速及二、三联律次数亦显著减少。

案4：冠心病、持续心房颤动、二次射频消融术失败

某患，男，65岁。2017年6月5日初诊。

主诉：心慌、气短反复发作2年，加重半年。

现病史：患者2年前劳累后出现心慌、气短，无汗出、乏力，无胸痛、呼吸困难，当地医院查心电图示“心房颤动”，随即到北京某医院住院治疗，射频消融治疗后恢复窦性心律，手术10个月后心房颤动复发。于2016年9月到医院再次行射频消融术治疗，术后15天复发。主管医师不建议行第三次射频消融术，建议行外科迷宫术，患者拒绝。予内科药物保守治疗，口服华法林抗凝、美托洛尔控制心室率。首诊时心房颤动已持续9个月，多次复查心电图皆提示心房颤动，近半年心慌加重。刻下症见：心慌，气短，乏力，活动后尤甚，入睡困难，眠浅，多梦，纳可，大便每日1次或2次，不成形。舌暗苔白稍腻，脉短滑，参伍不调。

既往史：2007年诊断“冠状动脉粥样硬化性心脏病”，前降支狭窄80%，植入支架1枚。

西医诊断：冠状动脉粥样硬化性心脏病 稳定型心绞痛 冠状动脉支架植入术后；心律失常 持续性心房颤动 射频消融术后。

中医诊断：心悸。

辨证：气阴两虚，气陷血瘀。

治法：升陷祛瘀，育阴逐痹。

处方：升陷复脉汤加减。

黄芪20g，党参15g，柴胡10g，升麻10g，桔梗10g，知母15g，三棱12g，莪术15g，益母草30g，山萸肉15g，炙甘草10g，红参10g，生姜15g，桂枝15g，生地40g，鲜地黄20g，火麻仁10g，大枣15g，麦冬15g，阿胶12g（烊化），法半夏30g，炒薏苡仁60g。黄酒100ml泡煎，7剂，日1剂，分3次服。

2017年6月26日二诊：服前方7剂后自觉症状有减轻，续服14剂后心慌症状显著好转，反复检查心电图均为窦性心律，自诉堪称“奇迹”。刻下

仍稍觉乏力，睡眠欠佳，大便日 1 次，不成形。舌胖大，苔白腻，舌下静脉迂曲，脉沉细滑。效不更方，原方的基础上去益母草，加仙鹤草 30g、秦皮 10g、苍术 15g。

随访 4 个月，患者无心慌症状发作，复查心电图仍为窦性心律。

按：中医治疗心律失常，侧重于整体气血、阴阳、升降调节。老年人心房颤动多伴有器质性心脏病，如心肌缺血、纤维化、传导系统退行性改变。单一的射频消融成功率低、复发率高。炙甘草汤育阴逐痹、燮理阴阳，可从整体调节，但对气陷血瘀略难以顾及，故加以升陷祛瘀往往可获佳效。

案 5：冠状动脉支架植入术后再狭窄

韩某，男，60 岁。2023 年 4 月 28 日初诊。

主诉：病毒性肺炎后头晕 4 个月。

现病史：患者 4 个月前感染病毒性肺炎，低热 3 日，自行服连花清瘟胶囊治疗，热退后觉胸闷，伴后背部紧缩感，间断发作，持续十余分钟可缓解，同时出现头晕，伴血压升高，BP_{max} 180/110mmHg。3 个月前住院治疗，冠状动脉造影示原前降支冠脉支架内再狭窄，患者拒绝进一步介入治疗，住院期间予降压、降脂、抗血小板聚集等综合治疗，出院后胸闷止，自测血压平稳，（124 ~ 133）/（72 ~ 84）mmHg，但头晕不能缓解。刻下症见：每日晨起头晕发作，头晕伴昏沉感，无视物旋转，持续时间短，无胸闷、心悸、下肢浮肿等，后项强痛，黄痰量多难咳尽，口苦，时恶心，餐后腹胀，肠鸣，自汗，乏力，动则乏力甚，汗出，纳可，大便质黏，眠可，无鼻鼾，夜尿 0 ~ 2 次。舌暗胖，齿痕，苔薄白，脉弦滑。诊室血压 132/85mmHg，HR 72 次 /min。

辅助检查：2023 年 1 月超声心动示左心房正常上限，室间隔稍厚，EF 68%。24 小时血压监测示平均收缩压正常（125mmHg），平均舒张压正常（76mmHg）。24 小时动态心动图示窦性心律，房性期前收缩 8 个，室性期前收缩 52 个，ST-T 改变。冠状动脉造影示双支病变（累及 LCX、LAD），左前降支近段支架介入治疗术后，有再狭窄。未予处理。

目前用药：沙库巴曲缬沙坦钠片 100mg 每日 1 次；琥珀酸美托洛尔 11.88mg 每日 1 次；氯吡格雷 75mg 每日 1 次；阿托伐他汀 10mg 每晚 1 次；坦索罗辛缓释胶囊 0.2mg 每晚 1 次；非那雄胺 5mg 每日 1 次。

既往史：高血压病 10 余年；2016 年患急性心肌梗死，左前降支近段植入支架 1 枚；前列腺增生 2 年；溃疡性结肠炎 2 年（曾行干细胞治疗）。

辨证：气阴两虚，血瘀络阻，升降失调。

治法：益气养阴，升阳举陷，调畅气机。

处方：升陷三甲复脉汤、生脉饮合半夏泻心汤加减。

党参片 15g，黄芪 30g，北柴胡 10g，升麻 10g，桔梗 15g，知母 15g，醋三棱 15g，醋莪术 15g，益母草 30g，酒萸肉 15g，煅牡蛎 30g（先煎），龟甲 15g（先煎），鳖甲 15g（先煎），西洋参 15g，麦冬 15g，醋五味子 10g，法半夏 15g，黄芩片 15g，黄连片 8g，干姜 10g，炙甘草 10g，大枣 15g。14 剂，水煎服，日 2 次。

2023 年 5 月 19 日二诊：头晕、乏力止，眠转佳，多汗、大便黏均改善。舌淡，舌颤抖，胖大齿痕，苔薄白，脉弦滑短。前方合入甘麦大枣汤，加浮小麦 30g。善后调理。

2024 年 2 月 5 日随访：诸症平稳，胸闷、头晕等症未再发作。

按：本案患者感染病毒性肺炎后持续胸闷、头晕、乏力。患者完善检查示冠状动脉支架内再狭窄，患者拒绝介入治疗，药物治疗后胸闷缓解，但头晕、乏力仍持续。患者头晕、乏力、汗出、舌暗、脉弦滑，属虚属阴，辨证属气阴两虚、宗气下陷，结合患者既往冠心病史与近期冠脉造影支架内再狭窄情况，可知其胸痹阳微阴弦之病机仍在，故以升陷三甲复脉汤为主方，益气升陷、活血祛瘀、滋阴潜阳、清解余热、敛汗固表，并添生脉饮益气养阴敛汗，再参患者黄痰、腹胀、恶心、口苦、大便黏腻，合入半夏泻心汤以清利胃肠湿热。诸方合用，治疗仅 2 周余而疗效显著。本案热病加之汗泄，气阴已然耗伤，头晕、舌颤，风动之机已现，故用升陷三甲复脉汤为主方颇为切合，唯其阴虚不甚，故以生脉饮代复脉汤之地黄、阿胶、麻仁诸药，可见方药化裁亦须量其疾病浅深轻重而适度予之。

案 6：心房颤动合并脑卒中后遗症

王某，女，60 岁。2018 年 8 月 13 日初诊。

主诉：频发心悸、气短、乏力 1 年，伴言语不利 5 个月。

现病史：患者 1 年前无明显诱因出现心悸、气短、乏力，于当地医院诊断为“阵发性心房颤动”，具体用药不详，此后症状反复发作。5 个月前因心悸、气短、乏力，继发言语不利，舌尖偏向右侧，右上肢活动不能，于医院就诊，诊断为脑栓塞（左侧额顶叶，左侧大脑中动脉，心源性脑栓塞）、心房颤动、肺气肿，未行射频消融治疗，用药（具体不详）后症状减轻出院。刻下症见：频发心悸、胸闷气短，乏力，偶有言语不利，右上肢麻木感，伴口干、口苦、口黏，心烦易怒，烘热汗出，手心热，畏寒、下肢冷，饭后腹胀，肠鸣，纳差，入睡困难，夜尿4次，便不成形，每日3次或4次。舌淡暗，有裂纹，苔微白腻，脉沉细弱。

既往史：类风湿关节炎病史31年；系统性红斑狼疮30年；肺纤维化半年。

口服药物：硫酸氢氯吡格雷片、阿托伐他汀钙片、银杏叶提取物片、富马酸比索洛尔、盐酸曲美他嗪片、碳酸钙D_3片、泼尼松等。

西医诊断：脑栓塞；阵发性心房颤动。

中医诊断：中风（中经络 后遗症期）；心悸。

辨证：气陷血瘀，气阴两虚。

治法：升阳举陷，祛瘀通络，养心定悸。

处方：升陷复脉汤加减。

生黄芪30g，知母15g，桔梗10g，升麻10g，柴胡10g，醋三棱12g，醋莪术15g，益母草30g，山茱萸15g，红参片10g，炙甘草15g，桂枝15g，生地黄15g，麦冬15g，生阿胶（烊化）12g，生姜15g，大枣15g，干姜炭10g，法半夏30g，黄连6g，黄芩10g，黄柏8g，砂仁（后下）10g，石菖蒲10g，黑附子10g（先煎），远志8g，黄酒100ml。28剂，水煎服，日2次。

2018年9月3日二诊：近20日心悸发作4次，每次持续5小时左右，乏力明显，偶有言语不利，右上肢麻木感，口黏，易心烦，眠差，腹泻便溏，矢气多，夜尿0～2次。舌暗、苔白腻，脉沉细微。予前方去干姜炭、益母草、法半夏、黄连、黄芩，改阿胶10g、炙甘草20g，加炮姜10g、炒白术10g、白蒺藜15g、仙鹤草30g、红景天30g、香加皮3g。28剂，水煎服，日2次。

2018年10月1日三诊：近1月心悸、气短略改善，偶有言语不利，右上肢麻木感减轻，睡眠改善，每日可睡6小时，食欲差，餐后腹胀，服药后腹泻每日3次或4次。舌暗，苔微白腻，脉细弦，尺弱。予前方去红参，加党参10g、黄芩10g、川黄连8g、法半夏10g、干姜12g，改桂枝10g、炙甘草10g、生阿胶6g、大枣10g、生黄芪12g、醋莪术12g、三棱10g、山茱萸10g、炒白术8g。28剂，水煎服，日2次。

2018年11月9日四诊：近1个月心悸、气短改善，自觉言语较前流利，右上肢麻木感减轻，易乏力，气短，口干，偶见头晕，膝下发冷、畏寒，腹泻减轻，大便仍不成形，每日3次或4次，纳差，夜尿3次或4次。舌红，苔白腻，脉沉细微。予前方加鸡内金 15g，改生地黄 30g、黄芪 15g、炙甘草 12g、黄柏 10g、砂仁 15g（后下）、白术 10g、黄酒 150ml。60 剂，水煎服，日 2 次。

2019 年 1 月 7 日五诊：近 2 个月心悸、气短发作次数减少，间隔时间延长，约 7 日发作 1 次，每次持续 4 小时左右，心烦易怒，畏寒，睡眠改善，大便不成形，夜尿 2 次或 3 次。舌淡暗，脉沉细短，尺弱。予前方去白蒺藜、黄连、法半夏、鸡内金，加太子参 10g，改炙甘草 15g、桂枝 15g、生地 40g、党参 15g、生黄芪 20g、三棱 12g、莪术 15g、黑附子 15g（先煎）、黄酒 250ml。60 剂，水煎服，日 2 次。

2019 年 3 月 11 日六诊：近 2 个月心悸、气短发作次数减少，间隔时间延长，约 10 日发作 1 次，持续时间缩短，每次持续 3 小时左右，肢体冷，胸闷气短、乏力改善，大便不成形，夜尿 3 次。舌淡暗，苔白腻，脉沉细弱。予前方去仙鹤草，加刘寄奴 30g、马鞭草 15g，改生黄芪 30g、太子参 15g、炙甘草 30g、黄柏 15g、白术 15g、生地黄 45g、麦冬 20g、山茱萸 15g、黑附子 20g（先煎）。60 剂，水煎服，日 2 次。

2019 年 5 月 13 日七诊：近 2 个月心悸、气短发作次数进一步减少，间隔时间延长，约 15 日发作 1 次，持续时间缩短，每次持续 2 小时左右，自觉言语流利，近 2 个月腹泻时作，伴腹痛，消瘦。舌略颤抖，苔白腻，脉沉细，参伍不调。予前方去刘寄奴、马鞭草，改炙甘草 15g、桂枝 10g、仙鹤草 30g、生地黄 20g、山萸肉 10g、生黄芪 18g、党参 10g、三棱 10g、莪术 10g、黄柏 10g、黑附片 10g（先煎）、红景天 15g、太子参 20g、当归 6g。另予一腹泻方：茯苓 15g，桂枝 10g，炒白术 8g，炙甘草 8g，陈皮 10g，白芍 12g，防风 10g，生黄芪 10g。两方隔日交替服用。

2019 年 6 月 27 日八诊：近 1 月心悸、气短发作 2 次，仅持续 1 小时左右，自觉言语流利，对答顺畅，近半年未觉右上肢麻木感，服药后腹泻停止，大便每日 1 次或 2 次，不成形，形体仍偏消瘦，畏寒。舌质暗，苔白腻，脉沉细微。予前方加肉桂 4g、生姜 10g、蛤壳 30g、白蒺藜 15g，改炙甘草 20g、知母 15g、生黄芪 20g、党参 15g、黑附子 15g（先煎）、太子参 15g。停用腹泻方。

按：本例为老年女性患者，因心房颤动继发脑栓塞，遗留言语不利、右上肢麻木感等症，可归属中医“心悸”“中风 中经络”范畴。患者心悸、气短、乏力、言语不利、肢体麻木为大气下陷，脉络瘀阻所致；气陷无力载津上承，瘀阻日久而化热，可见口干、心烦易怒、烘热汗出、手心热、入睡困难等症；瘀阻气机，阳气不能布散温煦，则见畏寒、下肢冷、夜尿多；同时患者兼有纳差、腹胀、便溏等中气虚弱之表现。结合舌淡暗，脉沉细弱，可辨为气陷血瘀之证，病性属虚实夹杂，故以升陷、祛瘀、复脉为主要治法，使用升陷复脉汤加减治疗。近来患者心悸、气短、乏力发作频率减少，间隔时间延长，由原来约5日发作1次延长至约15日发作1次，且持续时间缩短，由每次持续5小时左右缩短至1小时左右，为大气得升、心脉瘀阻得化之表现；气升血运则脑络瘀毒得解，故言语流利，对答无障碍，右上肢麻木感消失；中气充实、气机恢复正常运行则腹泻亦止，患者生活质量得到极大改善。

3. 心肾综合征

心肾综合征的核心在于心脏和肾脏之间的相互作用失衡。心脏功能不全可导致肾灌注不足、肾静脉压升高，进而引发肾功能损害；而肾功能不全则可导致水钠潴留、电解质紊乱、毒素蓄积，进一步加重心脏负担。西医治疗心肾综合征以改善心肾功能、控制危险因素为主，包括利尿、扩血管、强心、透析等。

本病归属于中医“心悸”“喘证”“水肿”“癃闭”等范畴。中医认为，心肾综合征的发生与心肾阳虚、水湿内停、瘀血阻络密切相关。心主血脉，心阳亏虚则推动无力，血行迟缓，瘀血内生。肾主水，肾阳亏虚则气化无权，水湿内停，泛溢肌肤。心肾阳虚，则气化无力，水湿内停；气虚下陷，则清阳不升，浊阴不降；血行瘀滞，则脉络不通，气血运行不畅，导致心肾功能损害。

案：心肾综合征3型

何某，男，75岁。2022年3月4日初诊。

主诉：发现心肺肾功能不全、继发性气胸2个月。

现病史：患者慢性心力衰竭病史，连续3年冬季发生心肺事件。2个月前（正值冬季）又因肺部感染继发气胸，服某诊所不详中药处方后引致腹泻30余次，伴一过性意识丧失、谵妄、急性肾功能不全，入EICU抢救。诊断为休克、肺部感染、肾功能不全、慢性心力衰竭急性加重、高血压病3级、冠状动脉粥样硬化性心脏病、心律失常 室性期前收缩 心脏起搏器状态。2个月前EICU出院后长期卧床，不能自主翻身、站立行走。刻下症见：轮椅推入诊室，心情沉闷，缄默不语，四肢凉，畏寒，无汗，无口干，无痰，平卧则心脏不适，需侧卧，夜尿频，每晚 8 ~ 12 次，眠差，药物助眠，夜间谵妄喊叫，纳可，大便调。舌暗胖大，苔腻水滑，脉弦滑、间歇，寸不足。

既往史：下肢静脉超声示肌间动脉血栓形成病史 2 个月余；脑梗死病史 1 年余，遗留行走不利，助行器辅助行走；2021 年跌倒住院后遗留不能自主站立、翻身。

辨证：气阴两伤，大气下陷，血瘀络阻，阴虚阳亢。

处方：升陷复脉汤合潜阳封髓丹。

炙甘草 15g，党参片 20g，桂枝 15g，生地 40g，火麻仁 10g，大枣 15g，麦冬 15g，阿胶 12g（烊化），黄芪 30g，北柴胡 10g，升麻 10g，桔梗 10g，知母 15g，醋三棱 12g，醋莪术 15g，益母草 30g，酒萸肉 15g，红参片 15g，西洋参 30g，黄柏 15g，砂仁 20g（后下），附片 15g（先煎），醋龟甲 30g（先煎），桑螵蛸 15g。7 剂，黄酒 150ml 泡煎，日 2 次。嘱患者艾灸（神阙、关元、气海、足三里、三阴交、昆仑），练习站立行走。

2022 年 3 月 11 日二诊：夜间谵妄改善，搀扶下可站立 5 分钟，全日间断练习行走共计 10 分钟，行走后下肢乏力，尿频，每小时 1 次，双下肢中度水肿。舌暗胖大，苔腻润，脉弦滑、间歇。炙甘草 15g，桂枝 15g，生地 40g，火麻仁 10g，大枣 15g，麦冬 15g，阿胶 12g（烊化），黄芪 30g，北柴胡 10g，升麻 10g，桔梗 10g，知母 15g，醋三棱 12g，醋莪术 15g，酒萸肉 15g，红参片 15g（另煎），西洋参 30g（另煎），黄柏 15g，砂仁 20g（后下），附片 15g（先煎），醋龟甲 30g（先煎），桑螵蛸 15g，北沙参 30g，蜜枇杷叶 30g，生石膏 30g（先煎），炒苦杏仁 10g，仙鹤草 30g，海螵蛸 30g。7 剂，黄酒 150ml 泡煎，日 2 次。

2022 年 3 月 18 日三诊：神转佳，健谈，表情自然，行走时间略有增加（患者仍对站立有畏惧），下肢水肿改善，夜尿 8 ~ 9 次，尿不尽。舌脉同前。前方黄芪加至 50g，桔梗加至 15g，红参片加至 20g，仙鹤草加至 60g，加熟地 30g、马钱子粉 0.6g（冲服）。7 剂，黄酒 150ml 泡煎，日 2 次。

2022 年 3 月 25 日四诊：精力增，下肢乏力改善明显，双下肢肌力 3^+ 级，扶推车可走 15 分钟以上，夜间谵妄止，四肢转温，不畏寒，夜尿 10 次，排便有力。舌暗，苔薄白腻，脉沉滑弱、间歇，弦较前减缓。前方黄芪加量至 60g，去海螵蛸，加芡实 30g、金樱子 30g。7 剂，黄酒 150ml 泡煎，日2次。并予倒换散（荆芥30g，生大黄8g，打粉冲服），每次6g，每日2次。

2022年4月1日五诊：辅助下每次可行走20米，每日行走4次，下肢屈曲畸形改善，畏寒、易怒改善，上午、夜间心悸，无头晕、咳嗽，偶有稀痰，尿频，白天每小时1次，夜尿10次，尿量不多，入睡快，纳佳，大便调。舌胖、润、边尖红、裂纹，苔白薄腻，脉濡滑略数。嘱午觉缩短时间。前方增生石膏40g，去熟地黄、马钱子，加蒲公英30g、酒炙水蛭10g。7剂，黄酒150ml泡煎，日2次。并予五倍子60g、煅龙骨20g、荆芥15g，打粉，敷脐。

2022年4月8日六诊：已可脱离助行架拄拐步行50米，家人代述患者步履状态为近年最佳，无口干，偶咳嗽，有少许黏痰难咳出，夜尿减少2～3次，昨日共9次，最短间隔1小时，白天亦尿频，1.5～2小时1次，纳可。舌暗胖、裂纹，苔薄黄腻，脉滑、略弦数。前方去清燥救肺汤，合甘草干姜汤、芍药甘草汤、缩泉丸。炙甘草15g，桂枝15g，生地30g，火麻仁10g，大枣15g，麦冬15g，阿胶10g（烊化），黄芪60g，北柴胡10g，升麻10g，桔梗15g，知母15g，醋三棱15g，醋莪术15g，酒萸肉15g，红参片10g（另煎），西洋参30g（另煎），黄柏15g，砂仁20g（后下），附片30g（先煎），醋龟甲30g（先煎），北沙参30g，生石膏30g（先煎），熟地黄30g，马钱子粉0.6g（冲服），干姜10g，白芍30g，盐益智仁15g，乌药10g，山药15g。7剂，黄酒150ml泡煎，日2次。

按：初诊查问病史，患者因多次腹泻而致急性肾功能衰竭、慢性心力衰竭急性加重，属于心肾综合征3型。患者发病时泻利无度，阴液已亏，入EICU纠正休克后又持续予利尿剂纠正心力衰竭，伤伐阴液更过，此乃当今主流现代医学对人体内环境稳态之认识。然患者的生活能力并未恢复，心情抑郁，生活质量日渐下降。辨证论治时应注重气血阴阳一体观，从患者根本状态出发，一方面，患者既往心肺事件屡发，需以升陷复脉汤合潜阳封髓丹，升陷祛瘀、益阴复阳、增液复脉，以固其本；另一方面，患者小便频多，阴伤持续，加以固精缩尿之品，以治其标。其中，炙甘草汤不仅可用于“脉结代，心动悸”之心律失常，《金匮要略》更有记载，“治肺痿涎唾多，心中温温液液者”，以心肺乃宗气以脉贯通之故，二者密不可分，正与本案心肺功能不全相符。二诊下肢痿软不用结合起病过程，可知为肺热叶焦，津液不布，筋脉肌肉失养，于前方合清燥救肺汤。并入仙鹤草、海螵蛸补虚收敛固涩。三诊再增大剂熟地黄滋阴补肾、马钱子活络搜风。马钱子[①]以活络散结、搜风定痛见强，更有强壮作用，于西医药理可兴奋神经、提高肌张力。四、五诊辨证加减，依次并用倒换散、龙倍散以收敛缩尿，内外合治而获效。其中，倒换散主治“久新癃闭不通，小腹急痛，肛门肿疼”，用其治疗二便不利。六诊症见黄痰、脉数，有热象，即调整红参、石膏之比例，平调阴阳。思其肺痿并尿频，乃上虚不能治下，合甘草干姜汤。同时，因其后又述及前列腺增生、结石病史，合用芍药甘草汤，养阴利水，于西医药理更有扩张输尿管之妙。同时合用缩泉丸，温肾散寒、收敛缩尿。此外，患者初诊时情绪低落、沉默不语，加之长期卧床，更不利于恢复。在无下肢器质性病变的基础上，多次敦促家属鼓励患者练习站立行走，给予患者莫大的信心与安慰，也是本案能快速取效的关键。

4. 多发性骨髓瘤

多发性骨髓瘤是一种恶性浆细胞疾病，临床表现多样，包括骨痛、贫血、肾功能不全、感染、高钙血症等。西医治疗以化疗、靶向治疗、免疫治疗为主，必要时行造血干细胞移植，可归属于中医“骨痹”“虚劳”“癥瘕”等范畴。中医认为，多发性骨髓瘤的发生与正气亏虚、邪毒内侵、痰瘀互结密切相关，主要涉及肾、脾、肝三脏。肾主骨，藏精，肾精亏虚则骨髓失养，骨质脆弱。脾主运化，为气血生化之源，脾气虚弱则气血生化不足，正气亏虚。肝主疏泄，调畅气机，肝气郁结则气滞血瘀，痰浊内生。气虚下陷、血行瘀滞也是多发性骨髓瘤发病的重要病机。正气亏虚，则邪毒乘虚而入；气虚下陷，则清阳不升，浊阴不降；血行瘀滞，则脉络不通，痰瘀互结，影响着多发性骨髓瘤的发生发展。

案：多发性骨髓瘤

何某，男，49岁，2014年1月13日初诊。

主诉：多发性骨髓瘤。

现病史：患者于外院经骨髓穿刺术等检查确诊为多发性骨髓瘤，当地进行化疗（盐酸吡柔比星注射液），因副反应较明显，继续化疗难以坚持，遂

---

① 该药有剧毒，其毒性成分源于马钱子碱、士的宁，安全剂量为0.3 ~ 0.6g，中毒量为1 ~ 3g，生药7g即可引起呼吸麻痹而致死。国医大师朱良春指出其炮制以水浸去毛，晒干，放在麻油中炸，油炸时间太短则呈白色，服后易引起呕吐等中毒反应；油炸时间过长则发黑炭化，以致失效；因此，在炮制中，可取1枚用刀切开，以里面呈紫红色最为合度。

寻求中医治疗。刻下症见：形体消瘦，面色晦暗，乏力明显，恶心纳差，不欲饮食，自觉身热，气短懒言，稍事活动即感胸闷心悸，步履维艰。脉细弦滑，寸弱，苔薄腻质嫩。

检查回报：血肌酐 420mmol/L，血红蛋白 51g/L。

辨证：气血两亏，瘀毒内结。

治法：益气升陷，育阴逐痹。

处方：升陷复脉汤加减。

生黄芪 30g，知母 20g，桔梗 10g，柴胡 10g，升麻 10g，山茱萸 20g，三棱 10g，莪术 15g，西洋参 10g，麦冬 15g，五味子 10g，炙甘草 15g，生地黄 30g，阿胶 10g（烊化），火麻仁 10g，桂枝 10g，炒白术 15g，补骨脂 15g，地骨皮 10g，半枝莲 30g，白花蛇舌草 30g。14 剂，水煎服，日 2 次。

2014 年 8 月 14 日二诊：间断服上方共 56 剂，其间在当地医院同时进行 7 个疗程化疗，目前化疗已结束，几次化疗过程顺利，心悸、恶心等副反应较前减轻。现乏力较前明显减轻，体力增加，精神转佳，仍有活动后气短，自觉身热，程度较前减轻，纳眠可，便约，小便调。苔薄质淡嫩，脉沉细短。复查骨髓穿刺提示已完全缓解，血红蛋白升至 96g/L，肾功能稳定。上方炒白术改为生白术 15g，火麻仁加至 15g，加党参 15g 健脾益气，润肠通便，地骨皮加量至 15g 以清虚热，继服。

2015 年 7 月随访：近 1 年半来患者精神、体力佳，乏力气短等症缓解，心悸未再发作，基本恢复正常生活。

按：临床所见，大部分肿瘤患者，一方面存在瘀毒内蕴的邪实之证，另一方面必然存在不同程度的正气虚弱。气阴不足、某一个或几个脏腑气血亏虚是罹患肿瘤的初始病机，随着病情进展，瘀毒之邪进一步侵袭人体，正气进一步耗伤，必将累及胸中大气。肿瘤患者或有先天禀赋因素，或有后天调养失常、过劳耗伤，引起宗气生成来源不足，久之大气下陷，无力推动心肺的气血运行，血脉瘀滞进一步加重病情，故此类患者常见乏力、神疲、心悸、气短甚至气不足以吸等大气下陷的表现，同时又有面色晦暗、口唇色暗、肌肤甲错、体内癥瘕积聚等血瘀证表现。本案患者应用的化疗药物对心脏的毒性更导致心阴受损，心悸症状尤为突出，故给予升陷祛瘀汤合生脉散、炙甘草汤以升陷祛瘀、调补心之阴阳、温阳复脉，重用生地黄，同时加半枝莲、白花蛇舌草清热解毒以祛除体内邪毒。

多发性骨髓瘤预后很差，目前虽然有化疗药物治疗，但患者原本身体虚弱，化疗时严重的副反应使患者受到进一步打击，如无良好的支持保障，则难以完成化疗的疗程。在化疗结束后的恢复过程中，中药起到了明确的支持、改善作用。

此案说明肿瘤分阶段中西医结合治疗是一条可行之路。中医辨证，应认清虚实夹杂，既有气阴两虚，也有瘀毒内陷，气陷、阴火内生，加之化疗伤津耗阴，阴伤瘀凝、毒热互结，单升陷祛瘀已难胜任，故复以育阴逐痹，方显效机。

（五）升陷愈消汤主治病证及验案举隅

糖尿病可归属于中医“消渴病”“脾瘅”等范畴。今人生活节奏过快、营养过剩、运动不足，普遍存在“气阴两虚，痰瘀互阻”的病机。同时，糖尿病患病日久，或燥热灼伤血络，或津亏血液黏滞，或气虚无力推动，均可导致瘀血阻滞脉络，故创制具有升清举陷、益气养阴、活血祛瘀功效的“升陷愈消汤”。若合并周围神经病变，出现肢麻、肢体疼痛，合祝谌予教授四藤一仙汤；若病久阴损及阳，出现糖尿病肾病之阳虚水泛，则合真武汤温阳化气利水。本方加减运用于临床，对改善糖尿病常见症状及协助降糖有较好效果。

案1：2型糖尿病、颅内血管重度狭窄

马某，女，66岁。2016年3月15日初诊。

主诉：发现糖尿病10年，颅内血管重度狭窄半月。

现病史：患者2006年体检发现血糖升高（具体不详），诊断为2型糖尿病，持续皮下注射胰岛素治疗，现皮下注射精蛋白人胰岛素混合注射液（30R）（早16U、晚16U）。2016年3月初检查发现大脑缺血灶、颈动脉斑块及颅内血管重度狭窄。目前服用阿托伐他汀钙片、硫酸氢氯吡格雷片。2016年2月26日头颅MRI示半卵圆中心缺血灶。经颅多普勒（TCD）示双大脑中动脉流速增快，估计中重度狭窄；左大脑前动脉中度狭窄；颈内动脉中重度狭窄。就诊时空腹血糖6 ~ 9mmol/L，餐后血糖11 ~ 12mmol/L。刻下症见：下肢乏力，左手麻，左耳堵塞感，左拇指颤动，口干，头颈部感觉异常，自觉左侧额颞部有“痰一样的”团块涌动，牵及左后肩和脊柱，“呼呼作响”，影响睡眠，头昏闷，失眠，每晚睡眠时间2 ~ 3小时，便秘，2日一行，依赖开塞露通便。舌质瘀暗，舌根苔腻，前部花剥，舌底静脉粗黑，脉沉弦滑短。

既往史：高脂血症15年。

西医诊断：2 型糖尿病；颅内动脉重度狭窄；高脂血症。

辨证：气阴两虚、痰瘀阻络，风动上扰。

治法：益气养阴，息风化痰，逐瘀通络。

处方：升陷愈消汤、赭夏清震汤、四藤一仙汤、黄连温胆汤合方。

生黄芪 30g，知母 15g，炒苍术 30g，僵蚕 30g，三棱 12g，莪术 15g，山萸肉 20g，天花粉 60g，炒蒺藜 15g，生赭石 15g（先煎），法半夏 15g，升麻 6g，荷叶 40g，威灵仙 15g，钩藤 15g，忍冬藤 30g，鸡血藤 30g，夜交藤 30g，络石藤 30g，黄柏 15g，黄连 8g，胆南星 10g，羚羊角粉 1.2g（冲服）。7 剂，水煎服，日 2 次。

2016 年 4 月 12 日二诊：头部团块涌动明显减轻，每晚睡眠时间 5 ~ 6 小时，大便顺畅，下肢乏力缓解，可坚持运动乃至爬山。建议改胰岛素为精蛋白人胰岛素混合注射液（50R）（16U+14U），监测夜间血糖。

后患者规律复诊，2017—2019 年间以升陷愈消汤、清震汤合方为基本方，间断使用血府逐瘀汤、化肝煎、龙胆泻肝汤等治疗，患者症状持续缓解。监测空腹血糖 5 ~ 6mmol/L，餐后血糖 6 ~ 8mmol/L，糖化血红蛋白 5% ~ 6%，精蛋白人胰岛素混合注射液（50R）每日 21U。

2020 年 6 月复诊：糖化血红蛋白 5.9%，空腹血糖 5.5 ~ 7.2mmol/L，餐后血糖 6 ~ 10mmol/L，仍以升陷愈消汤为主方治疗，停用胰岛素。患者头部团块涌动感轻微，左手轻度麻木。2020 年 7 月 7 日经颅多普勒示双侧大脑中动脉前动脉后动脉、颈内动脉终末段，双椎动脉、基底动脉，血流速度正常，动脉指数正常，频峰融合，声频正常。

按：患者老年女性，2 型糖尿病、高脂血症、颅内动脉重度狭窄。坚持服用中药近 4 年，血糖逐渐改善，胰岛素减量，最终更换为口服降糖药，血糖控制良好，经颅多普勒超声示严重颅内血管狭窄几乎消失。患者最为欣慰的是主观感受显著缓解（自述消失 99.5%）。其主诉为自觉头部团块涌动和“呼呼作响”，自认是“痰”在流动，一般多考虑神经症，不予重视，然而仔细分析其检查结果，该响动不排除为血管狭窄所产生的涡流振动和杂音。中医治疗上体现了治痰之特色。以升陷愈消汤为基础方，前后所用的治痰方包括：排脓散、癫狂梦醒汤、牵正散、指迷茯苓丸、礞石滚痰丸、温胆汤、天麻钩藤饮、化肝煎、龙胆泻肝汤、清震汤（赭夏清震汤）等经典处方。整体上，兼顾养阴益气、清热化瘀等诸法。

患者严重便秘，依赖开塞露排便已多年，属浊阴不降，而升陷愈消汤与诸化痰方合用，恢复阳升阴降之气机，治疗后无须再用开塞露，每日腑气畅行。睡眠时间由2～3小时增加到5～6小时，亦气机升降出入恢复的重要体现。气虚络阻、痰瘀互结导致下肢乏力，也得到改善，可以坚持运动。从现代医学角度看，上述3点都有利于血糖的改善。

案2：糖尿病周围神经病变

张某，男，75岁。2022年9月21日初诊。

主诉：全身疼痛伴双下肢乏力1个月。

现病史：患者1个月前于田间劳作，过度劳累后出现腰腿部疼痛、胸闷，逐渐发展为全身疼痛，疼痛剧烈、持续，因疼痛夜间无法入眠，伴肢体痿弱无力，无法站立。就诊于当地医院，颈椎及腰椎检查示椎体退行性变，行局部封闭治疗，未改善。查冠脉CTA，未见明显狭窄。半个月前就诊于北京某医院急诊救治中心，予卡马西平对症止痛，疼痛有所缓解。外院检验提示低钾、低钠，予补钾补钠治疗。为求进一步诊疗，2022年9月20日收入中日友好医院病房。刻下症见：周身持续疼痛，疼痛剧烈，因疼痛夜间无法入眠，伴肢体痿弱无力，无法站立，手脚麻木，晨僵，后背麻木、痛、痒，无面部麻木，口干，眼干，无明显汗出，纳差，大便1～2日一行，大便失禁，小便可。舌质光红无苔，脉细弦，虚大。

查体：血压118/74mmHg，心率77次/min。上肢肌力3级，下肢肌力2级，四肢肌张力高，四肢针刺觉基本对称，双下肢音叉震动觉减退，四肢腱反射未引出，双侧巴宾斯基征（–）。

既往史：糖尿病病史20余年，血糖控制欠佳，糖化血红蛋白8%，发现糖尿病性周围神经病变1个月；高血压病病史20余年，最高160/90mmHg，口服降压药物，血压控制在（120～130）/（80～90）mmHg；高脂血症病史20余年；脑梗死病史20年；甲状腺侧叶切除术后10余年。

中医诊断：风痹 风寒内袭；消渴病；中风病。

西医诊断：周围神经病变？；糖尿病；高血压病；电解质紊乱 低钾血症 低钠血症；高脂血症；陈旧性脑梗死。

辨证：风邪外袭，气血俱虚。

治法：祛风走表，安内攘外。

处方：升陷愈消汤、古今录验续命汤合芍药甘草汤加减。

黄芪120g，红参30g，醋莪术15g，鸡内金15g，炒蒺藜15g，生麻黄15g，桂枝15g，生石膏60g（先煎），炒苦杏仁12g，川芎15g，当归20g，细辛 10g，干姜 15g，赤芍 30g，白芍 30g，炙甘草 10g。3 剂，水煎服，日 2 次。

外治：草乌甲素片 5 盒、通心络胶囊 5 盒，胶囊去外皮，用高度白酒 250ml 浸泡，外用涂擦止痛。

2022 年 9 月 26 日二诊：服上方 3 剂后周身疼痛明显好转，下肢、后背疼痛皆除，唯上肢疼痛，后背痒，夜间可安睡，痿弱无力感较前改善，汗出不显，血压、心率平稳，大致同前。效不更方，前方继服，生麻黄加至 30g，黄芪加至 150g，细辛加至 12g。3 剂，水煎服，日 2 次。

2022 年 9 月 28 日三诊：周身关节疼痛明显缓解，原无法站立，现已经可以行走约 50 步，血压、心率平稳，大致同前。前方加减继服。

2022 年 10 月 8 日四诊：现可独立行走 700 ~ 800 米，乏力改善，周身关节疼痛改善，腰腿疼消失，手麻自觉好转一半，僵硬好转，疼胀仍有，口干多饮，腹胀，夜尿 5 次，大便干结，睡眠 4 ~ 5 小时。血压 110/70mmHg，心率 84 次 /min。上方生麻黄加至 40g，生黄芪加至 180g，细辛加至 15g，炙甘草加至 15g，石膏加至 80g，加附子 30g（先煎 2 小时）、山萸肉 30g、生白术 90g、肉苁蓉 30g、生地 40g、熟地 30g、麦冬 30g。3 剂，水煎服，日 2 次。另服同仁堂大黄䗪虫丸，每次 1 丸，每日 3 次。

按：该患者起病 1 个月，主要症状有二，一为周身疼痛，二为双下肢乏力。从西医角度，其脑梗死病史及头颅 MRI 结果难以完全解释，其糖尿病史及糖尿病周围神经病变亦难以完全解释。从中医角度来讲，疼痛为“痹”，乏力为“痿”，该病属于“痹痿”。深究其原因，乃因于过度劳累，起早贪黑，正气虚馁，兼外风、外寒侵袭，“邪之所凑，其气必虚”，故而发病，此是辨证的要点。风为六淫之首，四季皆能伤人，若正虚邪盛则内传脏腑。《金匮要略》所收录的古今录验续命汤可治“中风痱”。“中风痱”为外风、外寒内袭，风入闭塞其毛窍，阻滞营卫运行。风与寒挟，初中时由皮肤而入，以渐而深入于内，郁久则化热，热则伤阴，阴伤内无以养其脏腑，外不能充于形骸，此即“身体不能自收持，口不能言，冒昧不知痛处”。全方祛风走表，安内攘外，旋转上下。方中起手即为麻黄、桂枝、杏仁、甘草，取麻黄汤，发其肌表之风邪；兼以石膏理其内蕴之热；又以人参、干姜、当归、川芎补血调气；内外合调，通经络，调营卫，出肌表之邪；以此从内达外，运转周身，祛邪开痹。另，患者血糖控制欠佳，其基础病变需调控，酌取升陷愈消汤之义，并黄芪起手 120g，逐渐加量至 180g，重补脾胃，以运四旁，脾主肌肉四肢，以此使痿弱不用的肌肉渐复如常；取芍药甘草，赤白芍共60g，缓急止痛。患者从无法站立到可以行走700～800米，取得明显的疗效。其后气血渐运，再酌加地黄饮子之意，取其滋补肾阴、肾阳，化痰通窍，继续调服。

案3：糖尿病胃肠神经功能紊乱

周某，女，67岁。2022年10月9日初诊。

主诉：血糖控制不佳伴腹泻1周。

现病史：患者于2周前出现发热，体温最高达40℃，伴畏寒寒战，周身肌肉、关节疼痛，眠差，静脉滴注头孢类抗生素7日，后续服头孢类药物7日，其后出现恶心、间断呕吐，腹泻。2022年9月26日腹部CT示左肾周渗出性改变。2022年10月2日血常规+CRP示WBC 4.16×10^9/L，NEUT% 58.5%，CRP 2.26mg/L。生化示NT-proBNP 583pg/ml，血糖（Glu）10.13mmol/L。刻下症见：大便质稀不成形，日2～3次，食后欲吐，半流食，喜热饮，畏风，畏寒，受风后头痛，视物模糊，畏光，周身乏力明显，轻体力活动受限，久站后背部疼痛，腰痛，心慌，时欲寐，多梦易醒，多噩梦，每日睡眠时间持续10～12小时，烘热盗汗，夜间可热醒。紫暗舌，苔白腻，脉沉细弦。

既往史：2型糖尿病病史10年余，血糖控制欠佳；卵巢、子宫切除术后，具体不详；10年前眼底出血病史。

辨证：气阴不足，痰瘀互阻，阳虚水泛。

治法：益气养阴，祛痰化瘀，温阳化气利水。

处方：升陷愈消汤合真武汤加减。

黄芪30g，党参片15g，知母15g，酒萸肉15g，醋三棱15g，醋莪术10g，醋鸡内金15g，炒蒺藜15g，天花粉30g，炒僵蚕30g，炒苍术30g，附片15g（先煎），炒白术15g，茯神30g，生姜15g，白芍15g，仙鹤草30g。7剂，机煎200ml，日2次。

2022年10月14日二诊：服前方2剂后周身乏力明显减轻，可行走约1 000米，轻体力活动恢复如常，烘热、盗汗减轻，尿急，排尿时间延长，服前方1剂后视物模糊明显减轻。舌暗苔厚腻，脉沉细。黄芪30g，党参片15g，知母15g，酒萸肉15g，醋三棱15g，醋莪术10g，醋鸡内金15g，炒蒺藜15g，天花粉30g，炒僵蚕30g，炒苍术30g，附片20g（先煎），炒白术15g，茯神30g，生姜15g，白芍15g，仙鹤草30g，白茅根60g，凤尾草30g，香加皮3g，红景天30g。10剂，机煎200ml，日2次。

2022 年 10 月 28 日三诊：体力进一步增强，胃脘部堵闷，无恶心呕吐，纳谷欠馨，胃中气窜，畏寒减轻，盗汗、自汗，双手麻木、胀，弯腰时后背疼痛（胸椎 11、12 节），无口干口苦，尿急较前减轻，夜尿 3 ~ 4 次，大便通畅。舌淡暗，苔薄，脉沉细弦。黄芪 30g，党参片 15g，知母 15g，酒萸肉 15g，醋鸡内金 15g，炒蒺藜 15g，天花粉 30g，炒僵蚕 30g，炒苍术 30g，附片 20g（先煎），炒白术 10g，茯神 30g，生姜 15g，仙鹤草 60g，白茅根 60g，凤尾草 30g，香加皮 4g，红景天 30g，巴戟天 15g，狗脊 15g，黄柏 15g，砂仁 20g（后下），炙甘草 10g，枳壳 10g，法半夏 15g，黄芩 10g，黄连 10g，干姜 10g。14 剂，浓煎 100ml，日 2 次。

2022 年 11 月 11 日四诊：服上方 2 剂后胃脘部堵闷即明显改善，纳可，汗出改善，手麻好转，恶寒减轻，腰痛减轻，久站后背部疼痛减轻，晨起低头时头晕，心慌减轻，大便稀改善，尿急明显减轻，排尿时间仍较长，小便不畅，眠多梦。舌暗苔薄，脉沉细弦。黄芪 30g，党参片 15g，知母 15g，酒萸肉 15g，醋鸡内金 15g，炒蒺藜 15g，天花粉 30g，炒僵蚕 30g，炒苍术 30g，附片 20g（先煎），炒白术 15g，茯神 30g，仙鹤草 60g，白茅根 60g，凤尾草 40g，香加皮 4g，红景天 30g，巴戟天 15g，狗脊 15g，黄柏 15g，砂仁 20g（后下），生甘草 10g，枳壳 10g，法半夏 15g，黄芩 10g，黄连 10g，干姜 10g，百合 30g，生地 30g，通草 10g。14 剂，浓煎 100ml，日 2 次。

按： 该患者在应用抗生素的治疗过程中逐渐出现了腹泻、食后欲吐、半流食、喜热饮、苔白腻等症，是抗生素所致胃肠道菌群失调、抗生素相关性腹泻，中医辨证为脾胃虚寒，腐熟不能。患者发病前半个月伤寒，出现发热、恶寒、周身疼痛，迁延未愈，邪入少阴，从而出现腹泻、食后欲吐、喜热饮、畏风、畏寒、周身乏力、脉沉细弦、时欲寐等一系列阳虚水泛症状，故施以真武汤温肾阳、散水气。该患者治疗涉及两个方面，一为患者固有体质本有之气阴不足，遇疾病消耗进一步加重，以升陷愈消汤益气养阴；二为此次伤寒后之少阴阳虚水泛，予真武汤治疗。标本兼顾，故第二次复诊时患者诉诸症大减。三诊时患者诉胃部不适，夜尿频，前方去三棱、莪术、白芍以避免药物碍胃，加半夏泻心汤辛开苦降、消痞除胀，加封髓丹纳气、缩泉。四诊时患者眠差，予百合地黄汤养阴安神助眠。

案 4：糖尿病肾病

崔某，男，52 岁。2018 年 4 月 12 日初诊。

主诉： 发现糖尿病 15 年，尿蛋白阳性伴水肿 2 个月。

现病史：患者于2003年诊断为2型糖尿病，持续口服二甲双胍及西格列汀治疗，糖化血红蛋白均维持正常。2008年时发现尿中时有泡沫、尿微量蛋白持续阳性，2018年3月25日血肌酐81.5μmol/L，尿微量白蛋白103.7mg/L↑，尿微量白蛋白/尿肌酐86.73mg/g↑（正常值＜30mg/g），尿常规蛋白定量300mg/L（+）。刻下症见：面色㿠白、少华，自觉疲乏，纳可，双下肢浮肿（胫前指压明显凹陷），眠浅易醒，有效睡眠5小时，大便成形、黏腻，每日1次。舌质淡暗，齿痕，苔薄白微腻，脉沉细短滑。血压121/86mmHg。

既往史：高血压病病史20年；勃起功能障碍2年。

西医诊断：2型糖尿病；肾功能不全。

辨证：气陷阳虚，水瘀互结。

治法：温肾健脾，益气养阴，祛瘀化饮。

处方：升陷愈消汤合真武汤加减。

生黄芪30g，三棱15g，莪术15g，白蒺藜15g，天花粉30g，僵蚕30g，附子15g（先煎），茯苓30g，苍术30g，白芍15g，熟地黄60g，生姜15g，仙鹤草30g，红景天30g，香加皮3g。14剂，水煎服，日2次。

2018年4月26日二诊：自觉体力改善，尿泡沫减、双下肢轻度水肿减轻。此后患者每2周复诊1次，尿中泡沫减少，效不更方，随症加减以治之。

至2018年12月24日十六诊：多次复查尿微量蛋白及24小时尿蛋白定量均在正常范围，双下肢稍有水肿，尿中泡沫但易破，睡眠改善，面色红润，舌脉同前。依辨证在前方加减用药。

按：本案为消渴病日久，阴损及阳，由气阴两虚渐致阳气衰微，而成阳虚水泛、络脉瘀阻之证。患者病程逾十载，初起阴虚燥热，久则气随液耗，胸中大气因之虚陷，不能统摄水津、推动血行，故见尿浊、浮肿、疲乏、面白少华；水饮不化，浸渍肌肤则胫前凹陷性水肿；舌淡暗、脉沉细短滑，皆为气陷阳亏、水瘀互结之象。处方以升陷愈消汤合真武汤化裁，熔升陷祛瘀与温阳育阴于一炉。方中重用生黄芪为君，举陷益气，配三棱、莪术破血行瘀，通络利水，共成“大气一转，其气乃行”之妙；真武汤中附子、茯苓、苍术、生姜温肾健脾，化气行水，更佐熟地黄、白芍滋阴涵阳，使温阳不伤阴，育阴不碍阳；再入白蒺藜、天花粉、僵蚕清热润燥、通络散结，兼顾消渴之本；仙鹤草、红景天益气活血，香加皮强心利水，共助全方扶正祛邪。全方以升陷祛瘀为枢机，温阳育阴为两翼，使大气得升，瘀水得化，阴阳得复，堪为治疗糖尿病肾病中晚期证属气陷阳亏、水瘀互结之范例。

案5：糖尿病性心肌病

某患，男，59岁。2022年7月22日初诊。

主诉： 多饮多食17年，伴阵发胸闷、心悸半年。

现病史： 患者于17年前起出现多饮、多食等症状，伴明显口干、乏力，于当地医院检查，发现血糖明显升高（空腹血糖10mmol/L），诊断为“2型糖尿病”，间断口服二甲双胍治疗8年，未严格控制饮食，血糖控制不理想。2008年因血糖控制欠佳，开始接受胰岛素降糖治疗，现应用精蛋白锌重组赖脯胰岛素混合注射液（25R）25U三餐前＋甘精胰岛素注射液20U睡前皮下注射治疗，血糖控制仍欠佳。半年前起，患者无明显诱因出现活动后胸闷、心悸，无心前区疼痛、背痛、大汗及夜间憋醒，持续10分钟左右，口服速效救心丸可缓解。3个月前于当地医院内分泌科住院治疗，诊断为“2型糖尿病、糖尿病性心肌病”，予调整胰岛素降糖及其他对症治疗后血糖较前控制，病情好转出院。出院后患者仍感间断胸闷、气短、心悸，遂前来求诊。刻下症见：活动后胸闷、心悸，发作时心率可至110次/min，持续10分钟左右可缓解，每周服数次速效救心丸，伴乏力，疲劳，气短，汗出，行走500米即觉乏累，腰背酸痛，畏寒，双足麻木发凉，视物模糊，眼前阴影漂浮，可随眼球运动而动，失眠，夜间睡眠5～6小时，夜尿4次，纳可，大便可。舌质紫暗，苔白微腻，颤动，脉弦滑。BMI 27.8kg/m^2。

既往史： 高血压病病史20余年；冠状动脉粥样硬化性心脏病、脑梗死病史5年；高尿酸血症病史多年；2型糖尿病性周围神经病变 2型糖尿病性周围血管病变 糖尿病肾病 糖尿病视网膜病变 糖尿病性白内障、高脂血症病史3个月；飞蚊症。

辅助检查： 2022年4月7日超声心动图示左心房增大，主、肺动脉瓣少量反流，左心室舒张功能减低，心动过缓；4月9日动态心电图示平均心率55次/min（45～91次/min），室上性期前收缩0.01%，ST-T改变；4月11日冠状动脉CT示前降支串珠样改变，回旋支、右侧冠状动脉狭窄。2022年5月25日糖化血红蛋白6.97%；尿微量白蛋白153.6mg/L，尿微肌酐比值465.92μg/mg；TC 4.14mmol/L，TG 3.54mmol/L，LDL 2.22mmol/L，葡萄糖9.8mmol/L。

服用药物： 硝苯地平控释片、比索洛尔、缬沙坦、阿托伐他汀钙、酒石酸唑比坦等。

西医诊断： 2型糖尿病 糖尿病性心肌病 糖尿病性周围神经病变 糖尿病性周围血管病变 糖尿病肾病Ⅲ期 糖尿病视网膜病变；高血压病3级 极高危；冠状动脉粥样硬化性心脏病。

中医诊断： 消渴；心悸；胸痹。

辨证： 气阴两虚，痰瘀互阻。

治法： 益气升陷，活血平肝，滋阴降火，安神。

处方： 升陷愈消汤加减。

生黄芪30g，党参15g，知母15g，醋三棱10g，醋莪术15g，酒萸肉15g，醋鸡内金15g，蒺藜15g，天花粉30g，僵蚕30g，苍术30g，积雪草30g，西洋参10g，麦冬15g，炒酸枣仁30g，黄柏15g，砂仁15g（后下），益智仁10g，炙甘草8g。7剂，水煎服，日2次。

2022年7月29日二诊：心悸、胸闷感消失，近1周未服速效救心丸，乏力、气短明显好转，疲劳感消失，现步行3 000米无乏累感，双足麻木、发凉好转，腰背酸痛范围减少，飞蚊症消失，视物模糊改善，睡眠改善，每晚睡眠7小时，夜尿6次。舌淡暗，苔白腻微黄，脉弦滑。效不更方，上方加水蛭10g、金银花30g、昆布15g、牡蛎30g（先煎）、浙贝母15g、玄参15g，改西洋参15g、党参20g、三棱15g，继服14剂，煎服法同前。

2022年8月12日三诊：心悸、胸闷未发作，自觉心跳有力，疲劳感消失，飞蚊症、眼前闪光感消失，夜尿减至2次，纳眠可，大便畅，余无明显不适。近1个月发作低血糖1次，空腹血糖降至6.9mmol/L，复查糖化血红蛋白6.71%，血压控制平稳。前方去水蛭，加金蝉花6g、皂角刺30g、王不留行30g，继服14剂，煎服法同前。

按：本案患者既往2型糖尿病病史17年，血糖长期控制欠佳，并已出现多种糖尿病并发症，结合辅助检查结果及病史，考虑糖尿病性心肌病诊断成立。中医并无此病名，根据患者心悸、胸闷的主要表现，当属中医“心悸”“胸痹”范畴。然显而易见的是，其主症与消渴病具有明显因果关系，因此在治疗上必须考虑消渴病这一重要致病因素。结合患者严重乏力、疲劳、气短、汗出、尿频，行走500米即觉乏累，舌淡、舌颤等情况，考虑消渴日久致气虚已极为其病机之根本；气虚则无以推动气血运行，从而出现痰、湿、瘀等病理产物，而后者进一步阻滞络脉，故见腰背酸痛、肢体麻木发凉、视物模糊、飞蚊等络瘀痰阻之证，舌紫暗、苔白腻、脉弦滑便是其佐证，选用升陷愈消汤为主方进行加减治疗。愈消汤为现代糖尿病患者常见的“气阴两虚、痰瘀互阻”病机而设，在益气养阴、健脾化湿的同时，兼顾活血化瘀、化痰消瘀、祛风散瘀等，注重燥湿同调，气血兼顾，通补兼施，故临床疗效颇佳。本案患者合并全身多种糖尿病并发症，临床表现复杂，故在益气养阴、祛痰通络基础上，酌加昆布、生牡蛎、浙贝母、玄参以增软坚散结之功；加水蛭、王不留行、皂角刺以加强活血通络消瘀之力；加益智仁、砂仁取缩泉之意，以温肾缩尿；加西洋参、麦冬以增补气益阴之效；又加酸枣仁以安眠，金蝉花以益肾固精，积雪草以清散郁热，等等，总以围绕病机而调治。该病案抓住了消渴病并发症的核心病机，因此用愈消汤加减而收显效。

案6：糖尿病伴焦虑抑郁状态

周某，男，55岁。2023年3月3日初诊。

主诉：头晕2个月，恐惧感、视物不清1个月余。

现病史：患者2022年底感染病毒性肺炎后仍坚持每日锻炼，2023年1月10日散步时突发头晕、胸闷、心悸、自觉心跳加快，伴大汗、周身乏力、恍惚感，无呼吸困难。随即就诊于急诊科，时测血压170/120mmHg，予含服卡托普利对症降压，后一般情况可，未再发作。时值患者父亲高龄病故，患者对死亡心生恐惧，负面情绪甚多，有自杀倾向，畏惧接见外人。患者自诉从事教职工作，平日积极阳光、工作生活全情投入，未曾如此般心情低落。2月4日患者出现发作性视物模糊、朦胧恍惚感似有幻觉，数分钟后自止，此后每日发作2次，至今如是，服奥沙西泮抗焦虑。刻下症见：发作性视物模糊、朦胧恍惚感，心烦易怒，头晕，自汗，盗汗，时需更衣，哈欠频作，下肢乏力，口干，睡前尿频，大便日行、质黏，纳少，眠差多梦。舌淡红，舌质干，苔根薄黄腻，舌底络脉粗，脉弦滑。

辅助检查：2023年1月10日急诊血生化示空腹血糖8.59mmol/L，尿酸520μmol/L；心电图示窦性心动过速；超声心动图示二、三尖瓣少量反流，左心室舒张功能减退；冠脉CTA示LAD近中段弥漫性狭窄，最重50%，LCX远段不规则，三支血管向前血流TIMI3级；24小时动态血压监测示平均舒张压略高。肾上腺CT示肺部感染，左肾上腺钙化灶。2023年3月3日情绪量表示SAS 61分，轻度焦虑；SDS 53分，轻度抑郁。

既往史：高血压病2级，目前服用依那普利治疗，血压控制可；冠状动脉粥样硬化性心脏病病史，目前服用阿司匹林治疗；窦性心动过速病史，目前服用酒石酸美托洛尔控制心率；高脂血症病史，服用阿托伐他汀治疗，血脂控制良好。

诊断： 郁证。

辨证： 痰瘀热交阻，气阴两虚。

治法： 益气养阴，祛瘀化痰，平肝泻火。

处方： 升陷愈消汤、半夏白术天麻汤合栀子豉汤加减。

黄芪 30g，党参片 15g，知母 15g，酒萸肉 15g，醋三棱 10g，醋莪术 15g，醋鸡内金 15g，炒蒺藜 15g，天花粉 30g，炒僵蚕 30g，炒苍术 30g，益母草 15g，法半夏 15g，天麻 20g，栀子 15g，淡豆豉 30g，绵萆薢 30g，土茯苓 60g。14 剂，水煎服，日 2 次。

2023 年 3 月 17 日二诊：恍惚朦胧感、疲劳哈欠、自汗改善，纳增，盗汗已止，但对死亡恐惧感仍明显存在，意志消沉，思考死亡时伴颤抖，30 分钟可自止。眠可，夜间自觉阵发性心下悸动。舌红略暗，苔薄黄腻，脉弦滑。2023 年 3 月 15 日血生化示糖化血红蛋白 6.9%，空腹血糖 9.8mmol/L，餐后 2 小时血糖 11.33mmol/L，尿酸 432.12μmol/L（较前明显回落）。颅脑 MRA 示脑内多发小缺血灶，轻度脑动脉粥样硬化，左侧上颌窦囊肿，鼻窦炎。予升陷愈消汤、川连茯苓汤（去半夏、车前子）合甘麦大枣汤加减。黄芪 30g，党参片 15g，知母 15g，酒萸肉 15g，醋三棱 10g，醋莪术 15g，醋鸡内金 15g，炒蒺藜 15g，天花粉 30g，炒僵蚕 30g，炒苍术 30g，干益母草 15g，茯神 30g，黄连片 10g，麦冬 12g，制远志 10g，黄芩片 10g，通草 10g，炙甘草 10g，生姜 15g，大枣 15g，浮小麦 30g，绵萆薢 30g。14 剂，水煎服，日 2 次。

2023 年 3 月 31 日三诊：视物模糊明显改善，自述“视觉真实可亲”，仅晨起易恍惚，悲观情绪、无意义感时有出现，但总体精神面貌明显改善，笑容增加，声低气怯、疲劳亦改善，步履矫健，面色转光泽，生活、工作得以逐渐恢复，不畏惧接见外人，但仍畏惧吵闹场面，口干、纳差改善，晨起觉心悸，午睡眠浅。夜间 1—3 时易醒，醒后 20 分钟即可入睡。舌暗胖，舌略颤抖，苔中薄黄，少许涎沫。2023 年 3 月 28 日血常规示白细胞 2.8×10^9/L，中性粒细胞 1.67×10^9/L。上方合血府逐瘀汤、扶正补虚之品。上方去生姜、大枣，加北柴胡 10g、炒枳壳 15g、赤芍 15g、生地黄 15g、川芎 15g、川牛膝 10g、桔梗 10g、阿胶 10g（烊化）。14 剂，水煎服，日 2 次。

2023 年 4 月 14 日四诊：视物模糊已愈，无畏惧见大场面，已减服奥沙西泮。汗出明显减少，本周仅 2 次发作胸闷气短、心悸、头晕头胀、呼吸困难、剑突下隐痛、纳差，分别在大便前后，发作时心率、血压未见异常，仍眠差多梦，夜间数次窒息憋醒、自觉心跳加速（行 Holter 检查当晚未发作，故未能捕捉），无饥饿感，大便质黏，1 ~ 2 日一行。舌暗、胖大齿痕，舌颤抖，苔薄黄腻，涎沫。因坚持锻炼，近 3 个月体重减轻 5kg。2023 年 4 月 12 日血常规示白细胞 3.18×10^9/L（较前回升）。血生化示糖化血红蛋白 6.6%，空腹血糖 7.87mmol/L（较前明显改善），餐后 2 小时血糖 11.3mmol/L，尿酸 433μmol/L。24 小时 Holter 示平均心率 77 次 /min，房性期前收缩 7 次，其余未见异常。2023 年 4 月 14 日情绪量表示 SAS 32 分，正常无焦虑；SDS 28 分，正常无抑郁。上方以仙鹤草易益母草，黄芩片用 15g 以加强清热利湿之力，略减益阴滋腻之品，阿胶用 6g。西药依患者情况，降压、降心率药物予以减量或降级。

按：根据 DSM-5 诊断标准，本案患者属重性抑郁障碍。初诊处以升陷愈消汤为主方，合入清热利湿之品，对症治疗患者之情绪不畅及血糖、血尿酸升高。同时，我们体会，升陷祛瘀汤不仅应用于胸痹胸痛，凡辨证为大气下陷（上焦心肺不足、宗气不利）、血瘀络阻，皆可选用，临床见证广泛，心系疾病（胸痹、心悸、不寐、郁证等）、肺系疾病尤多。二诊合用《三因极一病证方论》川连茯苓汤加减，其中黄芩、黄连清热利湿兼以除烦，通草利湿祛饮，麦冬、远志清心安神，姜、枣、草和胃。三诊考虑患者舌色仍暗，乃活血化瘀之力不足，且症在上焦，故合入血府逐瘀汤；患者自查细胞偏低，考虑与奥沙西泮不良反应相关，加用阿胶扶正，补血滋阴，患者数诊中药皆益气升提、清热燥湿，久用恐阴伤，此时加用阿胶尤宜。患者既往抗焦虑治疗效果不佳，而转求中医治疗仅一个半月，精神面貌便恢复如初，且西医检验检查各项指标（白细胞、血糖、血尿酸）亦有所改善，中医药的疗效是肯定的。由本案可知，情志病和系统性、复杂性疾病皆为中医之优势，谨守病机，坚持中医临床思维，加以中西合参，是治疗的根本。

案 7：糖尿病合并冠状动脉前降支重度狭窄

郭某，男，62 岁。2017 年 6 月 1 日初诊。

主诉：胸痛伴憋气、心悸 2 个月。

现病史：患者近 2 个月来稍有劳累（平地步行 100 米）或快步行走 10 分

钟即诱发左前胸刺痛、憋气、心悸，于当地医院行冠脉 CTA 检查，结果示前降支狭窄超过 80%，右冠中段轻度狭窄。刻下症见：稍劳累即诱发左前胸刺痛、憋气、心悸，时有嗳气、口干，脱发，耳鸣，右胁下偶可触及条索状物，纳眠可，大便干，3 日一行。舌质紫暗、裂纹，苔白腻根厚，脉沉细短滑。诊室血压 93/60mmHg。

既往史：糖尿病病史 10 年，近期空腹血糖 7mmol/L，餐后血糖 16mmol/L，糖化血红蛋白 6.6%，饮食控制可；冠状动脉粥样硬化性心脏病病史 5 年。

辨证：气陷血瘀，痰凝络阻。

治法：升陷祛瘀，通阳散结。

处方：升陷愈消汤合枳实薤白桂枝汤加减。

生黄芪 30g，党参 15g，柴胡 10g，桔梗 10g，升麻 10g，知母 15g，山萸肉 15g，三棱 12g，莪术 15g，益母草 30g，天花粉 30g，苍术 30g，生内金 15g，僵蚕 30g，水蛭 10g，薤白 30g，法半夏 30g，枳实 15g，厚朴 15g，桂枝 10g，全瓜蒌 30g，茵陈 15g，金钱草 30g。30 剂，水加黄酒 100ml 泡煎，日 1 剂，分 2 次服。

2017 年 7 月 3 日二诊：胸痛、胸闷十去其七，快步行走 60 分钟稍有胸闷不适症状，右胁下条索状物消失，脱发减，大便每日一行，脉细弦滑寸弱，余症及舌象如前。继续以原方去益母草，加仙鹤草 30g。30 剂，煎服法同前。

2017 年 8 月 7 日三诊：偶有胸痛、胸闷，现快步行走已无症状，脱发好转，耳鸣减半，便可，2 日一行，脉沉细弱，余症及舌象如前。继续以原方改生黄芪 40g、山茱萸 30g、全瓜蒌 60g，去党参、仙鹤草，加山药 15g、熟地 15g、炙甘草 10g。30 剂，煎服法同前。

2017 年 9 月 7 日四诊：胸痛未作，偶胸闷，体力增，便成形，不畅，每日 1 次，脉沉细弦，余症及舌象如前。空腹血糖 7mmol/L，餐后血糖 9mmol/L。继续以原方改三棱 15g、莪术 20g、天花粉 40g，加仙鹤草 30g。30 剂，煎服法同前。

2017 年 10 月 12 日五诊：胸痛未作，偶胸闷，活动耐量提高，自觉右臂内侧褶皱不适，大便稍干，每日 1 次，余症及舌脉如前。空腹血糖 6mmol/L，餐后血糖 7.9mmol/L。继续以原方改天花粉 60g，去升麻、茵陈、金钱草，加桂枝 10g、穿山龙 60g、威灵仙 15g。30 剂，煎服法同前。

2017 年 11 月 9 日六诊：胸痛未作，奔跑无碍，偶胸闷，右臂内侧褶皱不适减轻，口干，涕多黄痰，多梦，唇暗，眠可，有效睡眠7小时。舌暗红、质嫩裂纹，苔薄腻黄，脉沉弦弱。继续以原方去桔梗、炙甘草、仙鹤草，改知母20g，加麦冬15g、五味子10g、楮实子30g、生牡蛎30g（先煎）、浙贝母15g、玄参10g。30剂，煎服法同前。

2017年12月14日七诊：胸痛未作，胸闷发作2～3次，右臂内侧褶皱不适无，口干唇干，偶耳鸣，怕冷，便成形，每日1次。舌边尖红，苔薄白，脉沉细弦滑。空腹血糖6.3mmol/L，餐后血糖9.7mmol/L。糖化血红蛋白6.2%。继续以原方改天花粉80g、熟地黄30g，去麦冬、五味子、山药，加附片10g（先煎）、麻黄6g。30剂，煎服法同前。

2018年1月18日八诊：胸痛胸闷均未作，牙痛，怕冷，便黏成形，每日1次，入睡难，余症及舌脉如前。继续以原方改全瓜蒌80g、威灵仙20g、桂枝15g，去枳实、厚朴。30剂，煎服法同前。

2018年3月15日九诊：胸痛胸闷均未作，左肩痛伴活动受限，体重增加，口干，便黏成形，每日1次。舌淡暗质裂，苔薄白腻，脉沉细短滑。空腹血糖6.4mmol/L，餐后血糖8.3mmol/L，糖化血红蛋白7.4%。继续以原方去苍术、天花粉、威灵仙、麻黄，加仙鹤草30g、白芍60g、赤芍60g、片姜黄15g。30剂，煎服法同前。

2018年4月26日十诊：无胸痛胸闷，体力活动耐量明显改善，左肩痛伴活动受限改善，右侧股骨头处酸痛，口干，痰色黄量少，便时不成形，每日1次，睡眠改善。舌淡暗质裂，苔薄白腻，脉沉细弦滑寸弱。空腹血糖6.5mmol/L，餐后血糖14mmol/L，糖化血红蛋白5.6%。原医院冠脉CTA复查示前降支狭窄约25%，右冠中段狭窄25%～50%。继续以原方加麦冬30g，去穿山龙、浙贝母、生牡蛎、麻黄，加蛤壳30g、威灵仙15g、怀牛膝15g。30剂，水煎服。

按：本案患者素有冠心病和糖尿病史，近期胸闷、心悸、气短、乏力加重，伴有口干、乏力、怕冷和便秘，并根据舌质紫暗裂纹，苔白腻根厚，脉沉细短滑，辨为气阴两虚，气陷血瘀、痰凝络阻。方选升陷愈消汤以养阴通络、升陷祛瘀。此外，患者右胁下偶可触及条索状物，便干、3日一行，中气虚，其胸胃之阳气全难支拒上乘之痰饮阴邪，故有胸痛、憋闷之上逆证候。朱光被《金匮要略正义》言："上焦阳微，则客气动膈。今下焦阴邪从胁下逆抢于心，中焦绝无阻拦，由是痞结愈滋，满痛弥已，不先泻邪，何由扶正？……厥阴经气，挟胃贯膈，布胁肋，中气一虚，则肝木遂从胁间道上逆，冲胃犯膈，故为痞为满为痛。”故佐以枳实薤白桂枝汤。是方用瓜蒌、薤白以交心肾之气，用桂枝行心气以解痞留，加枳实、厚朴以疏中焦之脉，则经脉通而胸痹解矣。患者先后经过十次近一年的复诊调治，胸痛胸闷完全缓解，且体力活动耐量明显改善。继续以升陷祛瘀、通阳散结、育阴通络大法加减，巩固治疗。

（六）升陷温利汤主治病证及验案举隅

1. 扩张型心肌病

扩张型心肌病（dilated cardiomyopathy，DCM）是临床引起心律失常、心力衰竭和猝死的常见疾病之一，随着病情进展可逐渐出现乏力、运动耐受量减低、心悸、胸闷、胸痛、腹胀、下肢水肿等。该病类似于中医“心积”，即《素问·腹中论》中所载心胸部之“伏梁”，《类经》中其释义为心胸部的坚硬肿块，这与部分有胸廓凸起改变的 DCM 相同。晋王叔和《脉经·平五脏积聚脉证》描述心积症状为：“病胸满，悸。”DCM 常见的临床表现及体征均与心积病相对应。

《素问·平人气象论》曰：“胃之大络，名曰虚里，贯膈络肺，出于左乳下，其动应衣，脉宗气也。”此处虚里，即是心尖搏动处，体现的是宗气的运行。张锡纯提出，宗气即大气，大气本为胸中的阳气，若是种种因素致大气生化乏源或损伤，均可导致大气虚极而陷，从而导致在上的心肺功能受损。基于《黄帝内经》经典理论及张锡纯“气陷论”论述，可知大气虚极下陷，不能发挥正常的贯心脉、行呼吸功能，导致的心肺功能受损，一为虚里之动异常，即各种心律失常，临床可见心慌的症状；二为行呼吸功能的异常，临床表现如喘息气促、呼吸表浅、胸闷气短、语声低微等。行呼吸功能的异常更加重了宗气生成的不足，从而导致大气下陷的加重。心慌、胸闷气短是 DCM 的常见症状，这些症状通常会在活动后加重，因此，DCM 的中医病机根本在于大气下陷。若因内外因素使胸中大气受损，或致大气虚极下陷，还可导致瘀血、水饮的生成。气为血之帅，气虚下陷，推动无力，血停脉内而成瘀，瘀阻脉内，不通则痛，可见胸闷、胸痛等症状。大气下陷，胸阳不足，津液难化，则成水饮，若兼瘀血，还存在血不利则为水，临床表现为水肿、咳嗽咳痰、喘息，甚则不能平卧。瘀血、水饮等实邪盘踞胸中，阻于心脉，日久也会耗损胸中大气，致大气下陷。DCM 患者胸闷、胸痛、喘息、水肿等症状也与瘀血、水饮阻于胸中表现相同，可知，DCM 有瘀血、水饮标实病机。综上，DCM 的中医病机以大气下陷为本，瘀血、水饮为标，大气下陷与瘀血、水饮均可互相影响，致病情进一步加重。

关于积病，众医家提出消积时应顾护正气，《三因极一病证方论》中治疗心积之伏梁圆主要药物以益气、化痰、祛瘀三类为主。基于以上观点，结合 DCM 的大气下陷病机，以自拟方升陷祛瘀汤为基础方加减治疗，因 DCM 患者就诊时多为疾病后期，正气极度耗损，故常选用红参、人参、西洋参、红景天、地黄、黄芪之类补药，大补元气。

心积一病，本虚标实，气虚下陷，瘀血、水饮内阻，且气虚、实邪互为病因，加重病情，而瘀血贯穿 DCM 的整个病程，尤其在心衰晚期，瘀血是导致病情复杂难治的主要病理因素。DCM 患者大多起病隐匿，病程较长，就诊时已非独以气、血或水为主要病机要素，而是三者互相影响，或是气虚气滞导致的血瘀，或是气化失常导致的水停，或是瘀血、水湿导致的气机失常，但更多的是三者杂而为患。因此，治疗上应以扶正、祛邪两法并行。“阴阳相得，其气乃行，大气一转，其气乃散”，基于此，在上之瘀血、水饮去除，阴阳方能相得，大气才能运转，从而气畅病去。因此，在治疗上当活血化瘀以利水，常选用益母草、泽兰、马鞭草、水红花子等活血兼利水的中药。若患者合并严重心功能不全、心力衰竭、胸腔积液、心包积液等，为气虚下陷、阳衰于下导致的血瘀水停重症，当以升陷温利汤随症合用木防己汤、葶苈大枣泻肺汤、己椒苈黄丸、十枣汤等方，以蠲饮逐水。

案 1：扩张型心肌病

向某，男，48 岁。2019 年 1 月 17 日初诊。

主诉： 反复胸闷、心悸 7 年。

现病史： 自述 7 年前无明显诱因出现胸闷、心悸，反复发作，逐渐加重，每日服用呋塞米 2 片维持。2014 年 5 月 6 日心脏彩超示左心扩大，室间隔厚度 8mm，射血分数 24%。诊断为“扩张型心肌病”。2019 年 1 月 2 日脑胸部 CT 示右侧腔隙性脑梗死、右侧少量胸腔积液。2019 年 1 月 15 日心脏彩超示全心增大，左室舒张末径 79mm，室间隔厚度 10mm，左室射血分数 28%。刻下症见：胸闷，心悸，气短，乏力，纳可，手凉、畏寒，小便不利，大便不成形，每日 1 次，眠浅易惊，夜间不能平卧。面色晄白、少华，舌质淡暗、舌下静脉迂曲，苔薄白中后腻，脉沉细短寸弱。诊室血压 82/60mmHg。

辨证： 阳虚水泛，气阴两虚，血瘀络阻。

治法： 温肾健脾，益气养阴，升陷祛瘀。

处方： 升陷温利汤合生脉散加味。

生黄芪 30g，柴胡 10g，升麻 10g，桔梗 10g，红参 10g，西洋参 10g，醋三棱 12g，莪术 15g，知母 15g，山萸肉 15g，益母草 30g，附子 15g（先煎），茯苓 30g，炒白术 10g，白芍 15g，生姜 15g，熟地黄 30g，麦冬 15g，五味子 10g，白茅根 60g。42 剂，水煎服，日 2 次。

2019 年 3 月 7 日二诊：上方调服 50 天，面色已转红润，诸症好转，十去其七，胸闷、心悸明显缓解，时有白痰易咳，眠可，夜间可平卧，舌脉便同前。2 月 25 日心脏彩超示左室长径 / 左右径 94mm/67mm，室间隔厚度 8mm（诊前 10mm），左室射血分数 35%（诊前 28%）。时测血压 87/59mmHg。效不更方，继续以原方加蛤壳 30g、干姜 10g、红景天 30g，附子增至 30g，生黄芪增至 60g，知母增至 20g，三棱增至 15g，山萸肉增至 30g，炒白术增至 15g，西洋参增至 15g，麦冬增至 30g，改茯苓为茯神 30g，30 剂巩固。停呋塞米，改托拉塞米 1 片、螺内酯 1 片，每日 1 次维持。

按： 本案病机关键在于大气下陷，阳虚水泛，瘀阻络脉。患者病程七载，心气久耗，胸中大气虚陷，无以贯心脉、行呼吸，故见胸闷、气短、寸脉弱；阳虚不能温煦四末，则手凉畏寒；水气凌心则悸，浸渍肠腑则便溏；血行涩滞，水瘀互结，故见舌淡暗、舌下络脉迂曲，小便不利，夜间难卧。其病位在心，涉及脾、肾，属本虚标实、虚实夹杂之重证。处方以升陷祛瘀与温阳利水并举，融升陷温利汤合生脉散化裁。方中重用生黄芪配柴胡、升麻、桔梗大力升举下陷之大气；附子、茯苓、白术、生姜温肾健脾、化气行水，共为君药；更以红参、西洋参、麦冬、五味子（生脉散）益气养阴，强心复脉；三棱、莪术、益母草破血通络，利水消肿；佐以熟地黄、山萸肉滋阴涵阳，白茅根利水不伤阴，知母制温药之燥。全方升降相因，通补兼施，温利并行，使大气得升，阳气得振，瘀水得去，心脉得复。

案 2：扩张型心肌病

周某，男，52 岁。2022 年 8 月 10 日初诊。

主诉： 间断胸闷 1 年余。

现病史： 患者于 1 年前出现活动后胸闷憋气，平地行走 200 ~ 300 米即可出现胸闷憋气，伴胸骨后压迫感，持续 20 分钟后可自行缓解，夜间憋醒，不能平卧，就诊于外院，经查诊断为心脏增大、胸腔积液，对症治疗后胸闷憋气好转，具体诊疗不详。半年前自行停药，胸闷间断发作。2022 年 7 月胸部 CT 示心脏增大，心包积液；双侧胸腔少量积液，右侧明显。考虑“心力衰竭”，入住病房。2022 年 7 月 28 日心电图示窦性心律，V_4、V_5、V_6、Ⅰ、aVL 导联 ST-T 改变，左心室肥大合左心房肥大。2022 年 7 月 29 日心脏超声示 LVEF 18%，全心扩大，左室壁运动弥漫性减低，左室收缩功能减低，舒张功能减低（Ⅲ级），右心室收缩功能减低，二尖瓣反流（轻度），三尖瓣反流（中度），肺动脉高压（中度），肺动脉增宽，心包积液（少量）。NT-proBNP 4 195pg/ml。2022 年 8 月 5 日心脏 MRI 增强示 LVEF 28%，EDV 357ml，ESV 257ml，SV 100ml，CO 7.8L/min；左室增大，收缩、舒张功能减低，左室壁中间段室间隔心肌中层线样强化，考虑扩张型心肌病；少许心包积液。2022 年 8 月 9 日 24 小时动态心电图示窦性心律，平均心率 87 次 /min，最大心率 124 次 /min，最小心率 64 次 /min；室性期前收缩 337 次，多源，1 次成对室性期前收缩，房性期前收缩 16 次；ST-T 段改变。入院后予利尿、抗心力衰竭等治疗。刻下症见：间断胸闷、喘憋，仅能下地行走几米，气短，不能平卧，夜间憋醒，双下肢水肿，纳可，眠差，二便尚调。面色黧黑，舌淡暗，脉弦滑，双尺不足。

查体：双肺呼吸音减弱，双下肺可闻及湿啰音，心界扩大，心音低钝，双下肢凹陷性水肿。

诊断：心积病；支饮。

辨证：气陷血瘀，阳虚水泛，兼有热化。

治法：升阳举陷，化瘀通络，温阳利水。

处方：升陷温利汤合木防己汤加减。

黄芪 60g，柴胡 10g，升麻 10g，桔梗 15g，红参 30g，西洋参 30g，三棱 15g，莪术 15g，山萸肉 60g，益母草 60g，红景天 30g，知母 20g，防己 15g，桂枝 15g，石膏 60g（先煎），附片 30g（先煎），茯苓 30g，炒白芍 15g，香加皮 5g。3 剂，机煎（去滓浓煎至 100ml），每日 1 剂，日 2 次。

2022 年 8 月 12 日二诊：服上方 2 剂后周身汗出淋漓，头汗如洗，胸闷、喘憋改善，可以行走 250 米，于今日出院。舌淡暗，舌暗较前减轻，脉细滑，双尺不足较前减轻。效不更方，继予前方 14 剂，汗出量大时可改为 2 日服 1 剂。

2022 年 9 月 2 日三诊：服第 3 剂药时喘憋即消失，可平卧入睡，每晚睡眠时间约 7 小时，汗出减，腿肿好转，近 1 月体重下降 8kg，远程行走无不适，尺肤潮湿，夜尿1次，大便调。今日心脏超声示LVEF 36%，左心扩大（左室舒张末径76mm），右心房稍大，左室收缩功能减低，较前好转，左心室舒张功能减低（Ⅰ级），二尖瓣反流（极少量）。继予前方加减治疗，改知母30g，加生白术60g、枳实15g、水蛭10g、苍术30g、麻黄6g、生薏苡仁30g。3剂，机煎（去滓浓煎至100ml），每日1剂，日2次。

2022年10月2日随诊：未诉明显不适，建议继续服药，不适随诊。

按：患者间断胸闷、喘憋，胸部CT示“胸腔积液”，故诊为心积病、支饮。其面色黧黑，脉象双尺不足，查体双下肢水肿，双尺不足可知肾有不足。黑为肾色，肾阳不足，不能温化水液，水饮为患，故面有肾色、下肢水肿。夜间憋醒，不能平卧，为夜间阴邪为胜，上凌于心，以致憋醒。气短，舌暗，可知有气虚气陷，血瘀。该患者明确内有水饮，水饮之病机，由面色黧黑、脉象双尺不足，可推知为阳虚水泛，故选取升陷温利汤合木防己汤，升阳举陷，活血化瘀，温阳利水，佐以清热。

木防己汤出自《金匮要略·痰饮咳嗽病脉证并治》：“膈间支饮，其人喘满，心下痞坚，面色黧黑，其脉沉紧，得之数十日，医吐下之不愈，木防己汤主之。虚者即愈，实者三日复发。复与不愈者，宜木防己汤去石膏加茯苓芒硝汤主之。木防己汤方，木防己三两，石膏十二枚（如鸡子大），桂枝二两，人参四两。上四味，以水六升，煮取二升，分温再服。”该方寒温并用，补泻同施，今人常以此方治疗各类急、慢性心功能不全及各种喘满憋闷。方中防己、桂枝温阳化气利水，人参益气扶正。“痞坚之处，必有伏阳”，水饮聚而化热，故以生石膏60g清热。《伤寒论》中以真武汤治疗误汗伤阳之证，此案中用以温阳化气利水，方中茯苓、白术健脾利湿，以白芍养阴，附子振奋阳气。此患者就诊前活动耐受量明显下降，几乎不能活动，严重影响日常生活，预后差，经诊治，半个月内已恢复日常活动，回归社会。

2. 心力衰竭

心力衰竭是多种原因导致心脏结构和/或功能的异常改变，使心室收缩和/或舒张功能发生障碍，而引起的一组复杂临床综合征。心力衰竭可归属于“心痹”“心咳”“心水”“心胀”等病证范畴。中西医结合治疗心力衰竭，较单一中医或西医疗法，无论是在改善症状与理化指标方面，还是缩短疗程方面，都具有一定的优势。尤其是在治疗慢性心衰中，应根据患者实际病情分期论治。对于心衰早期或缓解期的患者，针对胸闷气短、动辄加剧、乏力、心悸等大气下陷、气陷血瘀等主要症状，提倡益气升陷、祛瘀利水为主，常以自拟的升陷祛瘀汤合生脉饮加味治疗。对于心衰晚期或急性加重期气陷血瘀、水湿停滞的患者，主要表现以呼吸困难、喘不得卧、口唇发绀、水肿、腹胀、纳差等，治疗以温补肾阳、活血利水为主，常以升陷祛瘀汤合以真武汤，即升陷温利汤。伴胸腹水、腹胀、大便不通者，合用已椒苈黄丸以攻逐水饮。同时强调扶正与祛邪的关系，补气不忘活血，温阳不忘利水，标本兼顾。

案1：慢性心力衰竭

张某，男，28岁。2022年9月16日初诊。

主诉： 胸闷、乏力伴双下肢水肿5个月余，加重1周。

现病史： 患者于5个月前无明显诱因出现活动后胸闷憋气、乏力，伴心慌、恶心呕吐、食欲下降、腹泻、尿量减少、视物模糊、双下肢凹陷性水肿，间断胸痛，持续数秒钟可自行缓解，行走约100米后即出现胸闷喘憋，夜间可平卧，无端坐呼吸，无头晕头痛，血压（180～200）/（100～120）mmHg，心率在120次/min上下。2022年4月6日心电图示窦性心动过速，室性期前收缩，左心房和右心室肥大，V_5、V_6导联T波低平。2022年4月8日心脏超声示LVEF 20.6%，全心扩大，左室壁增厚（13mm），弥漫性室壁运动减弱，右室收缩减弱，肺动脉收缩压升高（60.9mmHg），少量心包积液。2022年6月15日心脏增强MRI示LVEF 16%，全心扩张，双侧胸腔积液伴肺不张，左心室心尖部后间隔壁及下壁心内膜下陈旧性心肌梗死可能大（后降支供血区？），考虑为“射血分数减低型心力衰竭、心肌病？”予降压、利尿、控制心室率等治疗，患者双下肢水肿、憋气、乏力减轻，恶心呕吐好转，治疗期间血压波动幅度较大，（130～190）/（90～100）mmHg。1周前患者劳累后乏力、憋气较前加重，伴心慌、恶心、呕吐、腹泻、腹胀、腹痛、双下肢水肿，上2层楼即觉喘憋。刻下症见：面色无华，胸闷憋气，乏力，登2层楼即觉喘憋，间断心慌，劳累后恶心，偶呕吐，偶胸痛，偶咳嗽，双下肢水肿，腹胀腹痛，恶热，无恶风畏寒，汗出较多，大量汗出后及体力劳动后自觉肌肉无力感，时呃逆，纳差，入睡困难，每晚睡眠时间6～7小时，尿色偏黄，大便偏稀，日2行。胖大舌，舌淡暗，苔薄腻，脉沉细，右尺不足。

既往史： 高血压病；高脂血症；血糖升高；抑郁症病史。

辨证： 气陷血瘀，水气凌心。

治法： 益气举陷，化瘀通络，温阳利水。

处方：升陷温利汤加减。

生黄芪 30g，知母 15g，升麻 6g，柴胡 6g，桔梗 10g，炙甘草 10g，三棱 15g，莪术 15g，党参 15g，山茱萸 30g，益母草 30g，附片 30g（先煎），白芍 30g，茯苓 30g，炒白术 15g，生姜 15g，西洋参 30g（另煎），红参 30g（另煎），香加皮 8g，红景天 60g，仙鹤草 80g，白茅根 100g。7 剂，浓煎 100ml，每日 1 剂，日 2 次。

2022 年 9 月 26 日二诊：患者服药 1 周后胸闷憋气、乏力、腹痛明显减轻，仍腹胀，纳差，于 9 月 23 日住院治疗，住院后经治仍有胸闷憋气、乏力，平地行走 4 000 ~ 5 000 步后出现喘憋，偶咳嗽，无痰，无口干口渴，怕热，自汗，腹胀，纳差，眠差，大便稀溏，日行 3 ~ 4 次，小便尚可。上方加鬼箭羽 30g、五味子 10g、麦冬 20g，改附片 15g（先煎）、仙鹤草 30g、红景天 30g、香加皮 5g、红参 15g（另煎）、西洋参 15g（另煎）。3 剂，浓煎 100ml，每日 1 剂，日 2 次。

2022 年 10 月 2 日三诊：已于 2 天前出院，出院前方带药 7 剂，巩固治疗。诉无明显胸闷憋气，乏力明显改善，可从事日常体力劳动，平地行走、步行登楼等活动后喘息气促未作，无腹胀腹痛，无明显怕热，自汗明显减轻，纳眠可，大便每日 1 ~ 2 次，质偏稀。9 月 28 日心脏超声示 LVEF 29.1%，左室壁运动普遍减低，左心房（48mm）、右心房（49.7mm）扩大，左室舒张末径 53mm，左室壁增厚（16mm）；肺主动脉正常上限；左室收缩功能、舒张功能减低（Ⅰ级）。

按：该患者为年轻男性，却患病近半年，病情重，至就诊前已各处诊治近半年，病情反复，严重影响到生活及工作。就诊半个月后，患者及其母亲反映已恢复正常生活，仅余体力稍差，绝大多数症状均已缓解，因恢复较好，故询问很多症状时患者表示日常生活中已可完全忽略。患者就诊时舌胖大、苔薄腻，脉沉细，可知有湿、瘀，兼虚；右尺不足，为命门火衰之征，阳虚水液泛滥，水饮凌心，则见胸闷、胸痛、心慌；寒水射肺，则见喘息、咳嗽；寒湿内蓄，则见腹胀、腹痛、小便不利而下利；水滞经脉，则见乏力、肌肉无力；水流于下，则见双下肢水肿；湿邪郁蒸，迫津外泄，汗液自出。患者舌淡暗、脉沉细，主要表现为胸闷憋气，实为气陷血瘀之证，故治以升陷祛瘀汤为主，佐以西洋参、红参、香加皮、红景天、仙鹤草补虚，以大剂量白茅根利水降压。该患者症状多而杂，诸邪为病，唯水邪为患可致症状如此广杂，“大约水性泛滥，无所不之之故也”。右尺不足，为命门火衰，由此可知湿邪之源在于阳虚，故合用真武汤加减。全方升陷祛瘀、温阳利水，不仅迅速改善了患者症状，心脏超声检查指标亦显示改善明显。

案2：射血分数保留的心力衰竭

李某，女，61岁。2021年4月19日初诊。

主诉：头晕、气短、咳嗽、干呕、水肿渐进性加重8个月。

现病史：患者2020年5月无明显诱因出现干咳、气短、夜间不能平卧、伴双下肢凹陷性水肿，无胸痛，就诊于北京某三甲医院，查NT-proBNP 580～1 100pg/ml，予富马酸比索洛尔片2.5mg、螺内酯20mg口服，每日1次，症状逐渐加重，出现咳粉红色泡沫痰、干呕、上腹痛。2021年2月就诊于北京某三甲医院，查血常规、肝肾功能大致正常，TSH 6.6IU/ml，NT-proBNP 3 768pg/ml。超声心动图（UCG）示LVEF 58%，双房增大，左室壁增厚，左室舒张末径35mm，二尖瓣少-中量反流，三尖瓣中量反流，微量心包积液。24小时Holter示窦性心律，平均心率70次/min，偶发房性期前收缩，偶见成对，短阵房性心动过速，室性期前收缩，偶见呈二联律，部分呈间位性，ST-T改变，HRVSD＞50ms。24小时动态血压示全天平均血压88/58mmHg，心率67次/min。冠状动脉CTA示冠状动脉钙化，共积31分，各冠状动脉未见有意义狭窄。加用单硝酸异山梨酯片10mg每日2次、布美他尼1mg每日1次治疗，症状无好转，遂于2021年4月19日至中西医结合心内科寻求中医治疗。刻下症见：轮椅推入诊室，端坐体位，棉衣外裹，神清萎软，面色苍白晦暗，四肢厥冷，头晕，气短，夜不能平卧，频作干呕，不能进食，尿少便结。双下肢可见凹陷性水肿，舌淡紫裂，边有齿痕，苔薄，脉微细。血压93/61mmHg。

辅助检查：血气分析示pH 7.45，$PaCO_2$ 40mmHg，PaO_2 72mmHg，HCO_3^- 27.8mmol/L。凝血功能示纤维蛋白原（Fbg）4.42g/L，活化部分凝血活酶时间（APTT）23.2s，D-二聚体（D-dimer）0.81mg/L。心肌酶cTnI 205.7pg/ml，NT-proBNP 3 768pg/ml。

既往史：高血压病病史9年，口服苯磺酸氨氯地平，血压控制在140/90mmHg以下，2020年8月起血压下降，波动在（80～90）/（50～60）mmHg；高脂血症病史9年，口服匹伐他汀2mg，每日1次；甲状腺功能减退病史6年，口服左甲状腺素钠片；20年前行胆囊切除术。否认冠心病、糖尿病病史。

西医诊断：慢性心力衰竭 限制型心肌病可能 心功能Ⅲ级（NYHA分

级）；心肌淀粉样变性待排。

中医诊断：脱证；水肿。

辨证：气陷血瘀，阴阳欲脱。

治法：益气升阳，救阴固脱，活血通脉。

处方：升陷复脉汤化裁。

生黄芪 60g，丹参 30g，柴胡 10g，升麻 6g，炙甘草 15g，红参片 10g，西洋参 10g（另煎），桂枝 10g（另煎），生地黄 30g，麦冬 30g，阿胶 12g（烊化），柏子仁 30g，桃仁 15g，生葶苈子 30g（包煎），大枣 30g，煅磁石 30g（先煎）。7 剂，水煎服，每日 1 剂，每次约 20ml 频服。

2021 年 4 月 26 日二诊：头晕气短好转，四肢稍暖，干呕减轻，尿量增多（＞500ml/d），家中自测血压（80 ~ 90）/（40 ~ 60）mmHg，舌脉无变化，嘱上方加黑附子 10g，先煎 1 小时，改红参、西洋参各 15g，继服 7 剂，煎服法同前。因劳动节假期不能来诊，嘱家属给药 7 剂后，如血压能维持在 90/60mmHg 上下，说明药已奏效，可再服 7 剂，继续观察。

2021 年 5 月 10 日、5 月 24 日三、四诊：周身微汗，四肢转温，血压基本维持在 90/60mmHg 上下，精神转佳，气短显减，间有干呕，但不在进食时，白天能进食 100 ~ 150g，夜能平卧 5 小时，大便日行，但不畅。双下肢轻肿，舌紫红嫩、边有齿痕、中裂，舌颤、脉微细好转。5 月 20 日 NT-proBNP 7 825pg/ml，拟原方加干姜 6g、陈皮 10g、生白术 60g、枳实 15g、煅赭石 30g（先煎）、红景天 30g 以敦化脾胃升降枢纽。

2021 年 5 月 31 日五诊：为进一步明确心力衰竭的原因，患者于 5 月 20 日至 6 月 11 日住院治疗，心肌酶及超声心动等心脏评估基本同前，监测 NT-proBNP 从 7 825pg/ml 降至 5 929pg/ml，于 6 月 2 日局麻下行腹壁脂肪活检，病理结果排除心肌淀粉样变。此间血压（80 ~ 90）/（60 ~ 70）mmHg，心率 70 ~ 80 次 /min，SpO_2 96%。其无头晕气短、无咳嗽咳痰，尿常规提示尿蛋白＞ 3.0g/L，BLD 25/μl。尿量大于每日 500ml，24 小时尿蛋白定量 1.61g，血生化示 Cr 58μmol/L，UA 515μmol/L。辨证为阳气渐振，但真阴耗竭难复，阴不抱阳，血行瘀滞，拟方升陷温利汤加减，敛阳固脱，加强养阴复脉，活血利水。黑附子 15g（先煎 1 小时），干姜 30g，炙甘草 30g，红参 15g（另煎），西洋参 15g（另煎），山萸肉 60g，煅牡蛎 30g（先煎），煅龙骨 30g（先煎），红景天 30g，茯苓 30g，琥珀粉 3g（冲服），三七粉 3g（冲服）。7 剂，水煎服，每日 1 剂，每次约 20ml 频服，有效再行续服。另以蛇床子 30g、苦参 30g 坐浴治泌尿系感染。

2021 年 6 月 11 日六诊：面色已不苍白，肢暖如常，能自行小步慢走 2 ~ 5 分钟，无气短喘憋，食欲正常，间有口干，夜能平卧安睡。舌转嫩红、中裂，舌紫好转，齿痕不显，脉细。血压 91/70mmHg，脉搏 71 次 /min，加用保钾利尿剂后尿量为每日 1 000ml，双下肢不肿。上方加天麦冬各 30g，以增滋养心肺功效。

2021 年 6 月 21 日七诊：无头晕、心悸，每日进食 100g，时有干呕，仍与饮食无关，上腹有烧心感，口干，服保钾排钠利尿剂后双下肢不肿，尿量为每日 700 ~ 800ml，因服补钾片欲吐，伴大便稀行，有痔疮出血，肛周痛。舌淡红中裂，脉转细弦不软不结代。血压 80/60mmHg，为减少利尿剂及补钾西药的副作用，拟参入通阳活血利水并减量附子之辛温耗阴。5 月 31 日方加桂枝 10g、泽泻 15g、泽兰 15g、玉米须 60g。7 剂，水煎服，每日 1 剂，每次约 20ml 频服。

2021 年 6 月 28 日八诊：肛周疼痛剧烈，诱发呼吸困难、不能平卧，再次住院治疗，来人代诉基本病情同前，血压同前，生命体征平稳，要求中药继续治疗。考虑阴损阳衰，心脾肾亏损难复，气、血、水互结，枢机出入升降失调，再拟气阴双补，固守已复之阳，兼以活血利水，心、脾、肾三脏同调。黑附子 15g（先煎 1 小时），红参 15g（另煎），西洋参 15g（另煎），生地黄 30g，山萸肉 60g，生黄芪 30g，丹参 30g，桃仁 15g，楮实子 15g，赤芍 15g，红花 10g，水红花子 15g，法半夏 15g，生白术 30g，茯苓 15g，桂枝 10g，红景天 30g，麦冬 30g，泽泻 15g，泽兰 15g，醋莪术 15g，制水蛭 6g，琥珀粉 3g（冲服），三七粉 3g（冲服）。7 剂，水煎服，每日 1 剂，每次约 20ml 频服。

按：本案系一病因不明的慢性心力衰竭患者，多次入住权威医院，疑诊原发性心肌病（其中限制型心肌病可能性大），心肌淀粉样变待排除，并已出现混合型心力衰竭，持续性低血压状态。西医对此均无特殊治疗方法，但原发病不解决，心力衰竭是很难控制的，因心肌病变广泛，对洋地黄类药物的耐受性差，易出现毒性反应，临床必须慎重（包括类似洋地黄作用的中药），其他扩血管药及利尿剂对每个个体反应不一，而且副作用也不少，故目前对这类患者一般采用中西医结合抢救治疗，待病情相对稳定，有条件者可考虑心脏移植。中医药在防治本病的并发症及改善症状、带病延年等方面有一定优势。

本患者从4月19日开始配合中医治疗，心脏标志物NT-proBNP检测指标的不断升高（最高达7 825pg/ml），说明极可能出现心房颤动、栓塞及猝死可能，按当时中医四诊综合分析，属于脱证、水肿范畴，不仅气脱，阴液也严重枯竭，按“散者收之”“虚则补之”之治则，本应予《伤寒论》四逆汤类方回阳救逆，但考虑到附子大辛大热对已近阴脱之躯不利，故先选用升陷复脉加减益气升阳、救阴固脱。药用1周，患者肢体稍暖，诸症减轻，但血压始终在90/60mmHg以下，NT-proBNP数值越来越高，故1周后决定用四逆汤（黑附子10～15g），并加大红参配西洋参剂量，各15g，半个月后（三诊）患者虽四肢温暖，周身有微汗，气短亦有好转，但干呕，尿便皆少，说明升降出入不畅，又在原方基础上加入白术、陈皮、枳实、代赭石等以调治脾胃升降枢纽。至五诊时，即中药治疗40天后，血压才稳定在90/60mmHg上下，NT-proBNP值也见下降（5 929pg/ml），说明阳气渐振，但阴脱难复，故重用山萸肉加强养阴复脉之力，参入琥珀粉、三七粉以活血利水。至六诊时，患者病情初告稳定，心力衰竭明显好转，患者已能离开轮椅，小步慢走2～5分钟，生活近乎自理，纳便皆已正常，故原方再加天冬、麦冬以增养阴固脱之效。八诊时因痔疮引发肛门剧痛的强烈刺激，又使心力衰竭加重，出现气短不能平卧等，但生命体征尚属平稳，故仍然宗升陷温阳、祛瘀利水、通络止痛之法，继续巩固治疗。

3. 风湿性心脏病

风湿性心脏病简称风心病。由于风湿热累及心脏瓣膜而造成瓣膜的边缘和基底部发生水肿、渗出，并逐渐扩大到瓣膜全部，甚至累及腱索和乳头肌，使瓣膜交界区的瓣叶融合、腱索融合与缩短，以及瓣叶的纤维化、僵硬、卷曲与钙化，从而导致瓣膜开口狭窄或关闭不全等。

风心病可归属于“痹证”“心痹”范畴。《素问·痹论》言“心痹者，脉不通，烦则心下鼓，暴上气而喘”。心痹为风、寒、湿邪复感，内舍于心。风寒等邪气蕴蓄不解，耗气伤营，必导致气陷血瘀，故又易致顽固性心律失常或心衰等疾。风寒湿邪外侵，日久不愈，陷入阴血，耗伤阳气，导致气陷血瘀，同时气陷血瘀既是病机，又是导致疾病缠绵难愈的病因。因此，治疗本病，应立足于升陷祛瘀，标本同治。

案：风心病心力衰竭

青某，女，68岁。2014年4月24日初诊。

主诉：胸闷憋气1年余。

现病史：患者胸闷憋气1年余，动则气短而喘，影响日常活动。超声心动提示风湿性心脏病，二尖瓣狭窄（轻中度）并关闭不全（中度），三尖瓣反流（轻度），肺动脉高压（中度），双房扩大，左心功能不全。心电图提示心房颤动，ST-T改变。外院建议行二尖瓣置换术，患者拒绝手术，要求药物治疗来诊。刻下症见：胸闷憋气，气短，活动后喘促，心悸，乏力，自汗，腹胀，恶心，口苦，纳差，便间日行，眠差。间断下肢水肿。舌质嫩、苔薄腻，脉沉细短，参伍不调。

诊断：风湿性心脏病 心力衰竭。

辨证：大气下陷，痰瘀内阻。

治法：升阳举陷，化瘀通络，理气化痰宣痹。

处方：升陷宽胸汤合枳术汤等加减。

院内制剂升陷祛瘀汤加瓜蒌30g，薤白20g，清半夏15g，炒白术10g，枳实15g，红枣15g，生姜15g。14剂，水煎服，日2次。

2014年5月8日二诊：腹痛、胸闷止，心悸亦减，怕风怕冷，自汗，胃脘部凉，脘痞，夜尿频（3次），下肢微肿。舌暗苔薄微腻，脉沉细，参伍不调。改拟升陷温利汤和枳术汤、葶苈大枣泻肺汤。院内制剂升陷祛瘀汤加附片10g（先煎），猪苓15g，茯苓15g，白芍15g，炒白术10g，枳实15g，车前草30g，防风10g，葶苈子30g（包煎），红枣15g，生姜15g。14剂，水煎服，日2次。

随诊：诸症减轻，此后微做加减调整，续服2个月，胸闷心悸止，水肿消退，怕风怕冷及自汗症状渐减，可进行日常活动，无不适，纳食增，脘痞不适症状消失，便调眠安。随访2个月余，病情平稳，未反复。

按：患者老年女性，风湿性心脏病、瓣膜病变、心功能不全诊断明确，其瓣膜病变已影响心脏结构和功能，导致心脏扩大、心功能不全，有手术指征，药物治疗相对困难。但患者坚决拒绝手术，转而保守治疗。来诊时患者既有左心功能不全的表现（胸闷气短心悸，动则加剧），又有右心功能不全的表现（腹胀、恶心、浮肿等）。中医四诊综合辨证为气陷血瘀兼有气滞痰阻证，故先以升陷祛瘀汤为主方益气升陷，针对痰饮互阻、水气不利，又合瓜蒌薤白半夏汤宽胸化痰，枳术汤行气消痞。全方攻补兼施，故服药后胸闷气短等气陷、水停、气滞、痰阻之症明显缓解，但仍脘痞恶寒、尿频、下肢浮肿消而未尽，脉沉细苔腻，为脾肾阳虚表现。心功能不全常见胸闷气短及肢体水肿症状，究其根本在于胸中大气下陷，心阳不足，无力推动血液运行，“血不利则为水”，水饮内停而为喘满、水饮泛滥而为肿。用真武汤温阳散寒蠲饮，合葶苈大枣泻肺汤泻肺化痰、利水消肿。

本案患者经4周治疗，胸闷气短腹胀等症逐渐缓解，然阳虚水停，仍见畏寒、肢肿、尿频、胃冷等症，故调整方药，仍以益气升陷为主，合真武汤及葶苈大枣泻肺汤温阳化气、泻肺化痰、利水消肿。另脘痞证显，如经文所述“心下坚，大如盘，边如旋盘，水饮所作，枳术汤主之”。心衰，尤其右心衰以浮肿、胃肠瘀血显著，往往胃胀、脘痞症状突出，以枳实消痞逐水，白术健脾祛瘀，可逐寒饮而消水邪。药后患者水肿消退，且畏寒肢冷、胃脘冷、闷诸症亦除，恢复日常生活。治疗本案“水气”的关键在于温阳逐饮，并突出气、血、水三者关系。先拟益气升陷，祛瘀利水，有效但难尽消水肿，改拟温阳逐水并举陷祛瘀而竟全功，值得深思。

4. 脑血管病

案：短暂性脑缺血发作（学生医案）

吴某，女，57岁。2013年7月16日初诊。

主诉：发作性右侧肢体无力伴言语不清1年，加重1个月。

现病史：患者发作性右侧肢体无力伴言语不清1年，加重1个月，每日发作5～8次，每次持续10～20分钟，能完全缓解。上午发作多，立位和坐位均会发作，发作时右侧肢体无力，并伴有粗大不可控制的抖动，导致患者终日卧床不敢活动。头颈部CTA示左侧颈内动脉末段闭塞，无支架植入术和内膜剥脱术的适应证，采取药物治疗。目前口服拜阿司匹林100mg每日1次、氯吡格雷75mg每日1次、阿托伐他汀20mg每日1次，已20日，无明显效果。刻下症见：轮椅推入，神疲，面色无华，气短乏力，怕冷，口水清而多，夜尿4～5次，大便正常。舌苔薄白，质淡暗，舌下静脉迂曲怒张，脉细涩，左寸右尺弱。血压110/75mmHg。

既往史：2型糖尿病；高脂血症。

神经系统查体：神清，语利，反应迟钝，记忆力减退。双侧瞳孔等大等圆，直径3mm，光反应灵敏，面纹对称，伸舌居中，四肢肌力5级，腱反射对称适中，深浅感觉无异常，指鼻和跟膝胫试验稳准，病理征未引出，脑膜刺激征阴性。

诊断：短暂性脑缺血发作（左侧大脑中动脉供血区）；2型糖尿病；高脂血症。

辨证：气陷血瘀，阳虚水泛。

治法：升阳举陷，化瘀通络，温阳利水。

处方：升陷温利汤。

黄芪20g，知母20g，柴胡10g，升麻8g，桔梗10g，山萸肉15g，白芍10g，干姜10g，茯苓10g，白术10g，附子5g（先煎），当归10g，炙甘草8g。7剂，水煎服，日2次。西药继服。

2013年7月23日二诊：服药后发作性右侧肢体无力伴言语不清发作频率显减，每日2～3次，精神体力渐增，可以站立或在室内步行，但5分钟后仍会右侧半身不自主抖动伴无力，气短，平卧休息后缓解，腰痛，夜尿频，2～3次，大便正常。舌脉同前。BP 130/85mmHg。脑神经正常，四肢肌力5级，感觉正常。效不更方，白术加至15g，附子加至10g，升麻加至10g，加仙鹤草20g。

2013年8月13日随访：可在室内自由活动，劳累时偶有发作，每次1～2分钟缓解。继续口服硫酸氢氯吡格雷片、阿托伐他汀钙片、阿卡波糖片。

按：患者为老年女性，有糖尿病、高脂血症等脑血管病高危因素，频繁发作失语和右侧肢体无力，定位在左侧大脑半球皮质核束和皮质脊髓束，左侧大脑中动脉供血区，定性诊断为短暂性脑缺血发作。患者在左侧颈内动脉闭塞，失去手术机会的情况下，只能靠药物治疗，期待脑动脉间有效代偿机制早日建立。这种病理状态是十分危险的，如果不能迅速有效地改善脑组织的缺血状态，就可能发生大面积脑梗死。西医指南推荐的双抗（阿司匹林、氯吡格雷）和他汀类药物均无改善脑组织缺血缺氧的作用。此病例体现出中医干预的优势，中西医结合可以有效治疗重症和难治的脑血管病。

综合此患者面色无华，神疲乏力气短，稍事活动即发作，平卧休息可缓解的症状，结合左寸、右尺部弱的脉象，提示气虚气陷证的存在；缺血性脑血管病为血瘀已成共识，脉细涩，舌底静脉迂曲怒张，CTA显示的左侧颈内动脉闭塞为血瘀明证；另外，患者怕冷，夜尿频多，腰痛，为肾阳虚衰。综上所述，中医辨证为气陷血瘀、肾阳虚，选用升陷祛瘀汤合真武汤。

急性脑血管病虽以痰热证最为多见，但虚证并不少见，此患者就是一例。在颈内动脉闭塞的情况下，需要同侧后循环或对侧颈内动脉通过基底动脉环来代偿缺血部位的供血，患者血压110/75mmHg明显偏低，不足以保证脑灌注。气为血之帅，血为气之母，益气活血化瘀要以充足的血管灌注为基础，升陷祛瘀汤中不仅有大量的生黄芪，更配知母、山萸肉滋阴补充血量，当归强化补血作用。二诊时，患者的血压升高到130/85mmHg。有效的中药干预，为建立脑动脉代偿机制赢得了宝贵的时间。

5. 肝硬化腹水

肝硬化腹水可归属于中医“臌胀”“水臌”“单腹胀”等范畴，与肝脾肾功能失调、气虚下陷、气滞血瘀、水湿内停密切相关，多因久病耗伤或禀赋不足，导致正气亏虚，肝脾肾功能失调。气虚则推动无力，血行迟缓，瘀血内生；气陷则清阳不升，浊阴不降，水湿内生。水湿瘀血互结，阻滞经络，进一步加重病情。治疗当以气血水同调，升降并用。

案：肝硬化腹水

崔某，女，62岁。2017年8月7日初诊。

主诉：发现肝硬化腹水15年。

现病史：肝硬化腹水病史15年。刻下症见：乏力，气短，时心悸，动则加重，多眠，纳呆，腹胀，便溏，夜尿2次，口干，腿瞤动，不能行走，轮椅推入诊室。舌苔薄，质地淡暗，有裂纹，脉沉细弦、尺弱。

既往史：糖尿病30年，现每日皮下注射胰岛素26U。

辨证：脾肾阳虚，水湿内停，气陷血瘀。

治法：温补肾阳，升陷祛瘀。

处方：升陷温利汤加减。

生黄芪15g，知母10g，桔梗10g，柴胡10g，升麻8g，党参10g，丹参30g，益母草30g，淡附片10g（先煎），生姜10g，茯苓15g，白芍10g，炒白术10g，石菖蒲10g，远志6g。14剂，水煎服，日2次。

2017年8月21日二诊：当地医院复查腹部超声提示无腹水。体力、腹胀、纳食均有改善，走路腿抖动，尤其右腿明显好转，现能行走20米，仍有气短，皮肤干燥，时瘙痒，无出血点，时有痰中夹血，大便溏，时有水样便，多于凌晨3—5点腹泻。舌嫩红，脉沉细短。诊室血压150/54mmHg，心率78次/min。效不更方，在原方的基础上减益母草，加鲜地黄10g、砂仁10g（后下）、土鳖虫8g，14剂，水煎服。

按：该案患者综合辨证为脾肾阳虚，气陷血瘀，腹腔积液，水饮攻心神，则见心悸、嗜睡；水湿流于中焦，则见纳呆、腹胀；流于肠间，则便溏；流于四肢，则手脚抖动，站立不稳，行动不便。肝硬脾大病属癥积，血瘀水停，气陷已显，治以升陷温利汤加减，可补气、理气，温阳利水。水湿中阻，清阳不升，因而患者有嗜睡的症状，故在方中加入石菖蒲、远志二药配伍，益肾健脑，豁痰开窍启闭、宁神。二诊可见气阴两虚兼夹瘀，效不更方，在原方的基础上增加养阴祛瘀的功效。

6. 特发性震颤

特发性震颤可归属于中医“颤证”“震掉”“肝风”等范畴，与肝肾阴虚、气血不足、风阳内动密切相关。肝主筋，肾主骨，肝肾阴虚则筋脉失养，虚风内动。脾主肌肉，为气血生化之源，脾气虚弱则气血生化不足，肌肉失养。肝阳上亢，化风上扰，则肢体震颤。此外，我们认为气陷血瘀、血瘀风动也是该病的重要发病机制，治疗应以益气升陷、祛瘀息风。

案：特发性震颤

王某，女，71岁。2023年8月18日初诊。

主诉：双上肢震颤多年，夜间阵发性心率偏快4个月。

现病史：双上肢震颤多年，紧张则颤动加重。2023年4月患者从南方旅游归来后发现夜间心率增快，90～100次/min，伴胸闷，心悸不明显，自觉上腹不适、心中嘈杂，焦虑时心跳增快可发作，休息则自行缓解。目前用药有比索洛尔、左甲状腺素钠片、甲钴胺、维生素B_6、瑞舒伐他汀、稳心颗粒。刻下症见：双手震颤，紧张则颤动加重，右手五指指腹麻木，畏寒，下肢尤甚，血压偏高，易紧张、焦虑，时胃脘不适，口干口苦，晨起目胞水肿，乏力，纳可，入睡困难，大便溏。舌淡暗、胖大，苔白腻微黄，涎沫，脉弱。诊室血压左192/154mmHg、右176/89mmHg，心率69次/min。

辅助检查：2023年5月29日动态血压监测示全日血压波动（101～167）/（54～115）mmHg，平均血压131/86mmHg，全日心率61～95次/min，平均心率73次/min，3时、8时可见血压高峰。24小时动态心电图示窦性心律，室上性期前收缩73次，伴成对、短阵性。2023年7月10日生化示Hcy 15.9μmol/L，LDL-C 3.14mmol/L，TG 1.23mmol/L，TC 4.77mmol/L。

既往史：高血压病10年余；2013年行甲状腺全切术，病理示乳头状癌；2022年行阑尾切除术；不稳定心绞痛；双下肢动脉多发斑块；胆结石。

西医诊断：特发性震颤。

中医诊断：颤证；心悸。

辨证：阳虚水泛，虚风内动。

治法：升阳举陷，化瘀通络，温阳利水。

处方：升陷温利汤合镇肝息风、利胆退黄之品。

院内制剂升陷祛瘀汤加附片15g（先煎），白芍15g，茯苓30g，麸炒白术 15g，生姜 15g，石决明 30g（先煎），钩藤 15g（后下），炒蒺藜 12g，茵陈 15g。7 剂，水煎服，日 2 次。另予苯磺酸氨氯地平片 2.5mg，每晚 1 次，21 时服用（21 时 30 分室上性心动过速发作）。

2023 年 8 月 25 日二诊：服药后轻度头晕，自觉加服苯磺酸氨氯地平后不适，故自行停药。夜间心率偏快、手颤、口干、眠差改善，下肢水肿消，便溏。舌红，胖大，中有裂纹，苔黄厚腻，脉弱。家中自测血压平稳（120 ~ 140）/（73 ~ 84）mmHg，诊室血压 161/94mmHg（“白大衣高血压”）。原方基础上加全蝎粉 3g（冲服）、山药 15g。另嘱患者停用比索洛尔，转为阿罗洛尔 10mg、每日 2 次。

按：本患者上肢震颤已除外内分泌、药物、毒物因素，可初步诊断为特发性震颤，需进一步行颅脑 MRI 等检查以明确病因。本患者震颤分级属中度，尚不致残，但生活颇受困扰。本病治疗以药物治疗为主，一线用药为普萘洛尔、阿罗洛尔和扑米酮，前两者为 β 受体阻滞剂，后者为抗癫痫药物；约 1/3 的震颤患者对药物治疗的反应效果不明显，难治性病例则需手术治疗。本患者兼具夜间阵发性心率偏快、血压偏高、眠差、焦虑及紧张，与交感神经过度兴奋相关，二诊应用阿罗洛尔，兼具改善肢体震颤、降低心室率及降压之多重功效，具体疗效仍有待后续随诊观察。

患者年过古稀，又有冠心病、甲状腺恶性肿瘤和下肢动脉多发斑块之病史，实为高龄久病，必有中气虚陷、气虚血瘀之病机，故予升陷祛瘀汤，治以益气举陷，活血化瘀，血脉调和，神机来复。此外，肢体震颤、心率偏快和血压升高皆属阳属风，为肝风内动所致。系因升降失常，肝阳化风，故见肢体震颤、心率偏快、血压升高、失眠、焦虑、紧张、手麻木诸症。需知肝阳化风乃病之标，患者下肢畏寒、晨起目胞浮肿、乏力、便溏、舌淡暗胖大、苔白腻、脉弱诸症，实为一派阳虚内寒、阴寒水泛之象，此为病之根本。阳虚不充四末、水气外泛而化风，故身瞤动，水气凌心故心下悸，亦与本患者震颤、阵发性心率偏快伴胸闷相应。故取升陷温利汤，方中真武汤治疗阳虚水泛所致不自主运动，并合入镇肝息风、疏肝理气诸药（石决明、钩藤、白蒺藜）以治标，且方又有白芍柔肝养阴，另入茵陈以顺肝升发之性，使降中有升，茵陈又兼可利胆退黄，可兼顾患者胆结石病史。二诊患者反映服药后头晕，但西医治疗未能取效的基础上，诸症皆有所改善，可知中药辨证选方无误，其头晕乃气机升降调节过程中的正常反应，所谓“药不瞑眩，厥疾弗瘳”。原方又添入全蝎以活血通络、山药健脾益肾止泻，巩固疗效。阳虚水泛与肝风内动看似矛盾，但临床往往交互并见（升降失调），治疗必复方合治。温阳利水与平肝息风并用，升陷与潜降并施。

7. 泌尿系统疾病

泌尿系统疾病，多涉及肾、膀胱二脏，常见症状为水肿、二便不利。胸中大气，赖于寄居于肾的相火发生，若肾元亏虚，则大气生成不足，气虚而陷。张锡纯认为，从气陷证来看，病机涉及阳虚水泛和气机不利两方面。一为大气下陷，心肺之阳不能温煦全身，则下焦水液代谢失常而为水肿、小便不利；二为“三焦之气化不升则不降，小便不利者，往往因气化下陷，郁于下焦，滞其升降流行之机也”，气机下陷，升降失调，下焦气机不畅，气血水滞，也可出现水肿、小便不利等症。同时，泌尿系统疾病见气陷血瘀证者，还应再明辨虚实，若在气陷血瘀基础之上以邪实为主，应注重利水降浊、活血祛瘀；若肾虚或阳虚明显，则应注重补益，合益肾阴、温阳药物。此外，还当注重调畅气机，交通上下。

案：肾病综合征

赵某，男，80岁。2015年6月8日初诊。

主诉： 反复全身浮肿、乏力（肾病综合征）20年。

现病史： 患者20年前感冒后开始出现全身水肿、少尿。查24小时尿蛋白定量9.05g，血清白蛋白24g/L，血胆固醇10.45mmol/L，诊断为“肾病综合征”，住院给予泼尼松30mg每日2次口服治疗40天。3个月后患者出现口渴、多饮、多尿，伴乏力、体重下降，于当地医院查血糖空腹10.5mmol/L，诊断为“2型糖尿病”，给予口服药物及胰岛素治疗。患者6个月后停用激素，复查尿蛋白及24小时尿蛋白定量均阴性。此后患者病情较为稳定，反复轻度双下肢水肿，专科予口服雷公藤多苷片10mg每日3次治疗，仍间断出现双下肢水肿。2015年5月，患者再次出现双下肢水肿，无肉眼血尿及尿量减少，当地医院查尿蛋白（++++），未予治疗。现由门诊收入院，患者入院时面部及睾丸、双下肢高度水肿，左下肢发凉，食欲好，精神较可，大便秘结，小便频数，夜尿4次。体形肥胖，体重100kg。血清白蛋白定量21g/L，尿蛋白（++++），24小时尿蛋白定量9.06g。入院后予以厄贝沙坦150mg每日1次降蛋白，效果不佳。刻下症见：面色㿠白，下肢水肿。舌质紫暗，苔薄白腻，有齿痕，脉沉细尺弱。

既往史： 高血压病病史20年，自服厄贝沙坦150mg每日1次，血压控制在120/70mmHg；2012年因前降支闭塞行冠状动脉支架植入术。

辨证：脾肾阳虚，气陷血瘀。

治法：温补脾肾，益气升陷。

处方：升陷温利汤加减。

生黄芪30g，知母20g，莪术15g，三棱10g，山茱萸15g，黑附子15g（先煎），茯苓15g，苍术30g，白芍15g，生姜15g，熟地30g，僵蚕30g，鸡内金15g，巴戟天10g，淫羊藿10g，枸杞子15g，红景天30g。7剂，水煎服，日2次。并口服雷公藤多苷片40mg，每日3次。后于6月29日增加到50mg。

经治疗，患者7月9日24小时尿蛋白0.33g，血清白蛋白定量升至25g/L。且肝肾功能、血常规均正常，颜面及下肢浮肿完全消退，患者出院。后电话随访，患者多次24小时尿蛋白定量均在正常范围。

按：患者高龄，病情复杂，且患者平日对健康关注不足，因此病情反复加重。其原先基础病是因为治疗肾病综合征大量使用糖皮质激素后引起的药源性糖尿病。而糖尿病肾病一旦出现显性蛋白尿时，将不可逆地发展至肾功能不全及终末期肾衰竭。糖尿病肾病发病与高血糖、晚期糖基化终末产物、肾小球滤过屏障改变及肾小球内血流动力学等因素密切相关，并且与免疫和炎症反应密切相关。但目前西医除血管紧张素转化酶抑制剂（ACEI）及血管紧张素Ⅱ受体阻滞剂（ARB）外，尚无治疗糖尿病肾病的有效方法。

从治疗结果看，在使用中药温补脾肾、益气升陷和及时监测血常规、肝肾功能的前提下，配合使用雷公藤多苷片，取得了显著降低尿蛋白的疗效。雷公藤是卫矛科雷公藤属植物，是一种具有清热解毒、祛风通络、舒筋活血、除湿去肿止痛功效的中药。雷公藤多苷是从雷公藤根芯部分用水和氯仿提取，经柱色谱分离得到的一种脂溶性组分，它与其他雷公藤制剂比较，毒副作用更小，具有免疫调节及抑制、抗炎、抗癌等作用，因而广泛应用于临床。雷公藤多苷通过免疫抑制、抗炎、保护足细胞等复杂的作用机制，能有效降低糖尿病肾病患者的蛋白尿，延缓肾功能病变进展。本患者体重100kg，雷公藤多苷最大安全剂量是1.5mg/kg体重，因此，患者每天服用150mg已经是其体重范围内最大剂量。

8. 恶性肿瘤相关疾病

案：白血病化疗后心肌损害、心衰

王某，男，52岁。2013年8月28日初诊。

主诉：反复胸闷、气短6年，加重伴喘憋10天。

现病史：患者 6 年前在我院血液科行急性髓细胞白血病化疗，使用亚砷酸和米托蒽醌。化疗期间出现胸闷、气短，夜间难以平卧，咳嗽、少量白痰，无胸痛、发热、盗汗。超声显示胸腔积液；超声心动图（UCG）示左室舒张末径 65mm，左室射血分数 29%，左室室壁运动普遍减弱，考虑为药源性心肌损害。此后长期服用增强心肌收缩力、利尿、扩张冠状动脉、控制心室率、抗心室重构的药物，患者病情反复发作。10 天前患者无明显诱因出现双下肢水肿，喘憋，夜间不能平卧，8 天前就诊于我院急诊，予利尿、抗感染、化痰平喘、保肝及对症支持治疗后入院。入院后患者于 8 月 16 日夜间剧烈咳嗽，之后诉胸闷、喘憋，端坐呼吸，呼吸浅快，听诊双肺呼吸音粗、无明显湿啰音，心率在 100 次 /min 左右，血压 90/76mmHg，考虑为慢性心力衰竭急性加重，患者病情危重，喘息憋闷，夜间不能平卧，双下肢水肿，入院诊断左心衰竭。刻下症见：神疲懒言，气短乏力，喘息不能平卧，几不可动，动则喘憋尤甚，双下肢浮肿，咳痰白黏。舌暗，苔白，脉沉无力。

辨证：气陷血瘀，阳虚水泛。

治法：升陷祛瘀，温肾利水。

处方：升陷温利汤加减。

黑附片 15g（先煎），生白术 60g，白芍 15g，茯苓 30g，生黄芪 50g，桔梗 10g，山茱萸 30g，莪术 30g，柴胡 10g，升麻 10g，三棱 20g，知母 20g，炙甘草 10g，干姜 10g，桂枝 10g，益母草 60g，红参 15g。5 剂，水煎服（浓煎），少量频服。

患者服药后病情缓解，胸闷喘憋减轻，夜间可间断平卧。心率 80 次 /min，血压 105/80mmHg。双下肢水肿减轻，饮食亦有恢复，可近距离行走。旬余即出院。

按：化疗药物可增加肿瘤患者的心血管并发症风险，有心脏疾病史的患者更加显著。目前已经报道的心脏并发症有心律失常、心肌坏死、冠状动脉痉挛或阻塞导致心绞痛或心肌梗死。多数化疗药物皆有心脏毒性，而蒽环类药物（ANTs）的心脏毒性最常见。随着化疗方案的改进和支持性护理的优化，心肌病和心力衰竭作为长期治疗的并发症已被愈来愈多的人所认识。

本患者病重日久，气虚日甚而成气陷，气陷则血瘀，血不利则为水，是典型的本虚标实之证，单纯补气则瘀血在内无以化，单纯活血则气陷无以继续推动血液，故必然升陷祛瘀合用。患者心肾阳虚，阳虚不能制水则水犯四肢胸胁，必得温肾阳利水之真武汤。加之患者气阳虚甚，故加人参以大补元气。诸方合用，升已陷之气，壮已衰之阳，化已瘀之血，利已泛之水，标本兼治，虚实并调。本案以干姜易生姜，加炙甘草，取甘草干姜汤意。本案患者喘咳，痰少色白，此为肺痿之症。本患者白血病化疗，除造成心脏毒性外，阴津亏虚之象已显，而致阴损及阳，水停血瘀，加桂枝有取苓桂术甘汤意。疑难重症，多取合方，以其病机复杂故也。

（七）升陷赞育汤主治病证及验案举隅

肾“主藏精、纳气”“主骨生髓”，肾精能化气，又藏精、生髓，为生殖发育之源。《素问·阴阳应象大论》曰“壮火散气，少火生气”，提出了“少火生气”的观点。张锡纯则进一步阐发，认为宗气（大气）“有发生之处，有培养之处，有积贮之处。天一生水，肾脏先成，而肾系命门之中（包肾之膜油连于脊椎自下上数七节处），有气息息萌动，此乃乾元资始之气，《内经》所谓‘少火生气’也。此气既由少火发生，以徐徐上达。培养于后天水谷之气，而磅礴之势成。绩贮于膺胸空旷之府，而盘据之根固。是大气者，原以元气为根本，以水谷之气为养料，以胸中之地为宅窟者也”。若肾之元气虚衰，“少火生气”之源渐亏，则胸中大气虚陷。“心主身之血脉”，心属火居于上，肾主水居于下，“水火既济”“心肾相交”，肾主水，温煦气化，升清降浊，又主纳气，而心赖于胸中大气主血，可见肾与宗气之生成、运行、虚陷均密切相关。

“气常不足易陷，血运不畅多瘀”“气为血帅”，血运不畅，迟缓甚至停留而致瘀阻。《素问·经脉》云“气绝则脉不通，脉不通则血不流”，气虚、气陷的同时，必然伴随血瘀的形成。而且，随着当前经济与物质生活的快速发展，生活方式改变、竞争压力加剧、内卷熬夜、饮食不节、过度劳累，加之空气污染、新型病原体出现，以及抗生素、破气药滥用，肾损伤药源因素（化疗药、口服抗凝药、造影剂、非甾体抗炎药）增加，宗气（大气）暗耗，气常不足而易陷，久而成瘀，影响肾藏精、生髓，继而导致生殖发育受到影响。因此，创升陷赞育汤，即升陷祛瘀合五子衍宗丸，以升阳举陷、化瘀通络、添精益髓、补肾固精。

案：不育

某患（俄罗斯人），男，25 岁。2013 年 7 月 1 日初诊。

主诉：发现不育 2 年余。

现病史：患者备育2年未成功，检查示精子形态正常率50%（正常参考值＞50%）；精子密度0.1×10^6/ml（正常参考值＞20×10^6/ml）；精子活动力1级（正常3～4级）；直线运动精子比例0%（正常参考值＞2%），非直线运动精子比例0%（正常参考值＞50%）；精子数量减少，活动度极低，生殖极困难。国外治疗无效，来中国求治于中医。刻下症见：全身乏力，易倦，肢冷，便溏，一日2～3行。苔薄白微腻，质暗，脉细弦尺弱。血压110/70mmHg。

既往史：晕厥、黑矇病史，具体不详；数次胃肠手术病史，具体不详。

辨证：气陷血瘀，肾虚精亏。

治法：补肾填精，升陷祛瘀。

处方：升陷赞育汤加味。

生黄芪30g，柴胡10g，升麻10g，桔梗10g，知母15g，三棱15g，莪术20g，炒白术15g，山萸肉15g，山药15g，熟地黄15g，陈皮15g，菟丝子15g，覆盆子15g，桑葚15g，枸杞子15g，车前子15g（包煎），龟甲胶10g（烊化），鹿角胶10g（烊化）。40剂，水煎服，日2次。

2014年5月2日随访，其妻顺产一男孩，母子安康。

按：患者经历数次大手术，切除大、小肠共2米；有黑矇、晕厥史，气陷血瘀证基础病变已显现。肾精亏虚既是病因，也是气陷血瘀的又一病理改变，此案可资参考。

（八）升陷降浊汤主治病证及验案举隅

案：多器官功能衰竭

王某，女，82岁。2014年3月5日初诊。

主诉：间断胸闷、憋气伴双下肢水肿9日。

现病史：2月24日凌晨2点突发胸闷、憋气，夜间不能平卧，伴双下肢水肿，无明显咳嗽、咳痰，无发热、头晕、胸痛、心悸，当时测得血压219/95mmHg，心率113次/min，BNP 907pg/ml。急诊考虑为慢性心力衰竭急性加重，予利尿、平喘、降压、扩张冠状动脉、抗感染等治疗后转入心内科病房。刻下症见：喘憋，夜间不能平卧，双下肢水肿，饮食可，睡眠可，小便量少，大便每日1次。舌淡暗，有齿痕（有水分），脉细短，左寸、右尺不足。

检查回报：动脉血气分析示pH 7.509，$PaCO_2$ 68.9mmHg，PaO_2 63.9mmHg。

既往史：支气管哮喘40余年；高血压病30余年；冠状动脉粥样硬化性

心脏病 9 年，2011 年突发急性心肌梗死，植入冠状动脉支架 2 枚；高脂血症 9 年；慢性肾功能不全 7 年，肾性贫血 7 年；高尿酸血症 2 年半。

辨证：气陷血瘀，寒热错杂。

治法：升陷祛瘀，寒热并调。

处方：升陷降浊汤加减。

生黄芪 60g，山萸肉 30g，桔梗 10g，三棱 15g，莪术 20g，升麻 10g，柴胡 10g，附子 15g（先煎），生大黄 15g，干姜 15g，人参 10g，炙甘草 10g，马鞭草 30g。5 剂，水煎服，日 2 次。

服药 2 剂后，患者病情显著好转，夜间已经可以平卧，不需要高枕卧位，也没有夜间憋醒症状。双下肢水肿完全消退，大便仍然为每日 1 次。5 剂后患者病情明显好转，1 周即出院。

按：本患者为典型的慢性心力衰竭急性发作，病情较重，夜间不能平卧，甚至在急诊一连坐了 5 个晚上。入院后虽然病情有所缓解，但仍然症状明显。同时，此患者疾病日久，基础病多，高龄，以感染为诱因，导致相继出现心力衰竭、Ⅱ型呼吸衰竭及原先的基础病变慢性肾功能衰竭，合并 3 个器官功能衰竭，可考虑多器官功能衰竭（MOF），病情复杂，治疗难度大，预后不良。一般 2 个以上器官功能衰竭的患者死亡率为 60% 以上，4 个以上器官功能衰竭的患者死亡率几乎为 100%，而从中医角度来看，本患者大部分症状集中在膈上（心、肺），但也兼有脾肾疾患，辨证属虚实夹杂，寒热交错，升降失调。因此，在治疗上也要多管齐下，针对病因，采取寒热、升降、虚实并调的治法。虚以心阳虚最为明显，心为君主之官，心阳不振，则水气不行，此非附子不可以振心阳。心脾肺肾是水液代谢的关键器官，本患者水液代谢失调而致湿浊为患，加上气陷血瘀，血不利则为水，构成了虚实夹杂、寒热交错的病机，治疗上当以寒热并调的大黄附子汤。大黄附子汤为医圣为温下所创，附子温里通阳，大黄之寒以导之。大黄之苦，合附子之辛，苦与辛合，能降能通，寒热合用，温攻兼施，此圣法昭然，不可思议者也。方中使用了人参、干姜、炙甘草等，是《备急千金要方》中以大黄附子汤为基础化裁而取温脾汤之意，在寒热并调之中，更加注重虚中夹实，故方中配以干姜、人参、甘草以顾护中阳。因患者有慢性肾功能不全，根据药理学研究，大黄附子汤中之细辛有肾毒性，因此本方未使用细辛，故以温脾汤更为合拍。此外，该患者肾功能不全伴明显水肿，故加用马鞭草以活血利水，替代升陷祛瘀汤中之益母草，此调整亦基于现代药理研究提示益母草在肾衰竭患者中的使用风险。本案是经方与时方（升陷祛瘀汤）结合的案例。面对多器官功能衰竭的高龄患者，从虚实、寒热、升降等多方面入手，可达到标本兼治的疗效。即使使用15g大黄（剂量已属不小），患者服药后并未腹泻，可见辨证精准，且配伍佐制得宜。

高龄多器官功能衰竭患者，病情凶险，死亡率高。如能识证明确，也可力挽狂澜，转危为安。大黄附子汤（温脾汤）虽虚实寒热并调，但气血升降难以兼顾，故与升陷祛瘀汤合用，互补增效，气化归常，乃获转机。亦“大气一转，其气乃散”，故临床喘平、肿消。

（九）升陷解毒汤主治病证及验案举隅

案：冠心病三支病变、心房颤动伴难治性心力衰竭

卢某，女，80岁。2022年6月20日初诊。

主诉：间断心悸1年余，加重2个月余。

现病史：患者于2020年12月因高血压于当地医院住院治疗，其间出现心率增快（190次/min），伴头晕、血压升高，动态心电图示阵发性心房颤动、偶发房性期前收缩伴短阵房性心动过速。出院后患者自觉心悸症状不明显，未再诊治。2022年3月下旬以来，患者再次出现阵发心悸，时伴胸闷，心前区不适，多次就诊于顺义区某医院，心电图示“心房颤动”，予低分子量肝素钙抗凝、静脉应用胺碘酮抗心律失常治疗后，心房颤动转复，后间断发作心悸。近1个月患者自觉心悸明显加重，发作时伴血压升高，（190 ~ 220）/90mmHg，无胸痛、背痛，可平卧，未见血钾及心肌酶异常，为求中医诊治，前来就诊。刻下症见：阵发心悸，多于劳累后发作，发作时伴血压升高，时有胸闷、憋气，偶夜间憋醒，自服丹参滴丸8 ~ 10粒后半小时症状可缓解，平地行走约300米即喘息，停下休息，偶咳嗽、咳痰，为黄白色黏痰，不易咳出，畏寒畏风，自汗，时感胃中灼热，食后腹胀，纳可，入睡困难，夜眠5 ~ 6小时（服安眠药后），多梦，早醒，醒后再入睡困难，二便调，夜尿2次。面色萎黄，口唇紫暗，双足及膝以下凹陷性水肿伴红肿瘀紫。舌暗红，苔黄腻，舌下络脉瘀紫，脉弦细，参伍不调。

既往史：冠心病20余年，长期口服阿司匹林肠溶片、阿托伐他汀钙片、酒石酸美托洛尔等药物治疗；高血压病40余年，血压长期控制欠佳，近期调整降压药为氯沙坦钾氢氯噻嗪片0.5g每日1次，富马酸比索洛尔5mg每日

1 次，血压控制在（110 ~ 120）/（80 ~ 100）mmHg；脑梗死病史 10 余年；反复低钠血症病史多年，原因不明。

辅助检查：2022 年 5 月 4 日 24 小时动态心电图示房性期前收缩 563 次，短阵房性心动过速，偶发室性期前收缩 37 次。2022 年 5 月 2 日超声心动图示左房扩大，二尖瓣钙化并轻度反流；主动脉瓣流速增快（轻度狭窄？）；主动脉瓣钙化并轻度反流；左心室舒张功能减低；EF 63%。2022 年 4 月 2 日冠状动脉 CTA 示冠状动脉钙化积分 7 474；冠状动脉粥样硬化，三支病变；主动脉瓣及二尖瓣钙化可能。2022 年 5 月 1 日 BNP 2 594pg/ml。

西医诊断：心律失常 阵发性心房颤动 频发房性期前收缩；冠状动脉粥样硬化性心脏病 心功能Ⅱ级（NYHA 分级）。

中医诊断：心悸；喘证。

辨证：气阴两虚，痰瘀互阻。

治法：升陷复脉，凉血活血解毒。

处方：升陷解毒汤合炙甘草汤加减。

生黄芪 30g，党参 20g，柴胡 10g，升麻 10g，桔梗 10g，知母 15g，三棱 12g，莪术 15g，益母草 30g，酒萸肉 15g，金银花 30g，当归 15g，玄参 15g，丹参 30g，炙甘草 10g，火麻仁 15g，桂枝 15g，麦冬 15g，仙鹤草 60g，白茅根 100g。7 剂，水煎服（浓煎），日 2 次。另予外用芒硝 1 000g、大黄面 100g、三七粉 30g，调匀外敷下肢水肿处。

2022 年 6 月 27 日二诊：心悸、喘憋明显减轻，十去其五，体力增加，现可步行 2 ~ 3km 无明显喘憋，下肢水肿减轻，近 1 周未发作心房颤动，心率波动于 70 ~ 80 次 /min，纳可，大便畅。舌暗，苔薄腻微黄，脉沉细弦。效不更方，上方加生地 30g、西洋参 10g、阿胶 8g（烊化），增加麦冬、玄参剂量，以增益气养阴复脉之功。14 剂，水煎服（浓煎），日 2 次。

2022 年 7 月 11 日三诊：近 2 周心悸未作，喘憋减轻，日常活动无喘憋，体力恢复，运动耐量进一步提升，下肢红肿经外敷后明显减轻，畏寒、汗出减，时有头晕、耳鸣，口干，下肢水肿。舌暗胖大，苔黄腻，脉细短滑。自测血压控制平稳。上方合入苓桂术甘汤、鸡鸣散，加茯苓 60g、生白术 15g、木瓜 10g、槟榔 10g、吴茱萸 4g，西洋参加量至 15g。继服 14 剂，水煎服（浓煎），日 2 次。

2022 年 7 月 25 日四诊：心悸已除，现行走 3km 以上无胸闷、喘憋感，下肢水肿进一步减轻，纳眠可，大便成形，每日 3 次。舌暗胖大，苔腻，脉沉细短滑。继以上方加减巩固。生黄芪 30g，党参 20g，柴胡 10g，升麻 10g，桔梗 10g，知母 15g，三棱 12g，莪术 15g，益母草 30g，酒萸肉 15g，金银花 30g，当归 15g，玄参 30g，丹参 30g，炙甘草 10g，火麻仁 15g，桂枝 15g，麦冬 20g，白茅根 100g，生地 30g，茯苓 60g，生白术 15g，西洋参 15g，阿胶 8g（烊化），丹参 30g，水蛭 10g。14 剂，水加黄酒 100ml 泡煎（浓煎），日 2 次。

2022 年 8 月 8 日五诊：心悸未作，体力改善，纳可，眠安，腿肿改善，大便稍稀，每日 2 次。舌暗红，苔黄腻，脉短滑尺弱。上方去金银花、当归、玄参，加生姜 15g、大枣 10g、生栀子 15g、豆豉 30g、仙鹤草 100g。7 剂，煎服法同前。

按：患者为高龄女性，冠心病、高血压合并阵发心房颤动、心功能不全，以心悸为主要表现，心脏彩超示射血分数正常，但舒张功能减低，从中医取类比象思维分析，舒张功能减低、心肌弹力下降当属心之阴血不足。又结合本例既有乏力、喘憋、自汗、腹胀、水肿、气短等气虚痰湿内盛之症，又有间断胸闷、憋气，口唇紫暗、下肢红肿瘀紫、舌红暗、舌底脉络瘀紫等气郁化热、瘀热互结之症，考虑总体病机为本虚标实、寒热夹杂，故以升陷复脉汤以气阴兼补、化痰消瘀利水、复脉通络。考虑到患者双下肢暗红瘀肿，局部血液循环较差，故又合入金银花、当归、玄参，即升陷解毒汤中之主药，并联合外用芒硝、大黄、三七，双管齐下，以清热解毒、活血通脉。治疗过程中，患者初期痰湿之象明显，故暂去生地黄、阿胶等滋腻之品，加仙鹤草、白茅根以加强益气祛瘀利水之功。待痰湿渐去，再酌加西洋参、生地黄、阿胶、麦冬、玄参等益气养阴之品，以复心之血脉；又以丹参、水蛭、黄酒入煎等以增活血通瘀之功。经治疗，服用中药 3 周时患者心房颤动已不再发作，服药 1 个月余喘憋明显缓解，运动耐力明显提升，收效良好。

（十）寓升于降汤主治病证及验案举隅

案：便秘

郁某，男，81 岁。2024 年 8 月 16 日初诊。

主诉：反复便秘 40 天。

现病史：患者于 40 天前无明显诱因出现便秘，需口服便通胶囊通便。刻下症见：便秘，排便困难，便先干后软，2 ~ 4 日一行，便通胶囊辅助通便，眠差易醒，再入睡困难，夜尿 3 ~ 4 次。口唇紫暗，舌紫暗、裂纹，苔白厚腻，脉沉短弦滑、尺弱。

既往史：睡眠障碍，口服药物助眠；腔隙性脑梗死。

辨证：升降失调，气陷血瘀。

治法：升陷祛瘀，增液降浊。

处方：寓升于降汤加减。

党参 20g，生黄芪 30g，柴胡 10g，升麻 10g，桔梗 10g，知母 15g，三棱 12g，莪术 15g，益母草 30g，山萸肉 15g，肉苁蓉 30g，当归 20g，川牛膝 12g，枳壳 15g，泽泻 15g，生白术 90g。14 剂，水煎服，每日 1 剂，分 2 次服。

2024 年 9 月 13 日二诊：服药期间大便已畅，日一行。停药后便秘反复，夜尿 2 ~ 3 次，眠差，纳可。舌淡暗、裂纹、齿痕，苔薄白腻，脉沉细短。前方去益母草，调整药物剂量为党参 30g、桔梗 15g、知母 20g、川牛膝 15g、生白术 120g，改枳壳为枳实 15g，加麦冬 20g、水蛭 10g、黄柏 15g、砂仁 20g（后下）、炙甘草 10g、生地 30g、玄参 10g。14 剂，水煎服，每日 1 剂，分 2 次服。

2024 年 10 月 8 日电话随访：服药后，每日上午排便且通畅，晚上睡眠安稳。

按： 大肠的正常传导变化必须依赖津液濡润和阳气推动，若津液的亏损不足润下、阳气亏虚不足推动，可导致大肠传导功能失常，即可导致大便秘结不通。老年人下元亏虚常致便秘，大便虽数日不解，但脘腹按之不硬，无腹胀，气机失调，肠道失濡、传送无力而不能传导而致。《辨证录·大便闭结门》："人有大肠闭结不通，饮食无碍，并无火症之见，亦无后重之机，有至一月不便者，人以为肾中之无津也，谁知是气虚而不能推送乎。夫大肠无津，固不能润，而气弱亦不能行。阳气一衰，则阳不能通阴，而阴与阳相隔，水谷入于肠，各消各化，不相统会，故留中而不下也。治法不可滋阴以降之，亟当助阳以升之也。"《杂病源流犀烛·大便秘结源流》言："气不升降，谷气不行。"该患者口唇紫暗，舌紫暗，瘀血特征，故用升陷祛瘀汤，举气升阳，活血化瘀。便秘显然就是津液不足所致，故而加济川煎温肾助阳，润肠通便。《本草经解》言生白术气味俱升、阳也，《长沙药解》载其降浊阴而进饮食、升清阳而消水谷，现代药理研究表明大剂量白术可有通便效用。升陷祛瘀汤合济川煎加大剂量生白术，此方为复合方，治疗因阴阳两虚、通降失调、气陷血瘀引起的诸多疾病。此开上窍以通下窍之法。气机平调，大便自下，顽固性失眠亦有好转。气血、阴阳、升降同调，诸症皆除。

二、气陷血瘀论相关研究成果

1. CHEN M，CHENG W，SHI Z，et al. Shengjie Tongyu Granule inhibits vascular remodeling in ApoE-Gene-Knockout mice[J].Evid Based Complement Alternat Med，2012：897875.

2. 孙梓宜，黄力，廖江铨，等. 基于网络药理学和分子对接技术预测升解通瘀汤治疗慢性心衰的分子机制 [J]. 中国药学杂志，2021，56（18）：1486-1495.

3. 朱君瑶，史忠亮，古惠文，等. 史载祥教授辨治心衰病气陷血瘀证临床经验 [J]. 中西医结合心脑血管病杂志，2020，18（22）：3894-3896.

4. 蒋萍，陈一凡，李明轩，等. 史载祥教授运用升陷祛瘀法治疗心房颤动合并脑卒中后遗症 1 例报道 [J]. 中西医结合心脑血管病杂志，2020，18（21）：3707-3709.

5. 余云昶，姜良铎，史载祥. 升解通瘀汤对大鼠心脏缺血再灌注损伤的心功能影响 [J]. 中国中医急症，2008（3）：354-356.

6. 崔刚，魏凤玲，鞠海，等. 升解通瘀颗粒定性定量的方法 [J]. 中国新药杂志，2007，16（18）：1507-1510.

7. 余云昶，史载祥，姜良铎. 升解通瘀汤对大鼠心脏缺血再灌注损伤的心肌保护作用 [J]. 陕西中医，2008，29（6）：747-749.

8. 武婧，路迎冬，袁果真，等. 升解通瘀汤对野百合碱诱导的肺动脉高压大鼠肺血管和右心室重构的影响 [J]. 中华中医药杂志，2019，34（12）：5873-5876.

9. 卢海宁，张展林，史忠亮，等. 史载祥教授运用升陷祛瘀法治疗心律失常经验拾萃 [J]. 时珍国医国药，2019，30（3）：709-711.

10. 潘光明，崔嘉妍，姚耿圳，等. 升解通瘀汤颗粒治疗瘀血型难治性心绞痛的疗效分析 [J]. 热带医学杂志，2018，18（6）：761-765.

11. 李婷，王磊，郭力恒，等. 史载祥应用升陷活血汤治疗心肌梗死经验介绍 [J]. 新中医，2017，49（10）：178-179.

12. 李春岩，史载祥. 升解通瘀颗粒对稳定型心绞痛气陷血瘀证患者临床疗效及血脂的影响 [J]. 中华中医药杂志，2017，32（4）：1534-1537.

13. 滕静. 升解通瘀颗粒对不稳定型心绞痛的临床疗效及炎症因子的影响 [D]. 北京：北京中医药大学，2020.

14. 崔嘉妍. 史载祥教授升陷祛瘀法治疗难治性心绞痛的临床研究 [D]. 广州：广州中医药大学，2018.

15. 袁果真. 升陷祛瘀汤加味治疗气陷血瘀型慢性心力衰竭的临床研究 [D]. 北京：中国中医科学院，2019.

16. 柳翼. 史载祥学术思想和临床经验及升陷祛瘀法治疗经皮冠状动脉介入术后心绞痛临床研究 [D]. 北京：中国中医科学院，2016.

17. 李春岩. 史载祥学术思想及升陷祛瘀法治疗心血管疾病的理论及临床研究 [D]. 北京：中国中医科学院，2013.

18. 史载祥. 升陷祛瘀法在心血管疾病中的应用：张锡纯大气学说实践与发挥 [C]// 中医中药在心血管系统疾病中的“效”学研讨资料汇编. 贵阳：贵州省中西医结合学会，2010：10-20.